科学抗衰老 健康到百岁

乔志恒◎编著

華夏出版社
HUAXIA PUBLISHING HOUSE

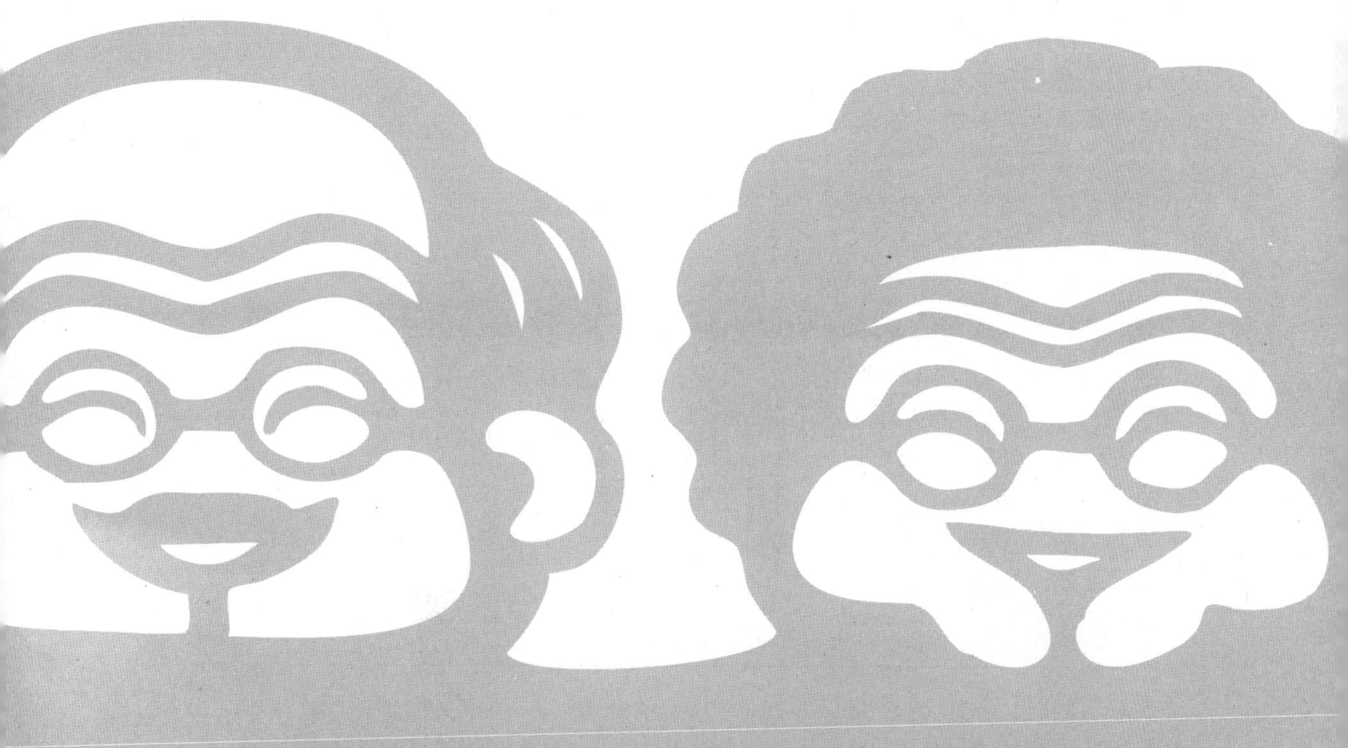

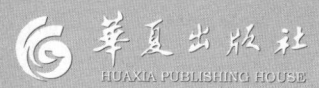

图书在版编目(CIP)数据

科学抗衰老　健康到百岁/乔志恒编著．—北京：华夏出版社，2012.12（2013年重印）
ISBN 978-7-5080-7282-1

Ⅰ.①科… Ⅱ.①乔… Ⅲ.①抗衰老-基本知识 Ⅳ.①R339.3

中国版本图书馆 CIP 数据核字（2012）第 255011 号

科学抗衰老　健康到百岁

编　　著	乔志恒
责任编辑	曾令真　苑全玲
出版发行	华夏出版社
经　　销	新华书店
印　　刷	北京建筑工业印刷厂南厂
装　　订	三河市万龙印装有限公司
版　　次	2012年12月北京第1版 2013年3月北京第2次印刷
开　　本	787×1092　1/16开
印　　张	20
字　　数	409千字
插　　页	1
定　　价	39.00元

华夏出版社　网址：www.hxph.com.cn　地址：北京市东直门外香河园北里4号　邮编：100028
若发现本版图书有印装质量问题，请与我社营销中心联系调换。电话：(010)64663331(转)

内容提要

本书共 12 章，500 个问答题。采取问答写作的方式，深入浅出，生动活泼，与读者心理发生共鸣。全书自始至终，贯穿科学抗衰老的新思路：一个目标，三个理念，五大人体本能训练，七个鲜为人知的"为什么"，九个健康长寿秘诀。

根据现代医学理论和临床实践，提出构筑人体科学抗衰老"三道防线"，强调从讲究健康生活方式做起，强化人体本能训练，防治"六高一低"症，做好"三大疾病"预防与康复。通过五大人体本能训练，达到强身健体、延缓衰老，实现无疾而终，快乐百岁不是梦的目标。

本书为高级科普读物，重点读者对象为：中高端人群，中、老年人群，执着追求健康长寿、快乐百岁不是梦的目标的人群，以及老年专业工作者阅读参考，或供老年大学作为培训教材。

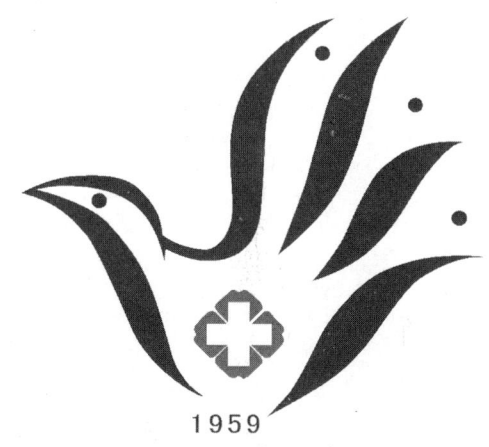

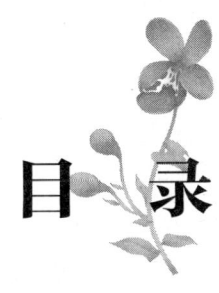

目录

导读 1
序言 1

第1章 人类寿命有多长 1
第1节 概述 3
第2节 人类能"长生不老"吗 4
第3节 人类预期寿命预测 6

第2章 人类为什么活不到自然寿命 13

第3章 人类抗衰老的目标与"三大"理念 21
第1节 人类抗衰老的目标 23
第2节 人类抗衰老"三大"理念 25

第4章 早衰、衰老与抗衰老 41
第1节 "早衰"预测与预防 43
第2节 衰老与抗衰老 49
第3节 有关衰老的几种学说 59

第5章 抗衰老研究方法的进展 65

第6章 强身健体，科学抗衰老
——构筑人体科学抗衰老三道防线 73

第 7 章　讲究健康的生活方式
——构筑人体科学抗衰老第一道防线（1）……83

- 第 1 节　从"英年早逝"谈起……85
- 第 2 节　讲究健康的生活方式解读……86
- 第 3 节　克服不健康的生活方式和行为……95
- 第 4 节　生活方式病预防……98
- 第 5 节　服饰仪表美，有益心身健康……105

第 8 章　强化人体本能训练，强身健体
——构筑人体科学抗衰老第一道防线（2）……109

- 第 1 节　人体本能与本能训练……111
- 第 2 节　呼吸功能训练……113
- 第 3 节　节制饮食训练……122
- 第 4 节　睡眠功能训练……135
- 第 5 节　免疫功能训练……145
- 第 6 节　运动本能训练……168
- 第 7 节　怎样进行心理调节……184

第 9 章　"六高一低"症预防与康复
——构筑人体科学抗衰老第二道防线……189

- 第 1 节　怎样构筑人体抗衰老第二道防线……191
- 第 2 节　"六高一低"症预防与康复……191

第 10 章　"三大"疾病预防与康复
——构筑人体科学抗衰老第三道防线……213

- 第 1 节　心血管病预防与康复……215
- 第 2 节　脑血管病预防与康复……227
- 第 3 节　肿瘤预防与康复……233

第 11 章　抗衰老药物研究进展……241

- 第 1 节　抗氧化剂研究……243
- 第 2 节　延缓脑衰老药物研究……245
- 第 3 节　激素类药物研究……248
- 第 4 节　核酸制剂抗衰老研究……250

第 5 节　微量元素抗衰老研究··251

第 12 章　健康长寿秘诀··253

附录 1：常用英汉医学名词、术语缩写索引··289
附录 2：空气质量分级··292
附录 3：A 级健康评估问卷表··293
北京××医院亚健康医疗研究中心··294
附录 4：常用抗高血压药物··299
参考文献··303

导 读

（一）

本书命题解读。

本书命题：科学抗衰老，健康到百岁。

1. 何谓科学抗衰老？其确切含义是：既讲究传统抗衰老的理念和方法，又重视采用现代抗衰老的科学技术成就。我们根据现代医学理论和临床实践，提出构筑人体科学抗衰老"三道防线"。

2. 何谓人体科学抗衰老"三道防线"？

（1）构筑人体科学抗衰老第一道防线，就是增强健康意识，打造人体健康的"铜墙铁壁"，使"健康者更健康"。 有人说："**每一个人对于健康都梦寐以求。拥有健康，就拥有一切；失去健康，就失去一切。**"构筑人体科学抗衰老第一道防线，就是把健康放在第一位。我们根据传统医学"正气存内，邪不可干"原理，强调增强健康意识，倡导强化人体本能训练，提高人体健康素质。

（2）构筑人体科学抗衰老第二道防线，目的是进一步强调，对"六高一低"症人群，通过人体本能训练，以及专业指导和练习，适时地进行康复医疗，提高人体适应能力，促进亚健康者向健康状态转化，让人青春常驻、富于活力。

（3）构筑人体科学抗衰老第三道防线，是针对健康和疾病的博弈情况，做好"三大疾病"防治工作。其主要目的有二：一是做好"三大疾病"预防与康复，有效控制或减少"三大疾病"发生率、复发率、致残率和死亡率；二是强化人体本能训练，达到增强体质、延缓衰老，实现快乐百岁不是梦的目标。

3. 本书自始至终，贯穿人体科学抗衰老的新思路：一个目标，三个理念，五大人体本能训练，七个鲜为人知的"为什么"，九个健康长寿秘诀。这是本书的一条主线，其他内容均沿着这条主线展开。

那么，怎样构筑人体科学抗衰老"三道防线"，怎样构筑人体科学抗衰老"铜墙铁壁"呢？请参见第八章"人体本能训练"及其相关章节。

（二）

抗衰老医学的新思维、新理念、新观点。

1. 抗衰老医学认为：衰老不仅是自然生理过程，而且绝大多数衰老过程，是一个复杂的病理过程。现代抗衰老医学，把衰老称为一种疾病，即是人类哪些常见病、多发病和中老年疾病等。疾病被视为人类衰老最重要的原因。

2. 抗衰老要从青少年开始做起。为什么抗衰老要从青少年开始做起？理由很简单，主要有二：一是许多疾病，源于不健康的生活方式。从青少年就开始教育，培养科学健康的生活方式，可以有效预防生活方式病，有利于青少年发育和成长。二是衰老与疾病，相伴而行，互为因果，疾病加速衰老，衰老多患疾病。因此，抗衰老要从青少年开始做起，抓好青少年防病抗衰老，才能抓到抗衰老的根本。

3. 抗衰老是一场无声革命。为什么说抗衰老是一场无声的革命？抗衰老已经在不知不觉中，渗透到每一个人的生活中，可能许多人还没有注意到，人类衰老观念已经发生巨大变化。看看今天我们周围的人们，在老年公寓、在敬老院、在公园等许多娱乐场所，年龄在七八十岁者，身体仍然健康，精力仍然充沛。这种情况，举不胜举，比比皆是，不再视为特殊。过去，一个人如果活到100岁，那是一个奇迹。而在今天，人们对这种生命现象，已经不以为然。科学抗衰老，快乐百岁不是梦，将越来越多地成为我们的生活现实。从历史观点看，我们这个时代，由于科技进步，社会繁荣，人们的健康意识不断增强，我们正在不知不觉中，快速走近健康长寿阶段。

4. 抗衰老医学所说的延缓衰老，确切内涵是什么？怎样正确理解和解读？抗衰老医学所说的延缓衰老，不是延长"老年时期"的生命，更不是延长重病卧床、不停地痛苦呻吟，或者"植物人"的生命。抗衰老的目的，是延长或推迟人们衰老的进程，使每个人都拥有一个更长、更健康之中年期。难道有谁不想在70岁时，还能像40岁那样，生活得年轻、健康、充满活力？有谁不想在70岁时，还能展现自己的才能，为社会做出更多贡献呢？我们不仅仅要活得更长久，而且要活得更健康、更有活力、更有价值、更有社会意义！

（三）

强化人体本能训练，增强体质，远离疾病。

1. 何谓人体本能？人，从脱胎坠地，呱呱地哭出第一声时起，就本能地进行呼吸，吸吮母亲乳汁，适应环境变化（温度、湿度、光线等），有时还本能地手舞足蹈，进行各种运动。这些就是人体的本能活动。

2. 人体本能是指先天不学而能的行为。具体地说，人体本能活动，包括受意识支配和不受意识支配两大类：受意识支配者，如呼吸、进食、睡眠、运动、适应环境等；但像体温、脉搏、心跳、血压、神经反射、胃肠蠕动、腺体分泌等，一般不受意识支配，也不易强化或训练。

3. 怎样通过功能训练，强化人体本能？在人的生命活动中，这些初级本能之功能状态，随着年龄增长而加强，也随着年龄增长而衰退。人体本能接受人之意识支配者，可以通过功能再训练，强化人体本能活动，使这些先天、原始、无意识的初级功能状态，上升到一种有意识，可调控的高级功能状态。

（1）按照科学方法，强化呼吸功能训练，以腹式呼吸取代胸式呼吸，提高肺组织通气/换气量，改善大脑、心、肺等内脏器官缺氧状态，增强体质、防治疾病，促进机体功能康复，具有重要医疗价值。

（2）在医生指导和监督下，进行节制饮食训练，培养一种良好的饮食习惯，即定时、定量，不暴饮暴食，讲究膳食平衡、营养平衡，使身体变得更加健康强壮。

（3）睡眠功能训练，其理想目标是：好像在大脑里，安装一个睡眠"开关"。当你躺到床上时，轻轻闭合眼睛，关闭睡眠"开关"，立刻进入甜美梦乡；经6—8小时深度睡眠后醒来，又好像开启睡眠"开关"，瞬间头脑清醒，疲劳消失，精神饱满，全身轻松，而且富有活力。

（4）通过免疫功能训练，强化良性应激反应，提高机体对环境的适应能力，最终达到增强机体免疫功能，促进组织再生与"自愈能力"的目的。

（5）运动是人体的一种本能，接受人的意识支配，通过训练可以强化人体运动功能，达到增强体质，提高身体抗病能力的目的。

（四）

健康长寿在于追求，快乐百岁不是梦。

第一，要有一种健康乐观的心态。每天第一件事，就是营造一个好心情，使之笑口常开，常乐不衰，常乐不老。

第二，健康长寿在于追求、在于执着追求。

1. 对于儿童，自幼培养良好的卫生习惯，健康的生活方式。只有幼年发育良好，青年才会有健壮体魄。因此，自幼就要树立健康意识，培养一种关爱健康的观念。

2. 对于青年，怎样保持青春活力，一般地说，女性自 20 岁，男性自 25 岁，就要开始重视健康问题，讲究健康的生活方式，应用现代科技成果，科学保健、科学抗衰老。不妨选择一家设备完善、信誉度高、服务质量好的专业机构参加健康管理，做到无病防病，有病早发现早诊治。保持青春活力、强健体魄，是成就事业的"推进器"，也是一种科学保健的明智追求。

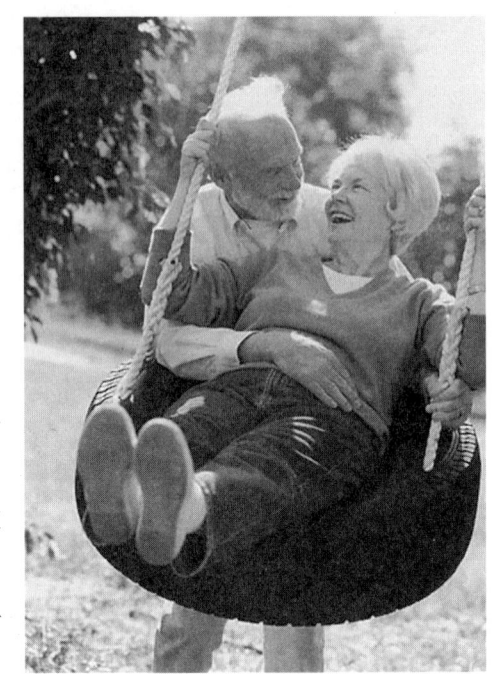

3. 对于中老年，健康生活，无灾无病，科学抗衰老，"自己不受罪，家人不受累，国家少负担"，这是一种科学抗衰老、健康长寿、快乐百岁的不懈追求。

第三，健康长寿不是一个简单方法，也不是一种"灵丹妙药"，而是由多因素、多层面、多种方式组合，构成的一个巨大而复杂的系统工程。它包括心理、饮食、运动、睡眠、遗传、生活方式、生活环境等。因此，欲求健康长寿，快乐百岁，就要坚持不懈追求。功夫不负有心人，只要终生执着追求，就能创造奇迹，达到常人所达不到的人生境地。

一言以蔽之，积极、科学、关爱健康、远离疾病，快乐百岁不是梦。

序 言

21世纪是人口老龄化时代。目前，世界上所有的发达国家，都已经进入老龄社会。一些发展中国家，也正在或即将进入老龄社会。我国于1999年进入老龄社会，是较早进入老龄社会的发展中国家之一。面对人口老龄化的挑战，我们是顺其自然，还是积极应对？历史悠久的中华民族，素有尊老敬老的优良传统，历届党和国家领导人，也都十分强调尊老敬老问题。我们应当确立一种思想观念，老年人不是社会负担，而是社会的宝贵财富。过去，他们为民族解放、国家富强、社会进步贡献青春和力量，值得全社会尊敬和爱戴。今天，我们面对人口老龄化的挑战，要勇于应对，义不容辞，这是历史赋予我们的社会责任。我们的主要目标有二：一是提高老年人的健康水平，研究科学抗衰老的方法，让老年人生活得更健康、更幸福、更有社会意义；二是如何发挥老年知识分子、老年科学家、老年学者的才能，给老年人提供服务社会、"展现自我、发挥自我"的机会，赋予"老有所养，老有所为"新内涵。

《科学抗衰老，健康到百岁》这本书，是根据现代抗衰老医学理论，自始至终贯穿科学抗衰老的新思路：一个基本思想，一个目标，三个理念，五大人体本能训练，七个鲜为人知的"为什么"，九个健康长寿秘诀。提出科学抗衰老的新思维、新理念、新观点、新方法。全书力求做到：思路清晰，观点明确，立论客观，方法具体，将科学性、实用性、可操作性融为一体，使其成为一本颇有趣味的高级科普读物。这本书，中青年可以读，有助于他们增强健康意识，有效防治猝死和"过劳死"，逃脱"英年早逝"的劫难；这本书，老年人可以读，参照书中内容去模仿、去实践、去体验，有助于实现健康长寿、快乐百岁不是梦的目标。

本书在编写过程中，卫生部综合人力资源部部长郑岩，中国康复研究中心副主任赵丰田，山东威海乳山市副市长隋同朋、乳山市老龄委办公室主任段辉、乳山市银滩管委会主任战国胜等,给予积极支持。本书这次出版,又得到北京翠湖老年庄园王伟院长,乳山海鑫置业开发有限公司总经理兼银滩快乐百岁俱乐部常务理事长曲渤,以及郝守超医师(参加校稿)等鼎力相助,在此一并致谢。

乔志恒

2012.8.25 于北京翠湖老年庄园

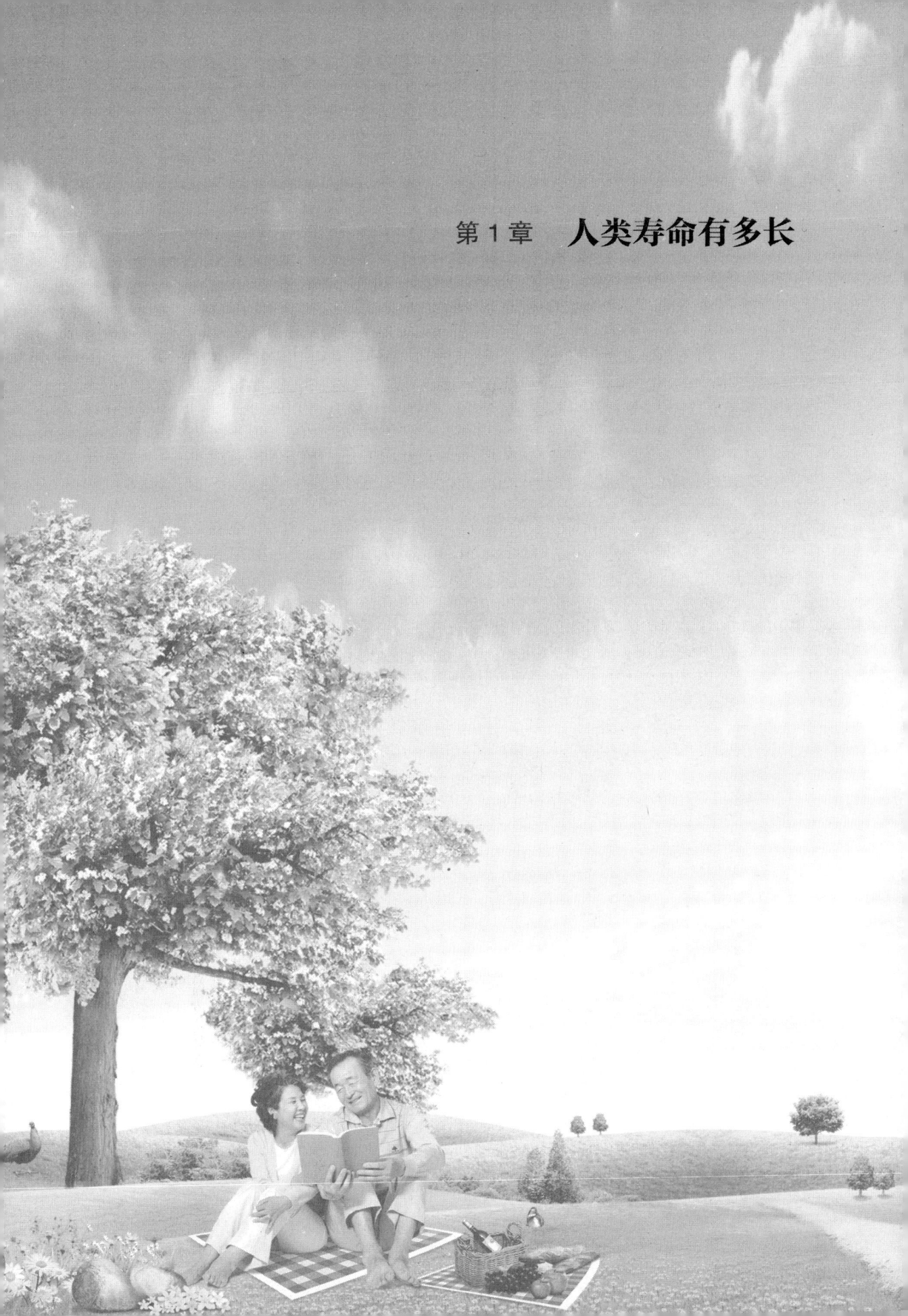

第1章　人类寿命有多长

[健康长寿语林]

有人说：青春不会永驻，生命也会消逝。但对生命的探索，总是永恒地进行着。只有这样，人生才会有兴趣、有目标，才会憧憬未来。也有人说：人生无论得与失、苦与乐、成与败，无论精彩与平淡，无论贫富与骄奢，只要挚爱生活，并把对生活的兴趣融入生活，就能享受生命的真正价值和乐趣。尽管无情的历史告诉我们，世上凡是生物，它们的一个共同规律，就是有生必有死，生生息息，循环无穷，这是客观的自然规律，但是，人类不甘于"听天由命"，总是要努力追求，同自然界抗争。

我们的目标是：科学抗衰老，促进人体健康，延缓衰老进程，在遗传因素决定寿限内，保持最佳智力和体力。让人富有青春活力，让人提高生理寿限，执着追求快乐百岁不是梦的目标。那么，人类寿命有多长？怎样提高生理寿限？怎样让人在生理寿限内，保持最佳智力和体力？兹就一些相关的热点问题，不惜冒昧，陈述管见，与同道切磋探讨。

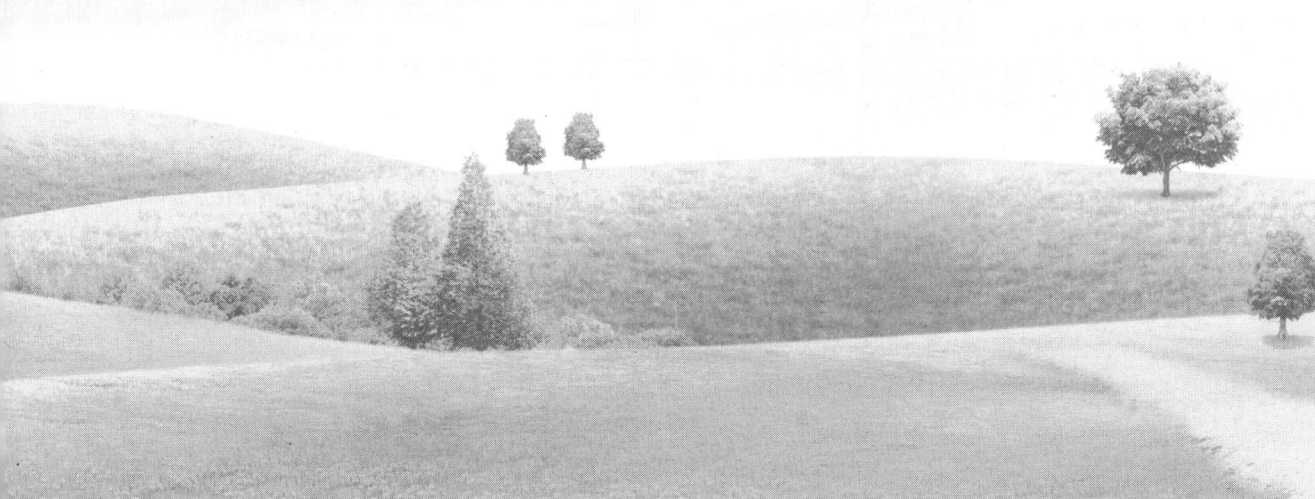

第1节 概述

【问1.1】何谓寿命?

所谓寿命,是指从出生开始,经过发育、成长、成熟、老化,以至死亡前机体生存的时间,通常以年龄作为衡量寿命长短的尺度。人与人之间,寿命有一定差别,所以,在比较某个时期、某个地区或某个社会人类寿命时,通常采用平均寿命。平均寿命,常用来反映一个国家,或一个社会的医学发展水平,也可以表明社会经济、文化发达状况。

【问1.2】人类寿命有多长?

人类寿命有多长?这个问题,既是一个热门话题,又是一个极其复杂的问题。

由于学者视角不同,采用的研究方法各异,推算出来的年限亦不尽一致。有人说人类寿命为100岁,也有人说人类寿命为120岁,还有人说人类寿命为150岁或更长,诸家其说不一。那么,我们应该相信谁呢?我们怎样认识这个问题呢?

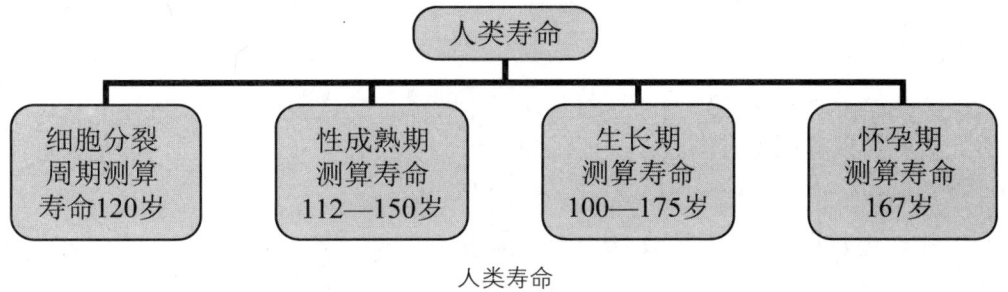

人类寿命

请从下列问题中寻找答案。

【问1.3】怎样推算人类寿命?

人类寿命到底有多长?前面讲过,由于学者视角不同,采用的研究方法各异,推算出来的年限亦不尽一致。

1. 细胞分裂周期测算法:根据细胞分裂次数与分裂周期测算,人类寿命是其细胞分裂次数与分裂周期的乘积。自胚胎期开始,细胞分裂50次以上,分裂周期平均为2.4年,从而推算出人类寿命至少是120岁。

2. 性成熟期测算法：据科学家推算，哺乳动物寿命为性成熟年龄的 8—10 倍。人类的性成熟年龄是 14—15 岁，因此，人类自然寿命应为 112—150 岁。

3. 生长期测算法：据科学家推算，哺乳动物寿命为生长期的 5—7 倍。人类生长期是 20—25 岁，因此，人类自然寿命应在 100—175 岁之间。

4. 怀孕期测算法：据科学家推算，人类自然寿命最高可达 167 岁。

以上 4 种测算方法的结果表明，人类正常自然寿命都应该在 100 岁以上。

但是，根据我国对百岁老人的一些调查资料分析，人的平均寿命在 70—75 岁，还远远低于人类自然寿命，绝大多数人都是死于早衰和疾病

第 2 节　人类能"长生不老"吗

【问 1.4】当今对"长生不老"有哪些共识与评说？

1. 古往今来，健康长寿都是人们梦寐以求的。但无情的历史告诉人们，有生必有死，世上既没有"长生不老"药，也没有"长生不老人"，企求"长生不老"只能是一种梦想。这是大多数学者的共识。

2. 对于改变基因、延长端粒，这是身体经年累月、潜移默化的，一种漫长、复杂的工程。因此，任何宣称在短时间内，改变基因结构，延长人类寿命的说法，都是不可信、不科学，也是不负责任的，

3. 人类经过长期探索和研究，认识到人类虽然不能"长生不老"，但研究抗衰老，讲究健康生活，提高生活质量，达到延缓衰老的目的，则是完全可能的。生活实践令人振奋，一个年逾花甲者，可能在体能测试中，胜过不参加活动的年轻人。虽然衰老不是由缺少活动引起，但缺少活动绝对促进衰老进程。通过合理锻炼，老年人的有氧代谢功能、肌肉力量，以及柔韧性、关节活活动范围等，都可能得到不同程度的改善，从而使生活质量大为提高。就目前科技发展水平来说，也是完全能够做到的。因此我们说，研究抗衰老医学，大力发展抗衰老医学，对于延长人类生命过程，颇具实际意义。

【问 1.5】人类能控制自己的寿命吗？

美国科学家做了一项颇有趣味的实验，并将实验研究结果发表在美国《科学》杂志上。

1. 美国科学家在实验时，通过改变基因的方法，使果蝇寿命延长了一倍，并指出人类同果蝇一样，有着相同的"长寿"基因。这一结果是否意味着，人类的平均寿命，有朝一日也能翻一番？即从目前的 75 岁，增加到 150 岁。

2. 果蝇的这种变异"长寿"基因，之所以能改变其寿命，主要是因为对果蝇细胞进行控制吸收能量，让果蝇细胞"节食"。科学家指出：虽然这种"神奇"基因能延长果蝇寿命，但是如果基因变异太多，果蝇反倒会过早死亡。原来，这种"长寿"基因分布在果蝇的两条染色体上，如果只改变一条染色体上的基因，那么果蝇寿命会延长一倍左右；但如果同时改变两条染色体上的基因，果蝇就会因为过分"节食"而被饿死。

3. 对果蝇实行科学"节食"计划，并未影响其生命活力。原来雌性果蝇一生能产卵 1300 个，而现在则能产卵 2000 个左右。这表明，"长寿"基因确实能起到延缓衰老的作用。科学家指出：到目前为止，使人类平均寿命达到 150 岁，还只是理论上问题，但"长寿"基因的发现，给这个梦想带来了曙光。

【问 1.6】影响人类寿命的因素有哪些？

1. 目前，在科学界能够达成共识的是：影响人类寿命的因素，主要是内因和外因。内因是遗传，外因是社会环境、生活条件、生活方式或生活习惯等。

2. 遗传对寿命的影响，在长寿者身上，表现得比较突出。一般来说，父母寿命长，其子女寿命也长。德国科学家用 15 年时间，调查 576 名百岁老人，结果发现他们父母死亡时，平均年龄比一般人延长了 9—10 岁。我国广东省对百岁老人调查时发现，有家庭长寿史者占 84.6%。一些资料表明，在高龄人群中，年龄越高，其家族长寿率越高。在 80—84 岁老年人群中，其家族长寿率为 52%；而在 105 岁人群中，其家族长寿率为 71%。

3. 在一些科学家看来，人类的生活环境条件、生活方式和生活习惯，对人类寿命的影响占 60% 以上。遵循健康生活方式和生活习惯者，可以比一般人多活 10—15 年，即活到 85 岁以上。若再想延寿 15 年，甚至 20 年，那就要依赖基因所起的关键作用。

4. 欧洲一些科学家认为，衰老是一种多基因复合调控过程，表现为细胞染色体端粒长度改变、DNA 损伤、DNA 甲基化和细胞氧化等。这些因素综合作用，影响寿命长短。

5. 有些学者认为，80% 的人或多或少存在缺氧状况，还认为"一切疾病的根源是缺氧症"。人类之所以活不到自然寿命，其根本原因在于慢性缺氧。

第3节 人类预期寿命预测

一、预期寿命怎样预测

【问 1.7】人类能预测自己的寿命吗？

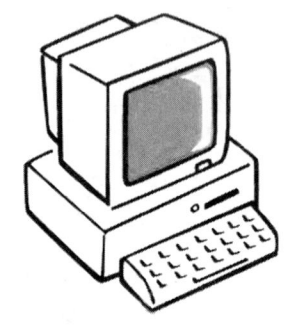

直到目前，世界上还没有一种方法能科学、准确地预测预期寿命（Life expectancy）。国外一些学者，根据医学研究结果，编制了预期寿命预测法。这里介绍两种方法：一种方法叫作"寿命计算器"，就是以本国或本地区的人口平均寿命为基数，按每个回答问题的相应数字加减，最后得出预期寿命答案。另一种方法，是用"十项特征"测试预期寿命。作者根据我们国情和临床经验，依据生物科学及医学原理、统计学概率，对这两种方法进行修改或解读。有资料评估，前一种方法预测寿命准确率可达 50% 以上。

【问 1.8】人类预测自己的寿命意义何在？

人类预测自己的寿命意义何在？预期寿命预测法，不是一种科学游戏，其意义在于根据测试结果，向你说明哪些是有利于健康的因素，哪些是不利于健康的因素，从而使你克服不良习惯，改善生活方式，更合理地生活、工作和学习。您不妨根据自己的情况，测算一下自己的预期寿命，并将测试题中涉及的有关因素，作为改善自己生活条件、修正个人不良生活方式的参考。请看下面相关材料。

二、怎样用寿命计算器评估预期寿命

【问 1.9】何谓寿命计算器？

一个时期，美国 CNN《时代》周刊等各大媒体，纷纷对一个被称为"寿命计算器"的程序进行报道。何谓"寿命计算器"？寿命计算器真能预测寿命吗？"寿命计算器"发明者 Thomas Perls 博士的回答是肯定的。那么，我们不妨一试。

【问 1.10】怎样使用寿命计算器？

Perls 博士把男性的预期寿命设定为 86 岁，女性则为 89 岁，随着每个问题回答，数字相应加减，最后得出寿命预测答案。目前，中国人平均寿命为 72 岁，以此为基数，回答下列问题，并进行相应数字加减，最后得出您的预期寿命。不妨试试看：

问题 1：你已结婚。（+3 岁）

解读：婚姻让男性寿命延长 3 年，对女性则没有影响。

问题 2：你和家人之间联系密切，与朋友经常相聚。（+0.25 岁）

解读：和亲朋之间和谐关系，可以让你健康长寿。

问题 3：如何评估你目前压力水平：低（+0.75 岁）；高（-3 岁）

解读：压力过大会短命，善于处理压力可以让寿命增加。

问题 4：你善于减压（+1 岁）；不善于（-2 岁）

解读：减压方法很多，女人唠叨，男人流泪都可以减压。

问题 5：每天晚睡 3—5 个小时（-1 岁）；6 小时以上（+1 岁）

解读：出租车上小憩、工作间隙打个盹儿、午休时间小睡一会儿，每天让你总睡眠时间达 6—8 小时就好。

问题 6：你接受过多少年正规教育？16 年以上（+0.5 年）；低于 8 年（-0.5 年）

解读：良好教育能让你获得更多健康知识、更多理性。

问题 7：你一周工作多少小时？低于 40 个小时（+2 岁）；40—60 个小时（+1 岁）

解读：工作时间一长，就意味着压力增大，疲劳增加；提高工作效率，可以缩短工作时间。

问题 8：你对人生逐渐走向衰老感到乐观（+2 岁）；悲观（-1 岁）

解读：乐观与长寿总是结伴而行。

问题 9：你居住的地方空气质量很好。（+0.5 岁）

解读：城里人难以选择生活大环境，但可以调节自己的生活小环境，比如家里多开窗

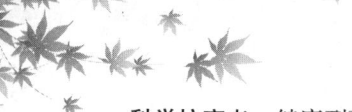

通风,养绿色植物来调节室内空气。

问题10:你每天喝何种饮料?喝多少杯?约有多少毫升? 500 毫升以下(+0.5 岁); 500 毫升以上(-0.5 岁)

解读:咖啡能让人提神,但会增加钙质排泄,如果又不注意补钙,易造成骨质疏松;含糖多的饮料,易导致肥胖,糖是"甜蜜杀手"。

问题11:你每天喝 2—3 杯绿茶。(+0.5 岁)

解读:喝茶不宜过量、过浓,进餐前半小时不喝茶,孕期、哺乳期的妇女,生长发育中的儿童,缺铁性贫血患者均不宜饮茶。

问题12:你吸烟或暴露在二手烟环境中。(-4 岁)

解读:香烟害人害己,人人喊打,经常被动吸烟者,患肺癌的概率比正常人多出 6 倍。

问题13:你每天都吸烟。(-0.5 岁)

解读:烟民要长寿,第一件事就是戒烟,没有任何借口。

问题14:你每天饮用啤酒超过 3 杯,或含酒精饮品超过 3 杯,或 4 杯白酒。(-7 岁)

解读:酒伤身还是养身,因人而异,因量而异,因酒精浓度而异。

问题15:你每天服用一片阿司匹林。(+2 岁)

解读:如果在医生建议下,你能每天服用 81mg 阿司匹林,可以提高听力,有利于大脑健康,有助于延缓或避免心脏病和中风发生。

问题16:阳光下你会涂抹防晒油来保护皮肤吗? 很少(-1 岁);会做好防护(+0.5 岁)

解读:适量紫外线能促进钙质吸收,对预防骨质疏松、佝偻病有益,但过量紫外线会增加皱纹,增加患皮肤癌的危险。

问题17:你没有从事危险性行为,也不注射违法药物。(+10 岁)

解读:遵守法制,是公民的义务,也是公民的责任。

问题18:你每天都用牙线洁牙吗? 是(+1 岁);不是(-1 岁)

解读:如果能经常使用牙线,就可以减少牙周炎发生,不刷牙则会减寿一年。

问题19:你一周吃多少次快餐和熟食。从来不吃(+4 岁);5 次以上(-2 岁)

解读:快餐在营养学家眼中是高热、高脂、高蛋白的"垃圾食品",会导致肥胖、糖尿病、癌症等各种慢性疾病。

问题20:你很少吃烧烤鱼、家禽或肉类。(+1 岁)

解读:烧烤食物多含致癌物质,少吃不如不吃。

问题21:你每天会补充钙? 补钙(+0.5 岁)

解读:每天适量摄取钙,或每天服用 1500mg 钙片,可以让寿命增加。

问题22:如果在正餐之间吃零食,通常你会选择干果吗? 选择干果(+0.5 岁)。

解读:干果可以美肤、健脑,保护心脑血管健康,抗衰老。

问题 23：你常吃大量甜食，如冰淇淋、蛋糕、糖果等。(-1 岁)

解读：吃甜食过多，会引起高脂血症、动脉硬化、高血压病、冠心病、肥胖症、糖尿病和骨质疏松等疾病，还会促发乳腺癌，加速细胞老化，使人体环境适应能力降低等。

问题 24：每天都吃得很多，运动很少，而导致肥胖。(-5 岁)

解读：肥胖是一种疾病。

问题 25：你不会把铁作为营养素的一部分来补充。(+2 岁)

解读：降低体内铁质，会减缓老化进程，并让人避免跟老化有关的疾病，可以增加寿命。

问题 26：你一周有多少天，能达到至少锻炼 30 分钟？ 每周 7 天（+5 岁）；每周三天（+3 岁）；我很少锻炼（-1 岁）

解读：养成运动习惯很重要，实在达不到 30 分钟，那就每天利用零星时间锻炼 3 分钟，也会有点效果，可以做做腹式呼吸、转转脖子、扭扭腰。

问题 27：你排便不规律。(-0.5 岁)

解读：每天清晨起来，一杯凉白开，就能解决这个问题。

问题 28：你血压收缩压是多少？ 低于 120 mmHg（+2 岁）；高于 230 mmHg（-5—15 岁）

问题 39：你血压舒张压低于 80mmHg。（+7 岁）

解读：血压舒张压，是医生诊断高血压病的重要依据。

问题 30：你每年都做血糖检测。（+0.5 年）

解读：18 岁以上定期测血压，30 岁以上定期测血脂，40 岁以上男性每年都应该测血糖。

问题 31：你心脏病两年前发作过，但后来也没有采取任何预防措施，于是它再次发作。(-2 岁)

解读：无论发生何种心脏病，均应定期复查，防范风险因素。

问题 32：你直系亲属中，从来没有患有糖尿病或心脏病者。（+2 岁）

解读：直系亲属患有糖尿病或心脏病，与遗传因素有关。

问题 33：在直系亲属中，有三位或更多人患有癌症。(-1 岁)

解读：癌症与遗传因素有关。

问题 34：你母亲活到 90 岁以上。（+2 岁）

解读：母亲活到 90 岁以上，子女多获得长寿基因。

问题 35：你父亲活到 90 岁以上。（+2 岁）

解读：父亲活到 90 岁以上，子女多获得长寿基因。

问题 36：你祖父母或曾祖父母中，有达到或超过 98 岁高龄者。（+2 岁）

解读：祖父母或曾祖父母长寿，子孙多会长寿。

问题 37：你没有借助任何人工生育手段，生育最后一个孩子时，是多少岁？ 35—43 岁（+2 岁）

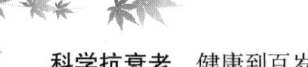

解读：40岁或以后才怀孕的妇女，要比年轻时怀孕的女性更长寿，因为晚育可能意味着更年期推迟，对女性荷尔蒙的产生有积极作用。

告诫：上述计算只是大致预期寿命，如果您目前的年龄已经超过上述计算结果，这就表明您拥有不同于一般的遗传基因，从而抵消某些危害因素对您健康的不良影响。这当然是令人高兴的，祝您健康长寿！如果算出的结果不令人满意，也不要灰心丧气，从现在做起，改变不健康的生活方式，乐观地生活，戒烟、戒酒，科学地进行身体锻炼，您就能青春长驻，延缓衰老，掌握生命金钥匙。

三、怎样使用"十大特征"评测预期寿命

【问1.11】何谓"十大特征"？

"十大特征"包含心理年龄、生理年龄、每日摄入热量、血中维生素D水平、心跳次数、呼吸是否打鼾、腰腹是否过于丰满、性格是否开朗、跑步运动等内容，纵观人体"十大特征"变化，用于测试评估预期寿命。

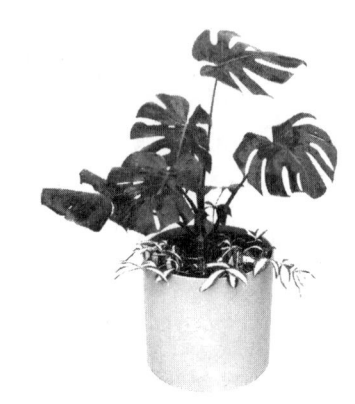

【问1.12】怎样使用"十大特征"测试是否长寿？

特征1：感觉自己比实际年龄年轻13岁

解读：一项调查显示，针对500名年龄在70岁以上的老年人，感觉自己比实际年龄年轻13岁，是长寿一个的重要因素。密歇根大学心理学教授雅基·史密斯说："自我感觉年轻健康，会增强乐观情绪及战胜困难的信心，有助于减轻压力，增强免疫系统，降低患病风险。"

特征2：紧跟"时尚"走

解读：一些老年人，会用电脑上网，发电子邮件，通过百度、谷歌搜索信息，搜索失去联系的朋友，甚至在网上约会。研究人员指出，最新科技不仅有助于老年人在智力上保持活跃，还有助于增强社交能力。

特征3：绝经期52岁以后开始

解读：多项研究表明，绝经期自然推迟，意味着寿命增加。

特征4：每日热量摄入少

解读：美国研究人员发现，每日热量摄入限制在1400千卡—2000千卡者，心脏功能与比他们年轻15岁的人一样。

特征 5：脉搏 15 秒 15 次

解读：绝大多数人，静止心率每分钟在 60—100 次之间，心跳次数越少，身体就越健康。一般认为：较慢心率意味着心脏功能佳，无须太过卖力工作，便可完成输送血液的任务。

特征 6：不打鼾

解读：一项历时 18 年的研究发现，正常人的寿命，是重型睡眠呼吸暂停综合征患者的 3 倍。

特征 7：更年期后腹部平坦

解读：美国衰老研究所一项研究显示，腰部过于丰满的女性，面临死亡的风险，较常人高出 20%。

特征 8：血液中维生素 D 水平高

解读：每毫升血液中维生素 D 的含量，应至少保持在 30 微克以上。维生素 D 不仅可减少骨质疏松症，而且可降低患癌症、心脏病及传染病的风险。

特征 9：性格开朗

解读：瑞典的一项最新研究表明，性格开朗者患痴呆症的概率低，还不易受外界压力影响。这与他们大脑中皮质醇水平偏低有关。有多项措施可降低皮质醇水平，如常冥想、喝红茶、睡午觉。

特征 10：每天跑步 40 分钟

解读：美国加州科学家，对跑步者和不跑步者，进行长达 21 年的跟踪调查后，得出结论：中年人每天跑步 40 分钟寿命更长，认知功能也更强。

上述 10 大特征，如果您仅有 5 项，说明您生活方式欠佳，应当加强运动锻炼，注意克服不健康的生活方式；如果您有 8 项，说明您生活方式尚好，基本具备健康长寿条件，但还应提高健康素质；如果您有 10 项，说明您很重视身体健康，具备健康长寿条件。

第2章 人类为什么活不到自然寿命

科学的基础是健康的身体。

——[法]居里夫人

保持健康是做人的责任。

——[荷]斯宾诺莎

一、从七个鲜为人知的"为什么"看，人类为什么活不到自然寿命

【问 2.1】何谓自然寿命？

自然寿命是指人类在进化过程中，形成的一种相当稳定之平均寿命最大限度，即人类最高寿限。人类自然寿命有多长？根据人类寿命推算方法（参见第 1 章问 1.3），人类自然寿命都应该达到 100 岁以上。但是，在实际生活过程中，超过 100 岁者并不多见。这由于自然寿命是由生理因素、病理因素、生活方式、环境因素、遗传因素等所决定的。

【问 2.2】人类为什么活不到自然寿命？

人类自然寿命，无论采用哪一种测算方法，都应该在 100 岁以上。但是，在现实生活中，有多少人活到 100 岁？为什么不能活到 100 岁？其症结何在？根据研究资料分析，绝大多数人都是死于早衰和疾病。除了生理因素、自然环境、社会因素之外，生活方式是导致早衰和疾病的主要原因。下面重点剖析七个鲜为人知的"为什么"。

【问 2.3】何谓七个鲜为人知的"为什么"？

何谓七个鲜为人知的"为什么"？七个鲜为人知的"为什么"内容包括：

1. 人类为什么活不到自然寿命？
2. 为什么人类从爬行到直立姿势的改变，会导致脑血管病？
3. 为什么人类从腹式呼吸变为胸式呼吸，会导致肺功能衰退、慢性缺氧？
4. 为什么人类运动量减少，会导致血液循环不畅，引发心血管疾病？
5. 为什么人类进化，导致吞食能力丧失、消化功能减退和许多消化系统疾病？
6. 为什么饮食起居、生活方式改变，不健康的生活方式和习惯，会影响人类自然寿命？
7. 为什么生理因素、病理因素、自然环境、社会心理问题等，成为人类为什么活不到自然寿命不可忽视的原因？

这里介绍的七个鲜为人知的"为什么"，一般指较易于被人们忽视，研究较少，鲜为人知。我们不妨先从生理学观点，进行一些观察和分析。

二、从生理学观点看,人类为什么活不到自然寿命

【问2.4】为什么人类从爬行到直立,会导致脑血管疾病发生率增高?

人类的运动姿势,从爬行变为双足直立,对大脑功能产生重要影响:

1. 人类进化,双足直立,大脑位置远离心脏,给大脑血液供应增加负担;
2. 头部高位运动,灵活性受限,加之脊柱负荷加重,容易导致大脑组织缺血缺氧,造成大脑慢性缺氧状态,导致缺血缺氧性疾病;
3. 左右手功能的差异,导致大脑半球供血不均,使大脑缺氧状态雪上加霜。

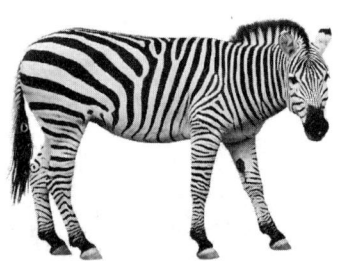
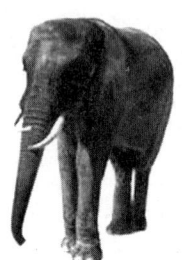

由于上述原因,导致大脑生理性缺氧,使脑中风等血管疾病屡屡发生。这是从生理学观点看,人类为什么活不到自然寿命,导致人类早衰和死亡的原因之一。

【问2.5】为什么胸式呼吸会导致慢性缺氧、肺功能衰退?

为什么胸式呼吸会导致肺功能衰退、慢性缺氧?其主要原因有三:

1. 胸式呼吸,导致肺活量减小,肺功能衰退。
2. 人类进化,双足直立,运动姿势改变,呼吸方式也随之发生变化,即从腹式呼吸变为胸式呼吸。腹式呼吸的最大优点就是,可以充分地发挥肺功能,增大肺活量。但是,呼吸方式变成胸式呼吸以后,人体肺组织的大部分细胞,就因为闲置而失去原有功能。这样,导致肺活量减小,肺功能衰退,人体组织器官缺血、缺氧状态,进而诱发各种慢性缺氧性疾病。
3. 人体所需的氧,全靠呼吸器官不断从空气中摄取,并借助循环和血液系统功能,运往全身各组织器官。如果其间任何一个环节出现故障,都会导致供氧不足,也就是缺氧。缺氧能导致重要脏器损害,使体内代谢异常和生理功能紊乱,严重危害人体健康,导致组织器官功能障碍,造成诸如神经系统、血液循环、胃肠消化、新陈代谢、内分泌系统等的功能减退和疾病,影响人类健康长寿。

【问 2.6】为什么人类运动量减少，会导致心血管疾病？

人类和动物相比，从爬行到直立行走，运动量大为减少，血液循环功能也大为逊色。生活在大自然中的动物，为觅食和生存、适应四季气候变化，而到处奔跑。因而，动物血液循环十分通畅，血管得到充分锻炼；人类不断追求现代化生活，出门坐汽车，上楼乘电梯，家务劳动机械化、电气化等，使人们运动量大为减少。其结果是：因血管缺乏锻炼，血液循环不畅，从而使血管过早硬化，引发高血压、冠心病等心血管疾病，影响人类健康长寿。

这是从生理学观点看，人类为什么活不到自然寿命，运动量和运动幅度减小是导致人类早衰和死亡的原因之三。

【问 2.7】为什么人类吞食能力丧失，会导致胃肠和代谢系统疾病？

再说人类和动物相比，在人类吞食能力丧失之后，咀嚼功能下降，胃肠道运动、分泌功能减退，肠道中的细菌构成改变等，致使消化系统功能衰退更趋明显；再加上人类追求生活享受，"食不厌精，烩不厌细"，在享受口福过程中，过早出现各种胃肠病、代谢病、文明病。

这是从生理学观点看，人类为什么活不到自然寿命，导致人类早衰和死亡的原因之四。

【问 2.8】为什么人类从爬行变为双足直立，会导致运动系统疾病？

1. 人类进化，从爬行变为直立，运动姿势改变，活动幅度减小，因而骨骼、关节、肌肉、韧带，乃至全身运动系统，活动范围也大幅减小，使得这些部位的运动，不能得到很好锻炼。

2. 直立姿势，使脊柱负荷过重，妨碍人体自身运动锻炼，以致诱发多种运动系统疾病。诸如颈椎病、腰椎间盘病变、骨关节病变多发等。

这是从生理学观点看，人类为什么活不到自然寿命，导致人类早衰和死亡的原因之五。

三、从社会、环境、心理因素看，人类为什么活不到自然寿命

【问 2.9】有哪些社会心理因素导致社会心理疾病频发？

当今社会，竞争激烈，生活快节奏，身心过度劳累、精神压力过大等，是构成社会心理疾病的常见原因。

【问 2.10】自然环境破坏会给人类健康带来哪些不利影响？

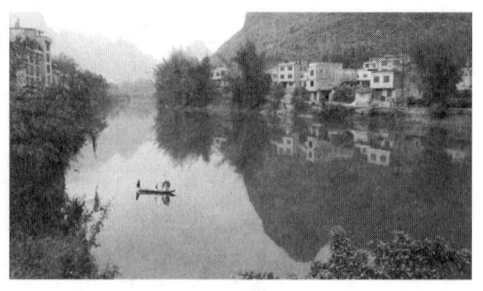

人类对自然环境的破坏，导致空气、水质、环境污染，森林过度砍伐、废水废气排放、化学药物滥用、城市人口过度密集等，降低了人类生存环境质量，使人类健康受到不利影响。我们身体内的"毒素"，每天都在不断沉积。它们来自汽车尾气、劣质商品、重金属污染等等。当体内毒素日积月累，不能得到有效"排泄"时，我们的身体就会出现中毒反应，从而导致各种各样疾病，加速人类早衰和死亡。由此可见，生命之树为什么过早枯萎，无疑与人们现今的生活环境遭受人为破坏息息相关。

这是从不良自然环境、社会心理因素看，人类为什么活不到自然寿命，导致人类早衰和死亡的原因之六。

四、从不健康的生活方式看，人类为什么活不到自然寿命

【问 2.11】从一份科研报告，看不健康的生活方式对人类自然寿命有哪些影响？

1. 美国加州医学研究所一份科研报告显示，不健康的生活方式对人类自然寿命的影响：
吸烟可以使人减寿 3—8 年；
过量饮酒可以使人减寿 5 年；
睡眠不足可以使人减寿 8 年；
长期烦闷易怒可以使人减寿 10 年；
纵欲过度可以使人减寿 5 年；
乱用药物可以使人减寿 20 年；
经常食用过期或含有工业添加剂的食品可以使人减寿 6 年；
长期生活在甲醛超标的房间内可以使人减寿 20 年等。

2. 除了上述不健康的生活方式，还有哪些主要表现？

（1）不科学的饮食结构，如不吃早餐、暴饮暴食、餐桌上推杯换盏等，引发多种生活方式病，严重危害现代人身体健康。

（2）常年开着空调，夏天不热，冬天不冷，或在空气污浊、缺氧环境中生活，引发慢性缺氧或慢性缺氧综合征，导致身体适应能力降低，免疫功能下降，易患感冒及呼吸道疾病等。

（3）缺少运动锻炼，或者运动不足，"以车代步"，很少参加体力活动，导致综合体能下降，抗病能力减弱，诱发各种慢性病。

（4）生活逆自然规律，经常熬夜或昼夜颠倒，灯红酒绿的夜生活等，也是现代人引发多种疾病的危险因素。

（5）缺少健康意识。我们买一辆车子知道维护，买一栋房子也知道维护，唯独不精心维护身体健康。在现实生活中，人们多数只能活60—70岁，80岁我们称为长寿，90岁称为"古来稀"。大部分人白白丢掉40—50年生命。这种现状，无论对个人，还是对国家，该是多么巨大的损失？究其原因，就是缺少健康意识和无知。

【问2.12】缺少健康意识，随心所欲，漠视健康，对人类自然寿命有什么影响？

1. 何谓健康意识？简单说就是对健康的认识，对健康重要性的认识。具体说，健康意识主要是指个体关注健康、参与健康活动之自觉程度。而现代健康意识，是建立在"生物—心理—社会"医学模式基础上的，是对健康全新、本质性的认识。欲获得健康，就不能单纯依赖医生，而是自己要具有较强的健康理念。

2. 有人形象地比喻，人生有4个存折：健康、情感、事业和金钱。如果健康存折丢失了，那么，其他存折又有何用？自然是过期无效。

3. 也有人说，健康最大的敌人是自己。聪明人珍惜健康，投资健康，使健康增值；明白人关注健康，储蓄健康，使健康保值；无知人漠视健康，随心所欲，使健康贬值；糊涂人透支健康，未老先衰，英年早逝。

这是从不健康的生活方式看，人类为什么活不到自然寿命，导致人类早衰和死亡的原因之七。

【问2.13】从分析七个鲜为人知的"为什么"，对人类健康长寿有哪些启示？

1. 从分析七个鲜为人知的"为什么"，我们应当有哪些启示呢？人类之所以活不到自然寿命，其原因是多方面的，有生理因素、病理因素、社会因素、心理因素、自然因素、环境因素、生活方式问题、缺少健康意识等。

2. 有人要问：在影响人类健康长寿的诸多因素中，哪一项是主要因素呢？怎样抓主要矛盾，做到"纲举目张"？我们认为，生理因素是最主要因素。那么，如何增强人体生理调节机制？如何提高抗病能力？如何达到延缓衰老、健康长寿的目的？我们将在"人体本能训练"一章中，展开详尽论述。

第3章 人类抗衰老的目标与"三大"理念

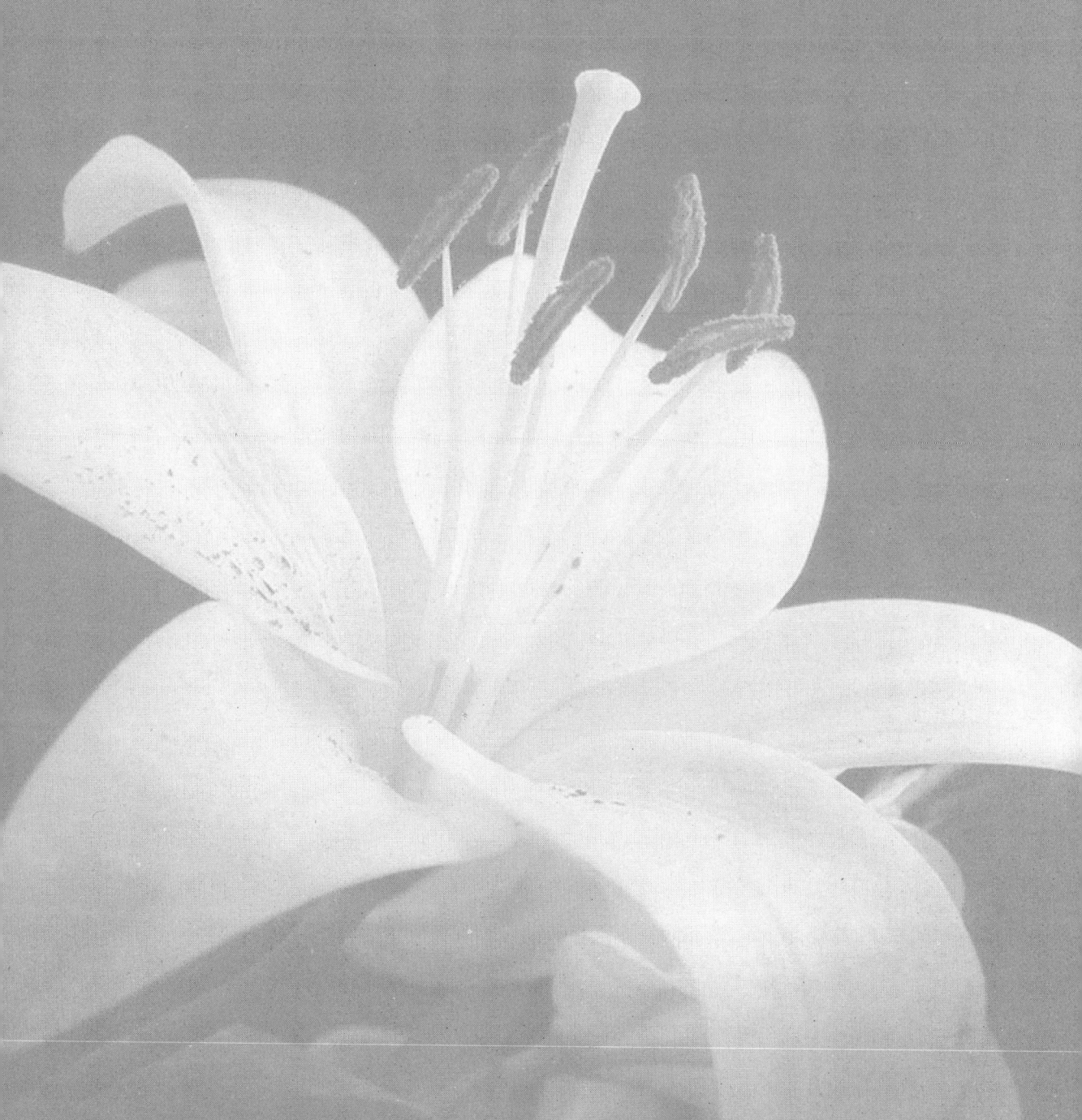

健康的价值贵重无比,
唯有它才是人们的追求目标。

——［法］蒙田

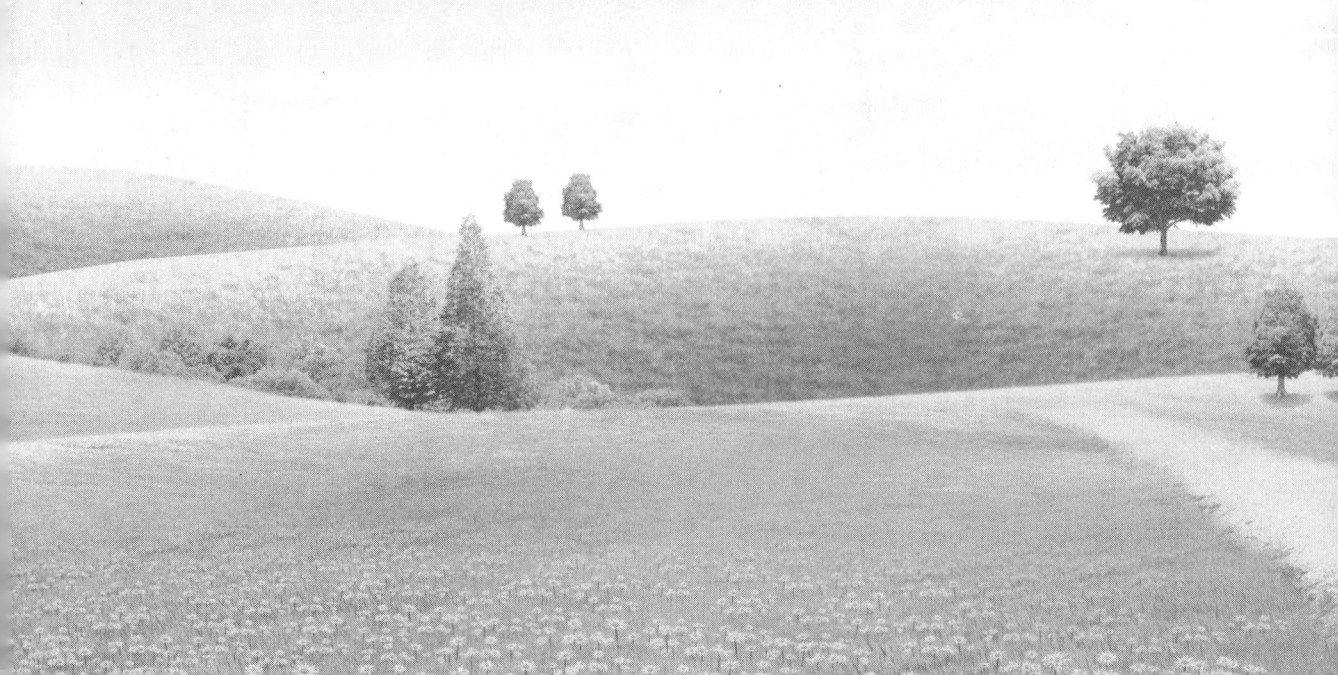

第1节　人类抗衰老的目标

【问3.1】何谓人类抗衰老目标？

根据科学家对人类寿命的推算，采用生长期测算法，人类自然寿命最低限为100岁；采用细胞分裂周期测算法，人类自然寿命最低限为120岁。目前，能得到大多数学者公认的人类自然寿命为100—120岁。把近几年各国人口普查的平均年龄，作为延长或推迟人生衰老进程中的起始年龄，使每个人生都拥有更长、更健康之中年期，我们锁定人类抗衰老目标，为人类自然寿命最低限，健康长寿快乐百岁。

【问3.2】制定人类抗衰老目标依据是什么？

1. 人类抗衰老目标，制定依据是锁定人类自然寿命。

借此机会，馈赠老年朋友一首《快乐百岁歌》，给你增添几分勇气，助你执着追求快乐百岁目标。歌词大意为：

"人生目标，快乐百岁，老有所乐，老有所为；

70人生过半，80夕阳正红，90老骥伏枥，100著书立说；

人生快乐，人生幸福，哈哈哈哈，哈哈哈哈！

快乐幸福，幸福快乐！……"

2. 从日本的一个谚语得到启示：日本是世界上公认之"长寿国"，一些老年工作者到日本考察，在冲绳岛北部一个小村庄，发现在海边屹立着一块石碑，上面刻有古代冲绳岛居民的谚语。这个谚语大意为："你在70岁的时候，只是一个孩子；你在80岁的时候，也仅仅是一个青年；你在90岁的时候，如果祖先邀请你进入天堂，请让他们再耐心等待一段时间；只有等到100岁的时候，你才会考虑是否接受他们邀请。"显然，这个谚语把健康长寿目标，也锁定为100岁。

【问3.3】为什么《快乐百岁歌》说"70（岁）人生过半"？有科学依据吗？

根据科学家对人类寿命的推算，采用生长期测算法，哺乳动物寿命为生长期的5—7倍。人类生长期是20—25岁，人类自然寿命最高限为175岁。依据性成熟年龄测算法，哺乳动物寿命为性成熟年龄的8—10倍。人类性成熟年龄是14—15岁，那么人类自然寿命最高限为150岁。因此，不论按人类生长期测算法，还是按性成熟年龄测算法，人类活到70岁也仅是人生过半，尽管计算方法粗略，但毕竟是借鉴科学研究的结论。

【问3.4】人类抗衰老目标，锁定"快乐百岁"意义何在？

1. 有人说：青春不会永驻，生命也会消逝。但对生命的探索，总是永恒地进行着。只有这样，人生才会有兴趣、有目标，才会憧憬未来。也有人说：人生无论得与失、苦与乐、成与败，无论精彩与平淡，无论贫富与骄奢，只要挚爱生活，并把对生活的兴趣融入生活，就能享受生命的价值和快乐。

2. 人类抗衰老目标，锁定"快乐百岁"的意义，是依据抗衰老医学的目的。正如我们在前言中讲的：抗衰老医学的目的，不是延长"老年时期"的生命，而是延长或推迟人们衰老的进程，使每个人生拥有一个更长、更健康之中年期。即是说，有谁不想在70岁时，还能像40岁那样，生活得健康、年轻、充满活力？有谁不想在70岁时，还能展现自己的才能，为社会做出更多贡献呢？再给老年人一次机会，实现自我价值，突显非凡人生。让老年人，不仅仅活得更长久，而且活得更健康、更有价值、更有意义。这就是人类抗衰老目标锁定"快乐百岁"之意义。

【问3.5】为什么说健康长寿在于追求，快乐百岁不是梦？

1. 人们坚信，健康长寿在于追求、在于执着追求。自幼培养良好的卫生习惯、健康的生活方式。只有幼年发育良好，青年才会有健壮体魄。因此，自幼就要树立健康意识，培养一种关爱健康理念，追求健康长寿，把快乐百岁作为人生目标。

2. 怎样保持青春活力？一般地说，女性自20岁，男性自25岁，就要开始重视健康问题，讲究健康的生活方式，应用现代科技成果，科学保健、科学抗衰老。选择一家设备完善、信誉度较高、服务质量好的专业机构参加健康管理，做到无病防病，有病早发现早诊治。保持青春活力、强健体魄，是成就事业的"推进器"，也是一种科学保健的明智追求。

3. 怎样保持一种健康乐观的心态？每天都要营造一个好心情，使之笑口常开，青春常驻，常乐不衰，常乐不老。无灾无病，健康生活，讲究科学抗衰老，"自己不受罪，家人不受累，国家少负担"。

一言以蔽之，积极、科学、关爱健康、远离疾病，快乐百岁不是梦。

第 2 节　人类抗衰老"三大"理念

【问 3.6】何谓人类抗衰老"三大"理念？

人类抗衰老"三大"理念，即是抗衰老"新思路"。我们应将抗衰老"三大"理念，视为抗衰老的三把"金钥匙"或"行为指南"。人类抗衰老"三大"理念，内容包括：一是生命在于运动；二是百病源于缺氧症；三是增强机体调节"自愈力"和免疫功能。

【问 3.7】人类抗衰老"三大"理念，对健身防病、健康长寿有何意义？

实践经验告诉我们，人类抗衰老"三大"理念，对健身防病、健康长寿意义是多方面的。其主要意义有三：

1. 用于运动健身，讲究科学运动，会使你体质越来越健康；运用于预防慢性缺氧症、慢性缺氧疾病，可提高身体抗病能力，防患于未然。

2. 运用于治疗慢性病，能帮助你少走弯路，减少疾病复发率，提高临床显效率、治愈率。

3. 运用于抗衰老革命中，会使你目标明确，信心百倍，不懈追求，能助你获得"事半功倍"的抗衰老成效。

第一个理念：生命在于运动

【问 3.8】怎样解读"生命在于运动"、"生命在于科学运动"？

1. 从古到今，健康、长寿、智慧，是人类的美好愿望。"生命在于运动"，生命不息，运动不止。几千年来，人们苦苦探索，不懈追求，研究防御疾病、抵抗衰老和延长寿命的秘诀，现代科学的回答是——运动。

2. 生命在于运动，运动要讲科学，即是"生命在于科学运动"。何谓科学运动？就是要选择适合自己的运动项目、运动方法、运动强度、运动时间，循序渐进，量力而行。运动中注意防止损伤和疲劳，否则造成"事与愿违"，或"事倍功半"的运动效果。（参见第 8 章第 7 节运动功能训练）

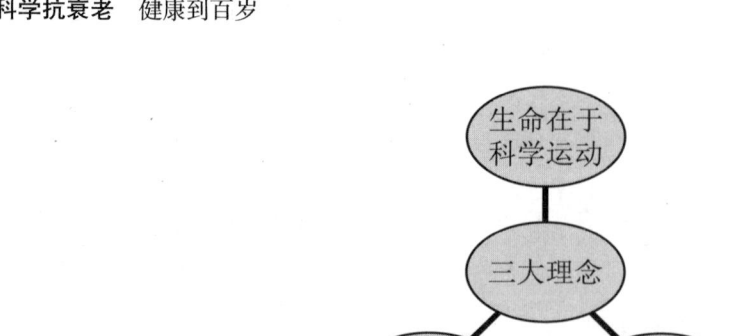

科学抗衰老"三大"理念

【问3.9】缺乏运动，对人体健康有何不良影响？

1. 缺乏运动，可出现肌肉萎缩，体能日益衰减。随之而来，有精神不振、肥胖、器官功能失调、抗病能力减弱等。在这种状态下，极易引起高血压、动脉硬化、冠心病、胆石症、糖尿病等疾病。应引为注意的是，大多数人已患"运动不足综合征"，但并未认识自己患病；即使知道患病，也不认为是因缺乏运动所致，而是一味追求营养滋补，其结果恰恰适得其反。

2. 医学研究证明，人如果20天静止不动，心脏搏动和肺呼吸功能就会显著减弱，血液供给和氧气摄入量也会明显减少。日本等一些国家，把糖尿病、高血压、心脏病、动脉硬化、腰腿痛等列为"运动不足综合征"，认为缺乏运动是形成这一系列慢性病的重要原因。

【问3.10】随意、轻微运动是有氧运动吗？

1. 随意、轻微运动不是有氧运动，也达不到锻炼身体的目的。运动只有达到一定强度，才能称为有氧运动。就是说运动达到锻炼心、肺循环功能，增强综合体力、耐力、新陈代谢和潜在能力者，才能称为有氧运动。

2. 一些研究资料表明，有氧运动效果确实很神奇。因为运动要消耗体内能量，能量靠体内蛋白质、脂肪、糖类物质，经过氧化转换释放能量，能量释放越多，体内需要氧气供给、产生二氧化碳就越多，从而需要呼吸系统加大工作量，呼吸超常、加深加快，为适应体内物质交换加速运转，血液循环也随之加快起来，要求心脏收缩加快，心搏输出量增加。因此，运动要讲求质量，只有有氧运动，才是值得推崇的运动方法。

【问3.11】运动可以健身防病，其道理何在？

1. 运动增强心脏功能：运动锻炼，可以提高心搏输出量，增强心肌收缩力，改善全身血液循环。与此同时，全身血管也在运动中，得到有节奏的收缩和扩张，血管弹力增加，有助于减少动脉硬化。虽然在运动中，心脏为使身体得到充足血液供应，心跳加快，心肌收缩力增强，但是当运动停止以后，心跳反而比正常缓慢，而这种运动后慢心率，对健康长寿大有益处。再者，运动需要消耗能量，促进脂肪燃烧和利用，因而有助于肥胖和高脂血症，减少心血管疾病的危险因素。

2. 运动能防骨质疏松：骨质疏松是威胁中老年人的一种多发病，而运动是增强钙吸收的最有效办法。美国骨科专家提出一个新观点：在骨质疏松发病机制中，非机械因素（钙、维生素 D、激素等缺乏）并非最主要的，而在神经系统调控下，肌肉质量才是决定骨强度的重要因素。缺钙者只有参加适量运动锻炼，才能使骨骼承重，提高补钙效果。有关研究指出：骨相关激素、钙、维生素 D，可决定 3%—10% 的骨强度，而运动对骨强度的影响，则可高达 40%。这一理论可以解释，为什么久卧病床，或多数肌肉衰退性疾病患者，即使补钙也无法阻止骨质减少现象。研究者认为，通过运动锻炼，增强骨承受负荷、肌肉牵张能力，结合使用骨合成性药物等，可达到刺激骨生成，恢复被丢失骨质，以及维持一定骨强度水平的目的。所以，补钙结合适当负重运动，是防止骨质疏松的最有效方法。

3. 运动能防大肠癌：有关研究指出，经常性运动锻炼，可使大肠癌发生率减少一半。因为久坐导致肠蠕动缓慢，形成便秘，而宿便毒素主要是蛋白质分解产物、细菌毒素以及重金属离子等，对肠壁刺激而诱发肠黏膜细胞突变，而引发肠道癌症。运动能增强肠蠕动，有利于各种毒素排出，故能减少癌症发生。此外，由于大便通畅，减少毒素再吸收，从而也可减少乳腺癌、肺癌和其他癌症发生。

4. 俄罗斯一位专家说："有规律地进行一定体力的负荷运动，是大自然抛给人类之救生圈。"人们在日常生活中，要尽量"以步代车"，多走路、多运动，不仅可使腰腿肌肉丰满、双腿矫健、灵活、有力，而且可使心肺、消化、泌尿和神经系统功能得到锻炼和加强，从而有利于身体健康。中老年人，更要重视运动锻炼。实践经验告诉我们，运动是保持青春活力、健康长寿的一剂良方。

【问 3.12】运动可以延缓衰老，有科学依据吗？

1. 运动健脑抗衰老

（1）美国加利福尼亚大学一位神经学教授发表了一篇比较性研究论文，他对近 6000 名 65 岁以上的妇女，进行脑功能状况研究，跟踪 8 年，测试结果发现，经常运动锻炼者，记忆力增强、思维活跃，有健脑抗衰老功效。

（2）美国加利福尼亚大学脑老化和迟钝研究所研究表明：锻炼能直接对脑产生影响。锻炼可增加"脑源性神经因子"形成量，这种物质能促进神

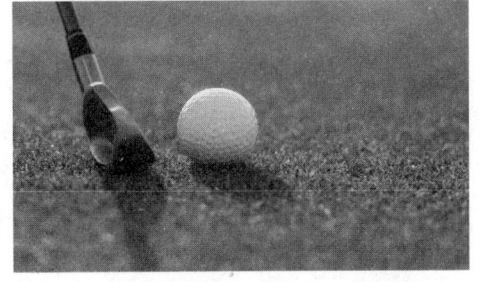

轴突生长，提高脑细胞抑制氧化物和毒素产生。

2. 请看几项相关研究报告

（1）美国加利福尼亚州退休者协会组织 200 多名 56—87 岁男女退休人员，参加一项包括日常慢行、柔软体操及伸展运动等健身活动。时过 6 个星期，他们血压下降，体内脂肪减少，肺活量增加，神经与肌肉紧张现象消失。

（2）联邦德国医生对"老年长跑爱好者协会"40—80 岁成员，进行心脏功能检查，发现与不锻炼的 20 岁年轻人的心脏功能相仿。

（3）有人对 50 名 41—50 岁体育锻炼者，经过一年体育锻炼后，进行肺活量对比观察，发现 72% 的锻炼者肺活量比锻炼前增大 300 毫升以上。

（4）也有人对平均年龄 41 岁男性中年，每周进行锻炼 3 次，经过 16 周锻炼后，最大摄氧量增大 22%。

（5）生理医学研究表明，经常进行运动锻炼者，由于心肌营养状况及供氧改善，使心肌功能明显增强，推迟了老化演变进程。与此同时，在运动锻炼过程中，由于肺泡扩张率大为增加，因而使肺泡弹性维持良好，减缓肺泡弹性下降。研究者认为，坚持运动锻炼的中老年人，心肺功能可比实际年龄相对年轻 20—30 年。

第二个理念：百病源于缺氧症

一、缺氧理论依据

【问 3.13】为什么说"百病源于缺氧症"，其理论根据何在？

1. 现代医学对缺氧症研究，主要观点有二：其一，多数学者认为缺氧会使人体免疫系统失调，导致体内"毒素"排泄受阻，是发生各种疾病的重要原因。氧在免疫系统正常活动中，扮演着非常关键性的角色，尤其关系到疾病、细菌和病毒，以及全身免疫能力和功能状态等。其二，长期处于慢性缺氧状态，人体免疫功能下降，疾病便会乘虚而入。许多慢性病，包括高血压、糖尿病、动脉硬化、心脑血管病、呼吸系统疾病、代谢系统疾病、神经系统疾病等，均与慢性缺氧息息相关。因此，一些学者认为"百病源于缺氧症"。

2. 这里，我们引用国外学者的一些相关论述：

（1）德国著名医学家，1931 年诺贝尔医学奖获得者 Otto Heinrich Warburg 指出：当人体组织细胞中氧含量低于正常值 65% 时，缺氧组织细胞就容易癌变。缺氧会产生一定危险概率。

（2）日本学者野口英世博士在研究空气中氧气对人体影响时，强调指出："百病都是由缺乏氧气引起的"，"百病基本成因，皆由细胞中氧气不足所引起"。

（3）著名 Parris M. Kidd 博士认为：氧在免疫系统正常功能运作里，扮演着关键性的角色，尤其关系到疾病、细菌和病毒，以及全身抵抗力等。我们可以把缺氧视为所有疾病单一最大原因。许多研究都支持这种观点，血液中缺氧就是免疫系统受损之起点。引自（《Antioxidant Adaption》一书）

（4）著名分子生物学家和遗传学家 Stephen Levine 博士认为：细胞缺氧造成组织和细胞氧合（oxygenation）不足，这不仅是导致疾病和癌症的基本原因，而且也是构成退化性疾病体质，以及免疫和退化性疾病的一个显著因素。（引自作者 stephen levine：《oxygen deficiency：a concomitant to all degenerative illness》）

（5）著名生物学家 Ed Mc Cabe 认为：简单来看，疾病是由于体内氧化作用减弱，导致体内毒素日积月累造成的。在通常情况下，这些毒素会在正常新陈代谢中被氧化，不会产生日积月累的结果。（引自作者 Ed Mc Cabe《oxygen therapies，a new way of approching disease》）

【问3.14】"百病源于缺氧症"理念，对疾病防治有何意义？

俗话说："斩草除根，治病求本。"找到疾病根源，治疗方法也就迎刃而解。"百病源于缺氧症"理念告诉我们：防病要从预防慢性缺氧症入手，治病也要从医治慢性缺氧症求方。改善人体慢性缺氧状态，既可以达到防病目的，也可以达到治病目的。这个理念对我们的临床工作，具有普遍指导意义。

二、缺氧临证基础

【问3.15】何谓缺氧？

缺氧（anoxia）是指空气中缺氧，或人体的一种缺氧状态，即氧气缺乏症的总称。人体因供氧减少或利用氧障碍，引起细胞代谢功能和形态结构，产生异常变化之病理过程，称为缺氧或缺氧状态。人体缺氧和缺水一样，如果感觉到口渴，说明体内水分缺失已经达到一定程度。同样，如果出现缺氧症状，说明体内缺氧也已经达到一定程度。特别是慢性缺氧，由于人体有很强的代偿能力，多数没有明显不适症状，值得引为警觉。

【问3.16】何谓缺氧症？

缺氧症是指人体组织器官因缺氧引起细胞代谢、器官功能和形态结构，产生异常变化，不仅构成缺氧状态，而且已经形成缺氧性疾病。缺氧症是人体长期缺氧导致之必然结果。急性或严重缺氧，常出现呼吸困难、皮肤和黏膜发绀、精神异常，甚至意识丧失或昏迷；慢性或轻度缺氧，常表现乏力、头痛、眩晕、面色苍白、食欲不振等症状。

【问3.17】缺氧是怎样形成的？它有哪些主要原因？

正常氧代谢，是从呼吸系统通气、气体交换开始的。呼吸过程的任何一个环节发生障碍，都会造成气体交换不充分。这时，人体将做出代偿性保护反应。由于神经反射作用，或血气直接作用，可以使呼吸深度增加，继而呼吸频率加快。如果代偿性反应不能满足机体需要，就会形成缺氧。这就是缺氧形成的原因。

【问3.18】怎样进行缺氧临证分类？

医学家把缺氧原因，概括分类为：环境性缺氧、病理性缺氧、生理性缺氧和运动性缺氧。

1. 病理性缺氧：多指患呼吸系统疾病、心脑血管疾病患者。由于从外界摄取氧和通过血液输送氧能力下降，造成机体缺氧。如冠心病、心肌梗死、心率失常、心力衰竭；急性上呼吸道感染、慢性支气管炎、支气管哮喘、肺部感染；脑供血不足、脑血管痉挛、脑血栓、脑出血、美尼尔氏症、脑微循环障碍等。

2. 生理性缺氧：人到中年，随着年龄增长，器官功能性降低，人体摄氧量减少，氧利用效率降低，因而使身体处于慢性缺氧状态。中老年人与年轻人相比，血管腔狭窄，血管弹性降低，血流量减少，肺活量下降，通气功能大大下降，处于慢性缺氧状态。慢性缺氧正是老年人容易发生脑、心肝、肾功能降低的病理基础。

3. 运动性缺氧：体力和脑力活动，造成机体耗氧量增加。例如，大脑耗氧量约占总耗氧量的20%左右，紧张的脑力工作，耗氧增加2—3倍。这样，由于体内耗氧量剧增，单纯通过肺呼吸，不足以弥补体内氧耗量，使细胞处于缺氧环境中，同时伴随大量乳酸产生，这就是为什么大量体力运动或紧张脑力劳动后容易腰酸背痛的原因。

4. 环境性缺氧：在正常情况下，大气环境中氧含量为20.9%。如果处在一个氧含量低于18%的环境中，人体摄入氧气不足，血液中氧分压过低，血红蛋白处于不饱和状态，各部分组织细胞就会由于供氧不足，人体会出现一系列缺氧症状。一般说来，凡是氧含量低于20.9%的环境，即称为缺氧环境。比如商场、地铁、隧道、办公楼、地下设施等。即便是轻度缺氧环境，长期在其中生活、工作，也会对身体健康带来不同程度的危害。另外，在高原、在高空，空气稀薄，是一类缺氧环境。尽管氧气比例仍旧是20.9%，但是随着海拔高度增加，空气密度降低，氧气绝对量也会相应减少。

【问 3.19】人体缺氧有哪些症状和表现？

1. 缺氧一般症状：轻度缺氧主要引起机体代偿性反应。表现为头晕、头痛、耳鸣、眼花、四肢软弱无力，继之有恶心、呕吐、呼吸浅快而弱，心跳快而无力。随着缺氧加重，会渐次出现意识模糊，全身皮肤、嘴唇、指甲青紫，血压下降，瞳孔散大，昏迷，最后因呼吸困难、心跳停止、缺氧窒息而死亡。

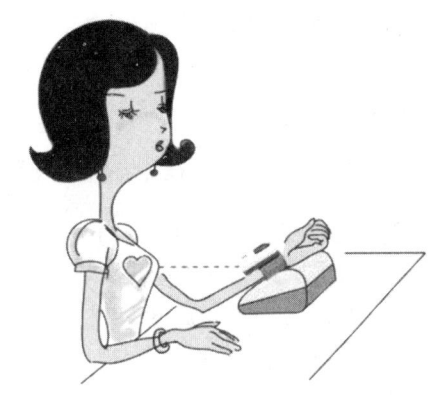

2. 缺氧主要症状：人体缺氧，如果缺氧发展到一定阶段，或较长时间处于缺氧状态，可有如下临床表现。

（1）酸碱度失衡：人体缺氧时，因能量供应不足，细胞代谢过程减慢，体内酸性物质蓄积，造成电解质紊乱和酸碱度失衡。

（2）神经功能紊乱：人体神经系统，对缺氧反应最为敏感。当大脑轻度缺氧时，人容易犯困，注意力分散；甚者，出现智力、视觉、记忆力下降。大脑长期慢性缺氧，会造成不可逆反应，加速动脉硬化及发生相关性疾病。

（3）导致心力衰竭：循环系统缺氧，可导致心律紊乱，心率缓慢，心肌收缩力降低，心输出量减少。随后，出现心肌肥厚，心脏体积增大，最终导致心力衰竭。

（4）呼吸功能减退：肺组织缺氧，导致肺动脉压增高，右心室负担加重，逐渐向肺心病、右心衰发展。呼吸系统缺氧时，肺动脉收缩压上升，最终也导致右心衰。

（5）多发老年痴呆：大脑细胞缺氧，可发生脑细胞变性、脱落，出现老年痴呆，加速大脑衰老过程。大脑衰老又加重脑动脉硬化，促进老年痴呆发展。

【问 3.20】怎样根据缺氧原因、症状，划分缺氧类型？

在临床上根据缺氧原因、症状，将缺氧类型划分为：

1. 低张性缺氧。以动脉血氧分压降低缺氧，称为低张性缺氧。引起低张性缺氧的主要原因有：

（1）吸入气氧分压过低。

（2）外呼吸功能障碍。

（3）静脉血分流入动脉。

2. 血液性缺氧。由于血红蛋白质或量改变，导致血液携带氧能力降低，而引起的缺氧称为血液性缺氧。其主要原因有：

（1）贫血。

（2）一氧化碳中毒。

（3）高铁血红蛋白血症。

3. 循环性缺氧。由于组织血流量减少，引起组织供氧不足，称为循环性缺氧，又称为低动力性缺氧。产生原因包括全身性或局部组织缺血或瘀血。如休克、心衰、动脉粥样硬化、血栓形成等。

4. 组织性缺氧。在组织供氧正常情况下，因细胞不能有效地利用氧，而导致的缺氧称为组织性缺氧。其常见原因：

（1）氰化物等毒物抑制细胞氧化磷酸化。

（2）射线、细菌毒素等损伤线粒体。

（3）维生素缺乏造成呼吸酶合成障碍。

【问3.21】怎样根据缺氧症状轻重缓急划分缺氧等级？

1. 根据缺氧症状缓急程度划分：

（1）慢性缺氧：凡环境性缺氧、病理性缺氧、生理老化性缺氧、不良生活方式缺氧等，都属于慢性缺氧。人们对慢性缺氧的危害性、普遍性认识不足，因而导致一系列缺氧性疾病和严重不良后果，应当积极防治，切不可掉以轻心。

（2）急性缺氧：高原性缺氧属于急性缺氧。急性缺氧能引起一系列神经精神异常表现，称为急性缺氧综合征。可由急性大失血、严重心衰、心搏骤停、肺气肿、呼吸骤停和低氧血症等引起。

2. 根据缺氧症状轻重程度划分：

（1）轻度缺氧症状：轻度缺氧症状表现为：①常感手脚冰凉，经常打哈欠；②在空气不流通的环境中，会感到胸闷、气短、心慌、喘气急促等。

（2）中度缺氧症状：中度缺氧症状表现为：①爬楼梯时，两层以上即出现胸闷、气短、喘气急促；②睡眠不足、多梦易醒、注意力不集中；③皮肤干燥，脸色苍白；④出虚汗，视力下降，头屑增多；⑤血压、血脂、血糖偏高；⑥身体抵抗力下降，易患感冒等。

（3）重度缺氧症状：重度缺氧症状表现为：①记忆力严重减退，精神疲倦乏力；蹲下或静坐后，站起来头晕目眩，眼前发黑，头痛、耳鸣、眼花。②心区不适，突然心慌等。

【问3.22】哪些人群容易出现慢性缺氧？

1. 办公室人群：人类生活在常压下，空气中氧含量大约为21%。如果我们长久在密闭写字楼工作，或在空间狭小的房屋内聚集，就会容易感到疲倦、头晕眼花、反应迟钝、烦躁不安、呼吸不畅、食欲减退等，这就是缺氧。医学专家们称之为"办公室综合征"。

2. 过度用脑人群：用脑过度者，包括学生在内，持续用脑 1 小时以上，大脑耗氧量就达到高峰，从而导致缺氧症状，注意力分散、记忆力减退、反应能力下降或出现"考试综合征"等。

3. 经常开车人群：不少驾驶者有类似经历，在飞快行驶的车中，常常是开着开着，特别是在高速公路上那种单调枯燥路段，昏昏欲睡，眼睛刺痛，睁不开眼，甚至还会流眼泪等。这是因为，车内二氧化碳增高，驾驶者吸入肺部的氧气减少，大脑细胞氧气供给不足，产生大脑缺氧症状。

4. 中老年人群：45 岁以上中老年人，多发生病理性缺氧和生理老化性缺氧。

5. A 型性格人群：容易发怒者，运动不足者，血脂异常者，经常大声说话人群等，都是慢性缺氧易发人群。

【问 3.23】缺氧对人体有哪些危害？

1. 氧是维持人体生命活动必需的物质。物质代谢需要氧，全靠呼吸器官不断从空气中摄取，并借助循环和血液系统功能，运往全身各组织和器官。如果其间任何一个环节出现故障，都会导致供氧不足，也就是缺氧。

2. 缺氧使体内代谢异常和生理紊乱。人体对缺氧有较好的代偿功能，只有在缺氧十分严重或突然发生时，才出现这样或那样的症状。如心悸、气短、胸闷、疲乏无力、食欲减退等。请参见缺氧对大脑、心脏、呼吸、肺功、肾功等的影响。

3. 长时间严重缺氧者，可导致器官功能紊乱或损害，导致这样或那样的缺氧性疾病，最终可危及人的生命。

【问 3.24】缺氧对大脑功能有何影响？

1. 大脑是人体各器官中对氧需求最大的器官。大脑重量只占体重的 2%—3%，而大脑耗氧量，则占人体总耗氧量的 20%—30%。心脏输出血量的 15%，都供给了大脑。但是，大脑组织本身，几乎没有一点供能物质储备，全部能量均要依靠大脑血液循环，带来新鲜血液和氧气，以维持正常生理功能。所以，大脑组织对缺血缺氧耐受能力最低。大脑只要几秒钟缺氧，就会引起头晕、眼前发黑、眼冒金星，甚至晕厥、不省人事、危及生命。大脑缺氧持续 30 秒钟，大脑细胞开始被破坏，而持续 2—3 分钟，将发生大脑细胞不可再生危险，甚至造成大脑死亡。植物人便是大脑组织破坏。

2. 大脑慢性缺氧，便会发生头晕脑涨、精神倦怠、反应迟钝、记忆力减退等。"人老脑先衰"，中老年人缺氧，脑组织会加速退化，以致患痴呆、帕金森氏综合征；老年性痴呆症的主要病因，就是大脑细胞慢性缺氧，导致脑神经细胞变性、脱落，出现各种痴呆症状。

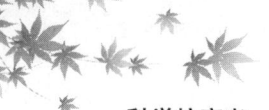

【问 3.25】缺氧对心脏功能有何影响？

心脏耗氧量占人体总耗氧量的 18% 左右。轻度缺氧可使心率加快，血压上升或下降；中度缺氧可反射性地刺激心脏，使心率增快、排血量增加，血压升高；严重缺氧可使心肌内乳酸积聚，心肌收缩力下降，心率减慢，血压下降，心排血量降低。原有冠心病者，缺氧后心肌变性，易诱发心脏坏死，导致心肌梗死。严重者并发心律失常、室颤，甚至心脏停止跳动。缺氧可加重高血压，加重心脏负担，甚至可引起心律失常。

【问 3.26】缺氧对呼吸功能有何影响？

1. 急性缺氧可刺激主动脉体、颈动脉窦化学感受器，使呼吸加深加快；严重缺氧可抑制呼吸中枢，甚至呼吸停止。

2. 缺氧损害血管内皮细胞，可使肺毛细血管通透性增强，严重时可导致肺水肿。

3. 缺氧可使Ⅱ型肺泡、上皮细胞，分泌表面活性物质减少，导致肺不张和肺内分流加重。

4. 缺氧可使支气管黏膜上肥大细胞增加，生物活性介质和 5-羟色胺、前列腺素、组织胺、白细胞三烯分泌增多，引起支气管平滑肌痉挛。

5. 缺氧可使肺血管收缩，肺动脉压升高，长期肺动脉压升高，必然导致右心室肥厚和肺源性心脏病。

【问 3.27】缺氧对肝功能有何影响？

急性严重缺氧，可引起肝细胞水肿、变性和坏死，使转氨酶、乳酸脱氢酶升高；慢性严重缺氧，可诱发肝纤维化，使肝脏缩小，肝功能障碍。

【问 3.28】缺氧对肾功能有何影响？

1. 缺氧可刺激肾脏，产生红细胞生成素，使体内红细胞增多，血液黏滞度高，外周血管阻力增大。

2. 缺氧可使肾血管收缩，肾血容量减少，肾小球滤过率降低，致使尿量减少，并可发生氮质血症。

3. 肾脏缺氧时，肾小管上皮细胞出现水肿、水样变性，重者发生肾小管上皮细胞坏死，而导致急性肾功能不全。

4. 慢性缺氧，还可通过肾小球旁细胞，产生促细胞生成素因子，刺激骨髓引起继发性红细胞增多。

【问 3.29】缺氧对其他方面有何影响？

缺氧是造成人类罹患疾病、未老先衰的主要根源。缺氧时细胞内线粒体氧分压降低，氧化过程发生障碍，无氧糖酵解过程加快，致使大量乳酸、酮体和无机磷积蓄，引起代谢性酸中毒。可使体内儿茶酚胺增多，继发醛固酮增多，导致血容量增加。

三、缺氧性疾病防治

【问 3.30】何谓缺氧性疾病？

1. 缺氧性疾病，医生又称"缺血缺氧性疾病"。何谓缺血缺氧性疾病？这里所指缺血，并不是人体血量缺少，也不是贫血，而是指人的某些组织器官供血不畅，即血液循环发生障碍或紊乱。由于人体所需氧是由血液运送到各组织器官的，故缺血必然导致缺氧。也可以说：缺血是因，缺氧是果。因而，人们将缺血缺氧性疾病，就直白地简称为缺氧性疾病。

2. 缺氧必然影响组织器官正常功能，甚至导致器质性病变，由此发生之疾病，称为缺氧性疾病。这类疾病主要包括：心血管疾病、脑血管疾病、其他缺氧疾病。参见表 3-1：常见缺氧性疾病。

表 3-1 常见缺氧性疾病

心血管系统疾病	高血压、高血脂、动脉硬化症、冠心病、心肌梗死、心律失常、心力衰竭、周围血管病。
脑血管系统疾病	脑缺血、脑梗死、脑出血、肢体偏瘫、老年痴呆、脑动脉硬化、缺血性脑病。
呼吸系统疾病	慢性支气管炎、支气管哮喘、肺气肿、肺心病、肺癌、硅肺、肺炎等。
神经系统疾病	神经痛、神经炎、神经根炎、脑软化、脑萎缩、帕金森病等。
运动系统疾病	颈椎病、腰椎病、骨关节疾病、股骨头坏死。
消化系统疾病	胃及十二指肠溃疡、溃疡性结肠炎。
内分泌疾病	糖尿病及其并发症。
代谢系统疾病	血脂异常、肥胖症、机体其他代谢障碍。
其他缺血缺氧疾病	癌症、眼科疾病、突发性耳聋。

【问3.31】何谓"紫绀"？紫绀与缺氧有何关系？

1. 当毛细血管血液内脱氧血红蛋白量平均浓度达到或超过50g/L（5g%）时，皮肤黏膜呈现青紫色，这种现象称为紫绀（发绀），主要见于低张性和循环性缺氧。

2. 紫绀是缺氧的一个临床症状，但有紫绀不一定有缺氧，反之，有缺氧者也不一定出现紫绀。例如，重度贫血患者，血红蛋白可降至50g/L（5g%）以下，即使全部都成为脱氧血红蛋白（实际上是不

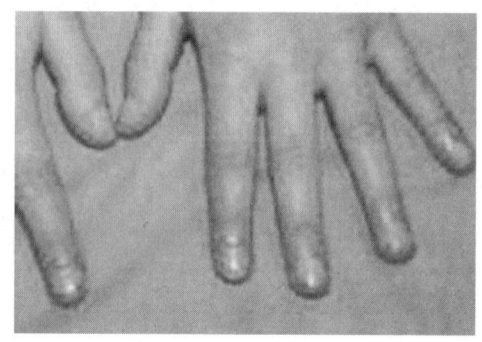

紫绀

可能的），也不会出现紫绀，但缺氧却相当严重。又如，红细胞增多症患者，血中脱氧血红蛋白超过50g/L（5g%），出现紫绀，但可无缺氧症状。因此，不能以紫绀作为判断缺氧的唯一指征。

【问3.32】怎样自测身体是否缺氧？

欲知身体是否缺氧，可采用如下简便缺氧症状自测评估法。

1. 观皮肤、唇色自测：嘴唇皮肤很薄，皮下密布毛细血管，观察嘴唇颜色也就是观察血液颜色。

（1）皮肤、唇色青紫：低张性缺氧时，皮肤黏膜呈青紫色，说明毛细血管内血氧饱和度过低，为缺血缺氧表现。

（2）皮肤、唇色苍白：多见于贫血（血液中红细胞含量低于正常值），或者头部供血不足，或者休克时缺血缺氧期。

（3）皮肤、唇呈玫瑰色：皮肤黏膜呈玫瑰色，多见于组织中毒性缺氧。

（4）皮肤、唇呈樱桃色：皮肤黏膜呈樱桃红色，多见于CO中毒血液性缺氧。

2. 用深呼吸方法自测：在出现缺氧症状时，做20分钟腹式深呼吸，即吸气时鼓腹，呼气时收腹。

每次呼吸动作，宜均匀缓慢，吸气与呼气，要达到最大限度。如果通过腹式深呼吸，症状缓解，说明这些症状与缺氧相关。

3. 依据缺氧症状自测：参见第3章第2节问3.21"依据症状轻重划分缺氧等级"，自测属于轻度缺氧、中度缺氧和重度缺氧。

【问3.33】防治缺氧疾病有何新思路？

根据最新医学研究成果，对预防慢性缺氧，有效防治慢性缺氧疾病，提出如下新

思路：

1. 告诫人们"生命在于运动"的同时，还要强调"生命在于科学运动"这个新观点。运动是把"双刃剑"，科学运动可以健身、可以预防慢性缺氧、可以预防慢性缺氧性疾病；但不当运动，违背运动科学原理，就会带来意想不到的负面影响。

2. "百病源于缺氧症"，"缺氧是造成人类未老先衰的主要根源"。这个"有氧"新理念，可以指导人们如何维护健康，如何防治慢性缺氧性疾病。这就是说，欲有效防治慢性缺氧疾病，首先要做好预防慢性缺氧，其次是采取切实可行的"补氧"方法，只有这样做才能抓住事物根本。

3. 调整机体，提高慢病康复患者"自愈能力"。人体"自愈力"很强大，也很神奇，很多人可能有过这样的体验：不小心碰破手脚，过一段时间不治自愈；普通感冒，休息几天不治也可康复。其原因何在？这都是身体"自愈力"的神奇力量。转变传统医疗观念，换个新思维，提高慢病康复患者"自愈力"，这是一个值得重视和探索之新思路。

【问 3.34】怎样有效预防慢性缺氧？

怎样有效预防慢性缺氧呢？

1. 要养成定时做深呼吸运动的习惯。每天早上醒来，在环境优美的小区里，做几个深呼吸，不仅能够缓解缺氧，还能够清醒大脑，有助于在一天当中保持良好工作状态。

2. 要注意保持室内通风换气。现在夏天有空调，冬天有暖气，在大部分时间里，房间窗户关闭，因此要注意经常开窗通风换气，经常保持室内空气流通。

3. 经常进行一些户外活动，到户外进行有氧运动，有助于改善慢性缺氧状态。对于35岁以上者，妇女绝经期以后，还要注意血脂异常引起病理性缺氧。

【问 3.35】怎样防治慢性缺氧性疾病？

为预防慢性缺氧和防治慢性缺氧性疾病，我想强调如下几点。

1. "生命在于运动"：运动可以有效预防和改善慢性缺氧。散步、慢跑、体操、游泳、球类比赛、田径运动等，可依个人年龄、身体状况，选择不同运动方式和方法进行运动锻炼。

2. "生命在于科学运动"：运动要讲科学，运动方法要因地制宜、因时制宜、因人制宜；讲究运动方法，采取循序渐进，运动强度要适量，运动频次要量力而行。老年人运动，速度宜慢、宜缓，持之以恒，常年坚持。

3. 强化呼吸功能训练：强化呼吸功能训练是提高肺换气、通气量，改善气体代谢，预防慢性缺氧，自我强健身体，延缓衰老之重要手段；对于慢性呼吸道疾病患者，强化呼吸功能训练，具有改善肺功能，减轻气急、气促、呼吸困难症状的功效。强化呼吸功能训练方法。

【问 3.36】食物营养在预防慢性缺氧方面有何作用？

食物在预防慢性缺氧，防治缺氧性疾病方面，具有相当重要的作用。许多新鲜蔬菜和水果，都可通过增加抗氧化酶活性，保护机体免受氧化损伤，预防缺氧、防治缺氧性疾病。尤其鲜艳蔬果，所含抗氧化物质愈多，抗氧化作用愈强。例如西红柿、黄椒、青椒、柿子、柚子、柠檬、柑橘、哈密瓜、花椰菜、甘蓝菜、水蜜桃、紫葡萄、胡萝卜，以及草莓类水果等。由于富含维生素C、维生素E、胡萝卜素、西红柿红素等，均具有很好的抗氧化作用。

【问 3.37】保持充足睡眠，对预防慢性缺氧有何意义？

预防慢性缺氧，防治缺氧性疾病，除了从食物和运动方面调理之外，还应该注意劳逸适度，保持充足睡眠，让身体获得休息，对提高身体抵抗力，具有实际意义。对于睡眠障碍者，可参见第8章"睡眠功能训练"。可先在医生指导下，进行睡眠功能训练，待掌握到训练要点，形成正常睡眠习惯，再按操作步骤自己进行睡眠功能练习。

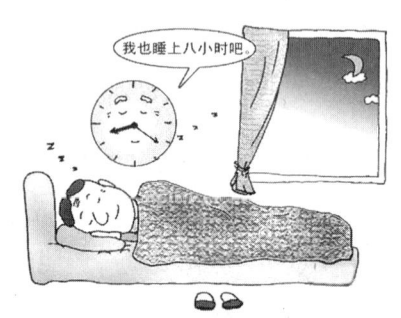

第三个理念：增强调节机体"自愈力"和免疫功能

【问 3.38】何谓自愈力？何谓自愈系统？

何谓自愈力？自愈力就是生命体，依靠遗传先天获得，修复机体缺损和摆脱疾病，维持生命体健康之自身能力。人体和其他生命体一样，都存在一个与生俱来的"自愈系统"。这个自愈系统，肩负着抵御来自外界的各种生物、物理、化学等侵害，维持生命体自身健康。自愈系统发挥作用能力，就表现为自愈力。

【问 3.39】自愈系统与免疫系统有何区别？

1. 人体内有强大免疫系统——免疫器官、免疫细胞、免疫因子等，不仅时刻防御各种病原微生物侵袭，而且无时无刻不在监护着自身细胞变异。虽然人体内经常有新生癌细胞，但只要人体免疫监护功能正常，就会随时将这些尚在脆弱阶段的癌细胞予以完全彻底摧毁，不让癌细胞有增殖、恶变的机会。只有在人体免疫功能受损时，癌细胞才有可能

"乘虚而入"。然后，经过6—30年恶性演变，才有可能成为恶性肿瘤。

2. 有人认为人体自愈系统，是由免疫系统、内分泌系统、神经系统共同组成的。健康完善自愈功能，保证人体细胞新陈代谢，使基因复制不出现误差。即使由于种种原因，造成一时性功能紊乱，也能及时调整过来，从而使人体保持一种健康状态。由此可知，人体自愈系统是一个综合性防御体系，它是由人体多系统、多器官、多种组织，综合构成的人体整体功能。

【问3.40】为什么说自愈力下降是疾病发生的重要原因？

有人认为人体出现衰老、疾病等现象，是对外界细菌入侵、生活压力、环境污染、内部基因受损产生的一种自然反应。疾病就是在生理、情感和思维上，产生不平衡和约束。人类拥有先天"自身稳定"功能，所以对适度的外来刺激，会产生正常生理反应，以保持身心和平衡。但是，当外来刺激超过正常生理反应限度时，身体便会发出警告信号，出现这样或那样的征兆，疾病形成就是由于过度的外来刺激和体内功能失调造成的。例如：人体内外存在无数细菌和病毒，当它们侵入人体以后，人体自身随即启动防御系统，释放出白细胞和各种免疫因子，向侵入人体的细菌和病毒发动强有力的攻击和围歼，保持人体处于一种健康状态。只有当细菌和病毒的力量足够强大，或人体自愈力下降时，体内平衡状态才会被打破，人体才会被细菌和病毒感染，罹患这样或那样的疾病。

【问3.41】治愈疾病，延缓衰老，重在提高身体自愈力？

随着年龄增加，这种自愈力也会逐年下降，基因受损和不正确表达，是人类除创伤以外之"万病之源"。于是人体就会逐渐表现出各器官功能失调，进而衰老和疾病就全面降临。首先，要寻找一种有效刺激人体自愈系统的方法，通过激发自愈体系，加强受损细胞基因自我修复能力，使紊乱之免疫系统、内分泌系统、神经系统功能，得以恢复平衡，从而从根本上治愈疾病，即所谓"治病必求于本"。

【问3.42】激发和提高人体自愈力，有哪些基本原则和方法？

怎样激发和提高人体自愈力？主要应遵循下列原则和方法：

1. 保持良好的精神状态：疾病发生与发展，有外因和内因两个方面，导致人体生理功能失衡。一个人始终保持良好的精神状态、乐观情绪、坚强意志、强烈求生欲望至关重要。科学研究证明，心理因素与人体免疫功能潜力密切相关。积极的心理状态，能增强大脑皮层和整个神经系统功能，进而通过自主神经系统、内分泌系统、神经递质系统分泌皮质激素与脑啡肽物质，使抗病能力大为提高。信心能提升、活跃体内免疫系统，促进单核吞噬细胞、T淋巴细胞，围歼侵入之细菌、病毒和癌细胞，增强机体自愈力，使各器官重新协调，建立新一代平衡调节机制。

2. 讲究健康的生活方式：掌握科学健康的生活方式，遵循自然规律生活，合理饮食与营养，适度地运动和锻炼，远离烟酒不良嗜好等，都是增强自愈力，保持健康长寿的重要措施。

3. 正确对待医和药：医药科学技术发展进步，对人类繁衍昌盛、健康长寿有着巨大贡献。应充分利用现代科学技术，做到无病早防，有病早治。但也不能过分迷信和依赖药物和手术，要充分相信和高度估价自身免疫和抗病能力。既不要讳疾忌医，也不要老怀疑自己有病。只要有健康心态，远离外界致病因素，科学安排生活、学习、工作和劳动，就能常葆健康，达到快乐百岁的目标。

4. 提倡自然疗法、物理疗法：自然因子、物理因子，属于自然医学范畴，提倡应用自然因子、物理因子治病。如：①自然疗法：包括日光浴、空气浴、海水浴、矿泉浴、森林浴等；②现代物理疗法：包括运动疗法、电疗法、热疗法、泥疗法、蜡疗法、声波疗法、光波疗法等；③传统治疗方法：包括按摩、针灸、中药外用、食疗药膳等。这些疗法均体现"天人合一"的整体观念，调动人体生理与心理积极因素，对人体身心具有双向调节作用，可有效提高人体自愈能力。

第4章　早衰、衰老与抗衰老

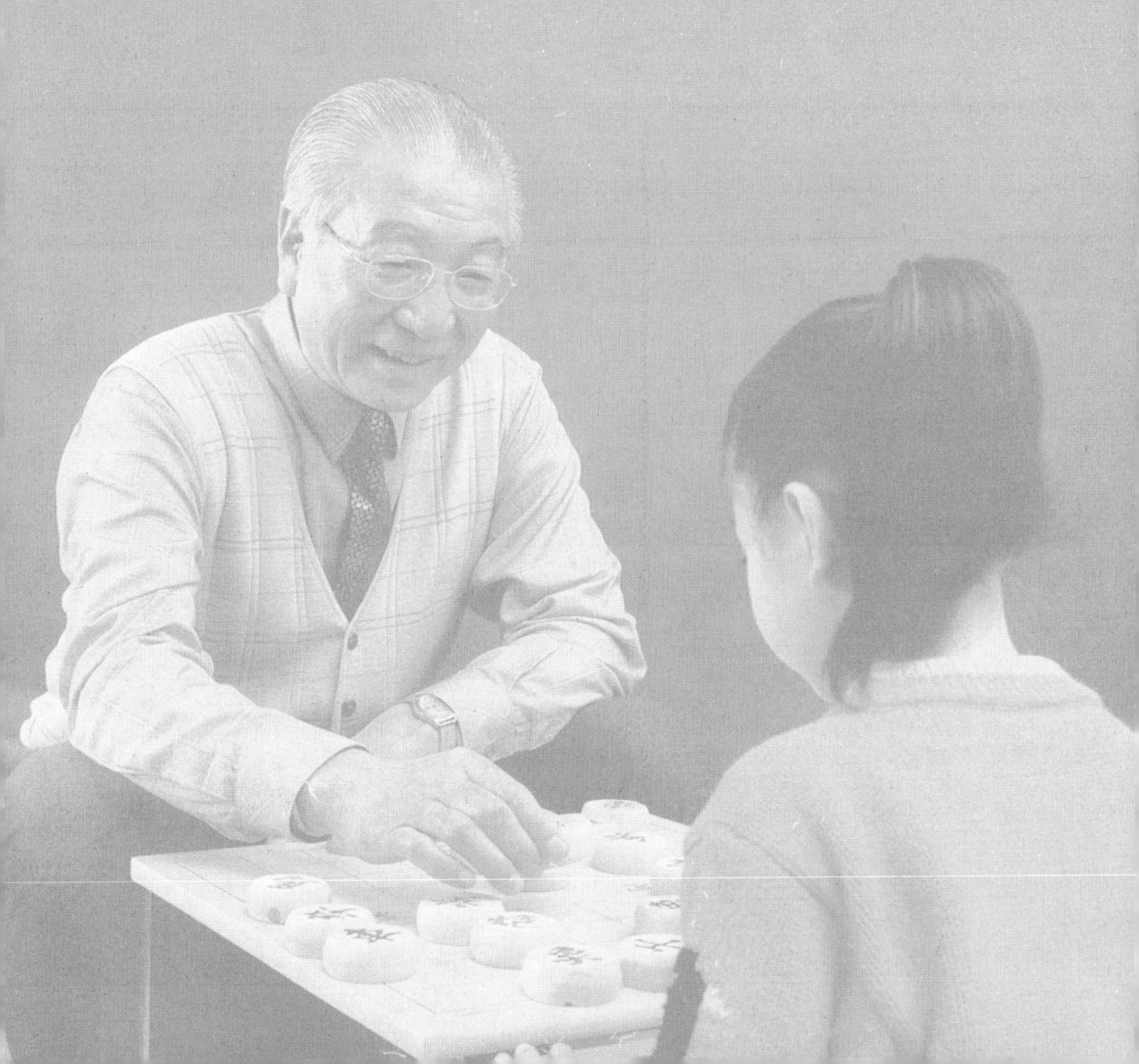

你在70岁的时候,只是一个孩子;
你在80岁的时候,也仅仅是一个青年;
你在90岁的时候,如果祖先邀请你进入天堂,
请让他们再耐心等待一段时间;
只有等到100岁的时候,
你才会考虑是否接受他们邀请。

——日本谚语

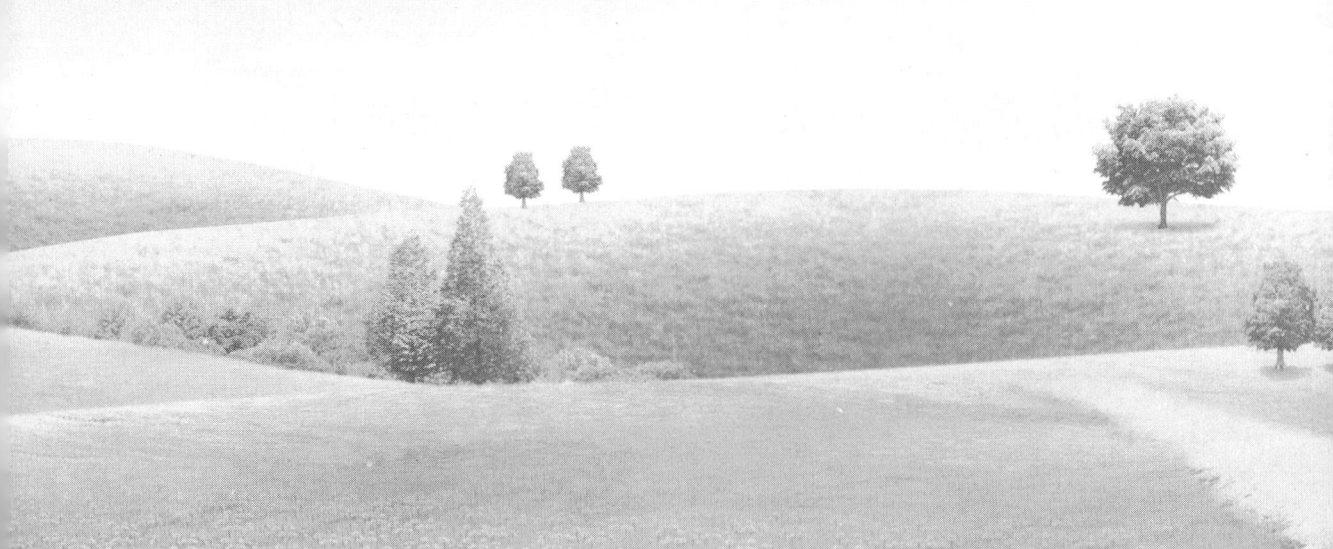

第1节 "早衰"预测与预防

俗话说:"冰冻三尺,非一日之寒。"有些人,尚处在"风华正茂"的年龄,但健康问题则是由来已久,身体内部早已"危机四伏",存在着这样或那样"未老先衰"的症状和体征。那么,何谓未老先衰?未老先衰在医学上称为"早衰"。"早衰"是英年早逝的主要原因。何谓"早衰"?"早衰"发生的原因是什么?"早衰"有哪些临床表现?"早衰"怎样防治?等等。请看本节"早衰"预测与预防。

一、"早衰"概述

【问4.1】何谓"早衰"?

"早衰"是指人们在生长、发育过程中,由于各种原因引发疾病,使身体形态结构和功能结构发生变化,提前出现内脏器官退行性改变,加快人体自然衰老进程中所出现的一系列老化现象,称为"早衰"。正像人们形容那些未老先衰者"小老头"、"小老太"、"少白头"等,四十几岁的人,看上去像60多岁人的模样,这就是典型"早衰"状态。

【问4.2】何谓"早衰综合征"?

1. 医学上将"早衰"称为"早衰综合征",是指由于多种原因,导致中年人过早出现生理性衰老,即体质衰老和心理衰老现象。由于在身心两方面都存在"未老先衰"的种种征象,对真正病理机制尚未明确,所以称之为"早衰综合征"。

2. "早衰综合征"是中年人,特别是中年知识分子,或其他高度脑力劳动者和科技人员,常见身心生理性衰老病征。换句话说,这种病征是一种特殊心理健康和心理卫生问题。

【问4.3】"早衰"有哪些发生原因?

一般有下述几种主要原因:

1. 工作负荷过重:多见于高度脑力劳动者,精神压力过大,工作时间过长,如政府部门、科技人员、"白领"阶层、电脑工作人员等。

2. 不健康的生活方式:过量烟酒、睡眠不足、暴饮暴食、缺乏运动、生活无规律等。

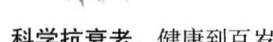

3. 患有某些慢性病：高血压、高血脂、肥胖症、糖尿病、动脉硬化、精神衰弱等。

4. 各种精神因素：生活压力过大，要照顾年老双亲，为小孩学习、家庭生活费用担心，常感不安、紧张、愤怒、焦躁等。

【问4.4】"早衰"有哪些主要临床表现？

"早衰"临床表现较为复杂，可归纳如下10点：

1. 食欲不振、厌食、偏食、腹泻或便秘等，一些胃肠功能紊乱症状。
2. 入睡困难、易醒、多梦、醒后不宜入睡等，睡眠质量欠佳，或出现睡眠障碍。
3. 精力不足，身体不支，疲劳感日见加重。
4. 皮肤松弛，面部出现皱纹、眼袋、"双下巴"，皮肤光泽及弹性下降。
5. 心理上总感到自己变老，甚至想到已临近死亡。常回想已故亲友，又联想自己，悲观失望。
6. 易患感冒，抵抗力下降，过早患上一些老年疾病，如高血压、冠心病、脑血管疾病等。
7. 肌肉组织松软，脂肪膨胀，形体变形。
8. 白发，脱发，视力过早衰退。如远视、弱视、散光、眼肌疲劳等。
9. 体力不支，头晕目眩，无法长时间工作，学习感到吃力。
10. 注意力不集中，记忆力明显减退，常叫不出熟人名字，读书"前看后忘"；刚说过事，一转身就忘。

二、"早衰"预测

【问4.5】如何测知你是否"早衰"？

测知"早衰"，一般要从多方面去观察、去分析。这是因为人体各器官衰老变化，速度不尽一致，只有综合多个器官、多方面功能情况，去分析、去判断，才能做出身体是否出现"早衰"，而得出客观正确的结论。下面我们介绍几项测知"早衰"的方法：

1. 从年龄测知"早衰"

众所周知，人类年龄分为时序年龄与生物学年龄两种，它们含义各不相同。那么，怎样理解时序年龄与生物学年龄呢？下面我们分别解读。

【问4.6】何谓时序年龄？

按一个人出生时间，来计算年龄之方法，称作"时序年龄"。时序年龄又称"年代年龄"、"年历年龄"。

【问 4.7】何谓生物学年龄?

生物学年龄,是指解剖结构和生理功能,与一般人状况相当者的年龄,称作"生物学年龄"。生物学年龄,又可再分为生理学年龄与解剖学年龄。

时序年龄与生物学年龄之间,存在着个体差异性。一般可以相差 5—10 岁,甚至更大。这就是说,衰老可以提早,也可能推迟。起伏在时序年龄临界线上,生物学年龄存在着极为普遍之个体差异性。

【问 4.8】人类年龄一般划分为几个阶段?

按照"现代老年学"分类,人类一生,将年龄划分为如下 8 个阶段:

幼年期:0—5 岁

童年期:6—11 岁

青春期:12—17 岁

青年期:18—24 岁

壮年期:25—44 岁

初老年:45—59 岁

老年期:60—89 岁

长寿期:90 岁以上

毫无疑义,如果我们从幼年时期开始,就培养一种良好的卫生习惯,那么,必然有助于新一代身体健康、发育和成长,有助于他们造就一个健康体魄。当人们在青壮年时期,注意养成科学、健康的生活方式,克服不良生活习惯,自然可以青春长驻,延缓衰老,快乐百岁。

2."早衰"自测

【问 4.9】怎样从生理指标测知"早衰"?

人体有下列 10 项生理指标,可以进行"早衰"自测评估。

1. 体温:正常体温为 36℃—37℃,高于此为发热,低于此称为"低体温"。后者常见于高龄体弱老人,长期营养不良患者,也可见于甲状腺机能减退症、休克疾病患者。

2. 脉搏:成人脉搏每分钟 60—100 次,如发现过速、过缓、间歇、强弱不定、快慢不齐等,均可视为心脏不健康表现。老年人心率一般较慢,但只要不少于 55 次/分,就属正常范围。如平时心率较慢,但突然增快大于 90 次,可能有潜在疾病危险,应引为关注。

3. 呼吸:健康人呼吸平稳、规律,每分钟 15 次左右。如发现呼吸深度、频率、节律异常,有胸闷、憋气、呼吸困难等,则为不正常表现,应去医院就诊。老年人由于心肺功能减退，活动后可有心悸气短，一般于休息后能很快恢复，就不应视为是疾病表现。

4. 血压：成年人血压不超过 140/80mmHg。老年人随年龄增长，血压也相应上升，但收缩压超过 160mmHg 时，应去就医。单纯舒张压过高，其原因很多，不要擅自用药，应到医院就诊。

5. 体重：长期保持体重处于稳定状态，是身体健康状态的指标之一。短时间内身体消瘦，见于糖尿病、甲亢、癌症、胃肠、肝脏疾患。更年期女性，该胖不胖也是不健康表现。体重短期内增加很多，多与高血脂、糖尿病、甲状腺机能减退症等疾病有关。

6. 饮食：成年人每日主食用量不超过 500 克，老年人不超过 350 克。如出现多食多饮，应警惕糖尿病、甲亢等疾病。每日食量不足 250 克，食欲丧失达半个月以上，应到医院检诊。

7. 排便：健康者每日或隔日排便一次，为黄色成形软便。高龄老人，少吃、少动者，也可 2—3 天排便一次。只要排便顺利，大便不干，就不是便秘。大便颜色、性状、次数异常，多反映结肠病变。

8. 排尿：成年人每日排尿 1—2 升左右，每隔 2—4 小时排尿一次，夜间排尿间隔不定。正常尿液为淡黄色，透明状，少许泡沫。如尿色、尿量异常，排尿过频，排尿困难或疼痛，均视为不正常现象，应到医院检诊。

9. 睡眠：成年人每日睡眠 6—8 小时，老年人应加午睡。入睡困难、多醒不眠、白天嗜睡、打盹，应视为睡眠障碍，宜在医师指导下，进行必要调整。

10. 精神：健康人头脑清醒，精神饱满，行动敏捷，情感合理；否则，应检查是否有心脑血管、神经系统、骨关节系统等疾病。

评估：上述 10 项生理指标，若有 5 项以上指标异常，即可评估为"早衰"，应在医师指导下，讲究健康的生活方式，加强身体运动锻炼。

【问 4.10】怎样从人体功能测知"早衰"？

1. 心脏功能自测评估：自测者测试前，先静坐 5 分钟，先测每分钟脉搏数 A。然后身体直立，上体微向前屈，然后再还原。其实就是鞠躬姿势，连续做 20 次（频率适中），再测脉搏数 B。休息 1 分钟，再测脉搏数 C。将三次脉搏数相加，减 200，再除以 10。

结果评估：

0—3 之间，心脏功能佳；

3—6 之间，心脏功能良好；

6—9 之间，心脏功能状态一般；

9—12 之间，心脏功能欠佳；

得数若是在 12 以上，应到医院检诊。对心脏功能较弱者，可适度进行有氧运动，并注意心态调整。

2. 平衡功能自测评估：自测者双手自然下垂，紧贴大腿两侧，闭上眼睛，用一只脚站立。检查者看秒表，观察单脚站立稳定时间，来判断平衡功能是否良好。

评估标准：30—39 岁，男性为 9.9 秒；40—49 岁，男性为 8.4 秒；50—59 岁，男性为 7.4 秒；60—69 岁，男性为 5.8 秒。女性比男性推迟 10 岁计算。站立时间越长，说明平衡功能越好，老化程度越慢。未达标准者，说明你生理年龄已经高于你实际年龄，需要改善生活方式，注意维持健康，保持心情愉悦。

3. 呼吸功能自测评估：呼吸功能自测评估，最简便的办法就是屏气测试，可测知你的肺功能是否

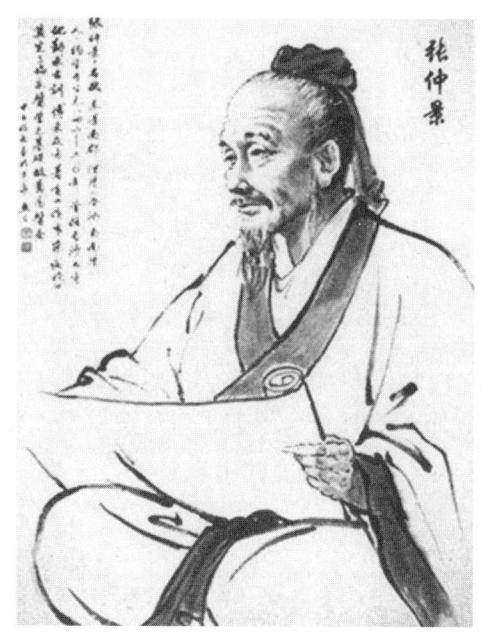

古代名医张仲景

健康。其方法是：先深吸一口气，然后屏住呼吸，看能维持多长时间；也可在游泳池内或者浴盆里，将头埋进水里，屏住呼吸，再慢慢吐出，看能维持多长时间。当然是时间越长越好。如果在 30 秒以上，说明你肺功能尚好；能达到 1 分钟，说明你肺功能健康。一个 20 岁左右的健康人，可以持续屏气 90—120 秒。想提升你的肺功能吗？可以在空气良好的环境里，做深呼吸运动。

4. 综合体能自测评估：自测者进行爬楼梯试验，以 5 层楼为限，30 岁以下者，一步迈两层台阶，快速登上 5 层楼，仍觉得轻松，说明健康状况良好；50 岁以下者，一步迈一层台阶，登上 5 层楼，中途不休息，不用借助扶手，没有明显气喘现象，说明健康状况良好。不论哪个年龄段，如果气喘吁吁，心跳加速，说明体能较差；登上 3 层楼，就又喘又累，意味着身体虚弱，应注意加强运动锻炼。

5. 腰臀比自测评估：女人最怕随着年龄增长，体重也逐渐增加，于是天天说要"减肥，减肥"。殊不知，最重要的不是肥胖，而是由此带来的心血管疾病。世界卫生组织用腰臀比来衡量你是否肥胖。测量方法是：放松站立，男性腰围和臀围比，应小于 0.8，女性则应小于 0.7。根据美国运动医学学会推荐标准，女性腰臀比大于 0.85 时，就有发生心血管病的危险，应注意从饮食方面调理和加强运动锻炼。

【问 4.11】何谓察言观色？

"察言观色"，就是从人体观察体形、面部、舌面、毛发、皮肤，以及内脏器官功能状态等，可大体测知人体是健康状态，亚健康状态，疾病状态。进而判断你是否"早衰"等。

【问 4.12】怎样察言观色，测知"早衰"？

你知道吗？用察言观色分析方法，可以测知"早衰"。从下述 12 个方面，去观察、去分析，可以测知你是否"早衰"。

1. 观察体形：男性 35 岁，女性 50 岁左右，体重达到顶点，此后身体继续发胖。60 岁前后，身高下降，一般下降大于 2.7cm。

2. 观察皮肤：

（1）皮下脂肪减少，皮肤松弛、弹性降低、少无光泽且显粗糙。加上体内水分减少，在眼角、耳前、额部、口角皮肤皱纹增多、加深，颈部皮肤皱褶松弛等。

（2）50 岁皮肤出现萎缩，干燥、发皱、弹性减退，出汗见少，毛细血管扩张，提前出现老年斑。

（3）人到 40 岁以后，在身体暴露部分，如前臂、手背、面部，出现色素沉着，形成老年斑或脱色斑。

3. 观察面部：眼角出现皱纹，下眼睑囊状下垂、眼角膜老年环明显、眼底动脉血管硬化、老视。

4. 观察舌面：舌面见紫斑、紫点，舌下静脉曲张，舌内侧血管呈现放射状细丝，说明细胞集聚，血黏度增高。

5. 观察毛发：30 岁出现脱发，毛发变白、质脆。鼻和外耳道短毛变粗、白色渐见增多。

6. 观察思维：脑力下降，精神不集中，记忆力明显减退，反应能力迟钝。

7. 观察体力：身体倦怠，体力不支，只想坐卧，不想多动，综合体力下降；肌肉变得松软，四肢肌力减弱，关节活动欠灵活、酸痛，过早出现骨质增生。

8. 观察心脏：人到中年，在运动或负重后，心率加快，胸闷气促，恢复时间大于 5 分钟，平时心率较年轻时明显减慢，这些说明心脏已出现老化现象。

9. 观察血压：当人们进入初老年期，如果出现收缩压明显升高，继之舒张压亦见升高，此为老年性高血压病。

10. 观察消化：食欲减退，唾液分泌减少，吃干性食物时，常感吞咽困难。这是由于胃肠道黏膜萎缩，分泌消化液、酶能力降低，出现胃酸偏低或缺乏，胃肠运动减弱，易发生消化不良或便秘。

11. 观察泌尿：夜尿次数增多，肾脏功能下降，可见尿频、尿急。男性前列腺肥大，则可见欲解不出，淋漓不尽，或小便困难。

12. 观察性功能：性欲和性能力减退、早泄、阳痿、性冷淡等。

评估：上述 12 项指标，有 6 项以上指标异常，即可评估为"早衰"，应去医院看医师，或在健康调理师指导下，改变不健康的生活方式，提高身体健康水平。

三、"早衰"仪器测评

一些中老年人,很关心自己健康状况,不满足于自测评估,希望能通过仪器评测,进一步了解身体衰老程度,并给出一个正确结果。那么,测评"早衰"仪器都有哪些种类呢?

【问 4.13】测评"早衰"仪器有几种?

医学上用于生理测试仪器、健康评估仪器,均可用于测评"早衰"。如:心电仪器、脑电仪器、肌电仪器、神经传导速度测试仪、呼吸功能检查仪、动脉硬化检查仪、骨密度检查仪、量子共振检测仪、红外断层摄影、细胞成像仪、血黏度检查仪、"鹰眼"(DDFAO)等仪器。

【问 4.14】常用哪些方法测评"早衰"?

请参见本章第 2 节"衰老速度测评方法"。

第 2 节 衰老与抗衰老

一、衰老与抗衰老概述

【问 4.15】何谓衰老?

1. 衰老(aging, senescence, senility)又称老化,是指机体各器官功能普遍降低、逐渐衰老变化之过程。

2. 衰老过程发生在生物界整体水平、种群水平、个体水平、细胞水平,以及分子水平等各个层面。生命不断更新,种族不断繁衍。而这种过程,就是在生与死矛盾中进行。至少从细胞水平来看,死亡是不可避免的。

3. 在医学上,将衰老分为生理性衰老和病理性衰老。生理性衰老,是指从生殖发育到成熟期以后,随着年龄增长机体在功能形态上,出现一种衰退性变化;病理性衰老,是由各种因素导致疾病，而加速衰老变化过程。这是抗衰老医学研究的重点，也是人类一直在与之抗争之重要课题。

【问4.16】何谓抗衰老？

顾名思义，抗衰老（anti aging）就是用科学方法，抑制、延缓机体衰老过程，促进机体整体健康，使机体在遗传因素决定寿限内，保持较好智力和体力。如果用形象语言说：抗衰老即是扭转生理时钟，让人年轻、让人恢复青春活力，让人提高生理寿限，让人无疾而终、快乐百岁，这就是抗衰老的真实含意。

【问4.17】抗衰老的目的、意义何在？

抗衰老的目的、意义有二：

1. 抗衰老的目的是延长或推迟人们的衰老进程，使每个人生拥有更长、更健康之中年期。难道有谁不想在70岁时，还能像40岁那样，生活得年轻、健康、充满活力？有谁不想在70岁时，还能展现自己的才能，为社会做出更多贡献呢？我们不仅仅要活得更长久，而且要活得更健康、更有活力、更有价值、更有意义！

2. 让猝死和"过劳死"、"英年早逝"患者，能防患于未然。也就是说，让专家、名人、中年知识分子，能逃脱"英年早逝"这个劫难；让专家、名人、中年知识分子，也能拥有一个更长之中年期，把他们的知识才能，服务于社会，奉献给国家。

【问4.18】抗衰老有哪些具体内容和方法？

抗衰老的方法包括：心理、营养、运动、睡眠、自然疗法、物理疗法、生物疗法等。将这些方法，用于调整机体、改善身体内外环境、强化人体本能训练，干预生活方式，即按照每个人的身体状况，设置一个科学、合理、有效之健康调理方案，或康复医疗计划，达到延缓衰老、健康长寿的目的。

【问4.19】怎样解读"延缓衰老"的确切内涵？

首先不要误解，这里所说的"延缓衰老"，不是延长"老年时期"的生命，而是延长或推迟人生衰老进程中的起始年龄，使每个人都拥有更长、更健康之中年期。抗衰老医学的目的，就是应用抗衰老新理念、新技术、新方法，采用个体化生活方式干预，进行健康调理和康复治疗，使每个人都活得更长久、更健康、更具有社会价值和意义。这就是"延缓衰老"确切的深层内涵。

二、从生理变化测知"衰老"

众所周知,"早衰"和衰老,本质上是一回事,只是数量级的差别。一个是早期生理变化,一个是老年期生理变化。除了上述"早衰"之外,老年期还有哪些生理改变呢?

【问 4.20】怎样从生理变化测知"衰老"?

从生理学角度来讲,人体衰老变化是一个很复杂的过程。随着年龄增长,人们活动能力渐渐下降。这种衰老变化发展到一定程度,人之正常生活就会受到影响,从而引发一系列精神与生理的问题。首先是肌肉萎缩与关节僵硬,阻碍了老年人的日常活动。然后,由于缺少体力活动,而引起心血管系统、消化系统疾病。这些疾病发生,又进一步限制人体活动能力。与此同时,衰老变化从负面影响人们的心理状况,降低老年人的自信心与生活质量。由此,人们从运动功能、心血管功能、消化功能和心理变化,判断评估是否衰老。

【问 4.21】怎样从细胞衰老变化测知"衰老"?

细胞是构成人体各脏器组织的基本生命单位。细胞衰老,是人体各脏器及其功能衰老的物质基础。细胞衰老主要表现为:

1. 细胞数量减少:如脑、肾、肺、肌肉细胞数量,在 70 岁时约相当于发育旺盛时期的 60%。

2. 细胞成分变化:细胞皱缩,细胞核失去光滑轮廓,细胞核增大或缩小,有时变成双核。核内染色体不规则或聚积成块,细胞染色体失常(过多或过少),线粒体数量减少,体积膨大等。

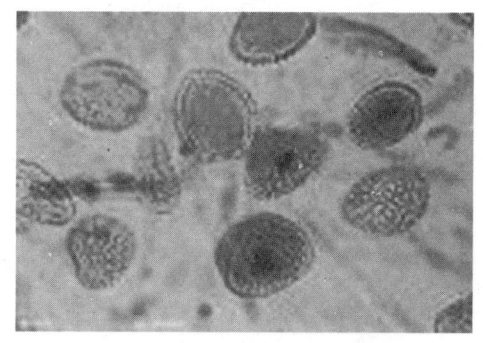

细胞衰老变化

3. 脂褐素积累:衰老脂褐素在细胞质内积累。有的可能占细胞体大部分,可影响细胞正常代谢。

4. 细胞酶变化:细胞酶发生老年性变化。有的酶减少而功能减退,有的酶增加而功能亢进,因而造成细胞功能失常。

【问 4.22】怎样从分子水平衰老变化测知"衰老"?

1. DNA:复制与转录受到抑制。但也有个别基因会异常激活,端粒 DNA 丢失,线粒体 DNA 特异性缺失,DNA 氧化、断裂、缺失和交联,甲基化程度降低。RNA:mRNA

和 tRNA 含量降低。

2. 蛋白质：蛋白质合成能力下降，细胞内蛋白质发生糖基化、氨甲酰化、脱氨基等修饰反应，导致蛋白质稳定性、抗原性、可消化性下降，自由基使蛋白质肽结构断裂，交联而变性。氨基酸由左旋变为右旋。

3. 酶分子：活性中心被氧化，金属离子 Ca^{2+}、Zn^{2+}、Mg^{2+}、Fe^{2+} 等丢失，酶分子二级结构、溶解度、等电点发生改变，总效应表现为酶失活。

4. 脂类：不饱和脂肪酸被氧化，引起膜脂之间或与脂蛋白之间交联，膜流动性降低。

【问 4.23】怎样从皮肤衰老变化测知"衰老"？

1. 皮肤干燥、皱纹增多：初期皮下脂肪减少，皮肤松弛，皮肤弹性降低。继之变得无光泽、粗糙、有糠屑，皮肤呈浅褐色。加上体内水分减少，使皮肤皱纹增多且加深，并变薄和萎缩。皮肤皱纹最早出现在额部，以后在眼角、耳前、口角，最后在颈部及面部出现。皮肤皮脂腺分泌也渐见减少，使老年人皮肤变干、粗糙，容易皲裂。

2. 皮肤发生角化：老年人皮肤还会角化过度，在脚底、手掌出现"老茧"。

3. 皮肤色素沉着：人在 40 岁以后，在身体暴露部分，如前臂、手背和面部，出现色素沉着，或形成老年斑，或因色素减少，而有脱色斑。有的还会生长突出皮肤表面的老年疣。老年人的皮肤，再生和愈合能力明显下降，受外伤之后，愈合过程减慢。

【问 4.24】怎样从视力衰老变化测知"衰老"？

1. 视力减退：30 岁以后，人们视力可能就开始变化。岁数越大，瞳孔对光线变化反应就越差。在 45 岁以后，视力由近视变为远视，变为"老花眼"。

2. 瞳孔缩小：人到中年，瞳孔逐渐缩小，对光反应减弱，对黑暗适应能力降低，视野缩小而感光阈值增高。到 60 岁以后，瞳孔大小只相当于 20 岁时的 1/3。这时晶状体曲度变小，也许会出现浑浊。

3. 晶体浑浊：老年人的眼球晶体弹性渐见减退，眼部肌肉调节能力下降。因而，晶体浑浊。老年人的眼球晶体，因退行性变化，出现晶体浑浊，甚而发生老年性白内障，导致视力减退和失明。

4. "老年环"：老年人的眼睛，可出现一个白圈，此称老年环。老年环的发生率，50 岁时为 25%，60—69 岁为 54%，70 岁以上达 75%。这是一种类脂质沉着，对健康并无不良影响。

5. "白内障"：是老年造成失明的原因之一，手术治疗可以"重见光明"。

【问 4.25】怎样从听力衰老变化测知"衰老"？

1. 老年人因鼓膜浑浊、听神经功能降低，逐渐导致听力减退。这种听力减退呈进行性，男性较女性明显偏高。

2. 显著听力减退，常发生在 60 岁以上，主要对频率 4000Hz 以上，高频音（指音叉振动次数）丧失听觉，而对频率 250—1000Hz 声音，听力可延长到 90 岁。

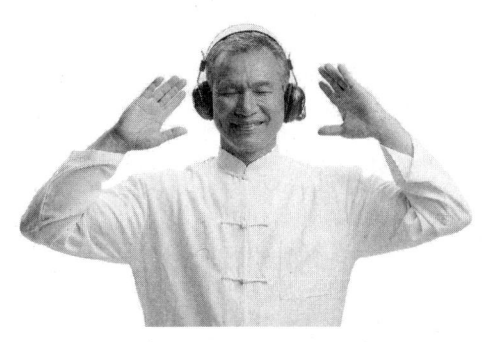

耳听八方

【问 4.26】怎样从感觉衰老变化测知"衰老"？

1. 嗅觉：老年人嗅觉神经纤维，数目渐见减少。约有 10% 人嗅觉丧失，更多则表现为嗅觉减退。

2. 味觉：老年人舌上的味蕾，数目渐见减少。75 岁以上老年人与儿童比较，味蕾几乎丧失 80%。味觉功能减退，在一定程度上影响老年人的食欲。

3. 痛觉：老年人多数仍有痛觉，但对疼痛刺激敏感性减退，因而造成易受撞伤、刺伤，甚至发生无痛性冠心病（如无痛性心肌梗死）而不能感知。

4. 冷热觉：老年人的冷热觉，也有不同程度减低，因而易致烫伤（如用热水袋过热）和冻伤。

【问 4.27】怎样从牙齿衰老变化测知"衰老"？

1. 牙质变化：老年人牙齿咬合面、牙釉质和牙本质逐渐磨损，牙本质向髓腔内增厚，髓腔缩小。

2. 牙龈变化：牙龈退化、萎缩，牙齿逐渐脱落，咀嚼、消化能力大为削弱。

【问 4.28】怎样从心脏衰老变化测知"衰老"？

1. 重量改变：老年人心肌细胞发生褐色萎缩（脂褐素沉着于心肌细胞中所致），使部分老年人心脏重量减轻。但因心脏中纤维组织和弹力组织增多，多数老年人心脏总重量没有明显改变，有的反而有所增加。

2. 供血减少：从 30 岁起心脏排出量下降，平均每年约下降 1%，到 70 岁时比青年人低 30%—40%，每次跳动搏出量亦相应减少。心脏潜力，70 岁为 40 岁的 50%。又因冠状动脉发生粥样硬化，心肌缺血、缺氧，而容易导致冠心病。

3. 心脏杂音：因心脏瓣膜硬化、钙化，开启与闭合功能减退，并产生心脏杂音。

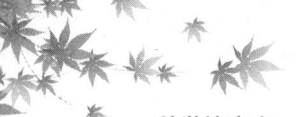

【问 4.29】怎样从血管衰老变化测知"衰老"?

1. 弹性减退:老年人由于血管弹性减退等原因,血流速度减慢。血液总循环时间在 20—29 岁时,为 47.8±26.7 秒;70—79 岁时增至 65.3±3.24 秒。老年人毛细血管变脆,易于破裂出血而形成瘀斑。

2. 血管硬化:老年人出现动脉血管硬化是常见的,但发生动脉内膜粥样硬化,则是病理变化。如动脉内膜增生,中层钙质沉着,血管内腔变窄、弹性减退,血流阻力增加,导致高血压、内脏缺血等不良后果。

【问 4.30】怎样从血压衰老变化测知"衰老"?

1. 收缩压增高:人从 20 岁至 79 岁,动脉收缩血压逐渐增高。到 80 岁时,男性变为稳定,而妇女反而下降。而舒张压,则一生变化不大。

2. 静脉压增高:随着年龄增长,静脉压也有增高。

3. 体位性低血压:由于老年人对压力感受性反应减弱,还易发生体位性低血压,即由卧位变为坐位或立位时,血压出现下降。

【问 4.31】怎样从胃肠衰老变化测知"衰老"?

1. 胃酸减少:老年人胃肠道黏膜和平滑肌萎缩,分泌消化液和消化酶能力下降,造成胃酸偏低或缺乏。

2. 消化不良:加上胃肠蠕动功能减弱,胃排空延迟,使老年人容易发生消化不良或便秘。又因动脉硬化,内脏供血减少,容易形成胃黏膜病变。如糜烂、溃疡与出血。在消瘦老人中,还容易出现胃和其他内脏下垂。因小肠绒毛变宽而卷曲,并显著缩短,肠上皮细胞减少,吸收功能减退。在结肠也出现黏膜及平滑肌萎缩,结缔组织增生,导致排便功能紊乱。

【问 4.32】怎样从呼吸衰老变化测知"衰老"?

1. 呼吸频次增加:老年人呼吸频率增加,在 20—29 岁男子呼吸为 14.4±0.9 次/分,而 70—79 岁增至 19.1±0.6 次/分。老年人也常见呼吸节律不齐,甚至短暂呼吸暂停。

2. 胸廓出现变形:老年人胸廓常有变形,与呼吸有关肌肉(肋间肌、膈肌)衰退,使呼吸运动受到影响。

3. 肺换气量减少:29 岁青年,每分钟可输送 4 升气体到组织中去,而 70 岁时只能输送 2 升。由于肺和胸腔老化,肺总容量平均每平方米体表面积每年减少 4.5 毫升。肺活量随着年龄增加而减少,而肺内残气量则随着年龄增加而增加。

4. 清除功能减退:老年人不仅经由肺运送氧气,进入组织能力减低,而且呼吸道黏膜、纤毛孔逐渐萎缩，活动力也逐渐减少，使肺清除功能减退；肺泡弹力纤维衰退，呼吸功能下降，易导致肺部感染。

【问 4.33】怎样从内分泌衰老变化测知"衰老"？

1. 雌性激素减少：女性在 35—40 岁之间，雌激素分泌开始减少，40—50 岁明显减少，60 岁达最低点。加之卵巢功能衰退，约 50 岁月经停止，可出现更年期症候群。但经过一定时间适应和调整，症状可以好转或消失。

2. 雄性激素下降：男子性腺变化发生较晚，一般在 50 岁以后，雄性激素开始下降。80—90 岁的老人，可为 50 岁以下人的 40%，所以男子更年期症状不显著。

3. 内分泌功能衰退：老年人的内分泌也呈现衰老变化，垂体系统稳定性降低。由于甲状腺功能减退，使老年人代谢能力下降。老年人胰腺内分泌功能也有改变，使其糖尿病发病率增加。

【问 4.34】怎样从血液淋巴衰老变化测知"衰老"？

1. 造血能力降低：老年人产生造血细胞、骨髓组织体积减少，红骨髓减少、黄骨髓增多，造血能力降低，年龄至 60 岁者，退化特别明显。

2. 红白细胞减少：红细胞生成较白细胞生成受影响更大。红细胞和血色素减少，使老年人容易发生贫血。白细胞和淋巴细胞减少，使老年人对感染抵抗力降低，易受感染而不易恢复。

3. 淋巴细胞等减少：老年人淋巴细胞组织，包括骨髓、脾脏和淋巴结等减少，重量可减轻一半，使淋巴细胞计数减少。

【问 4.35】怎样从神经系统衰老变化测知"衰老"？

1. 脑组织萎缩：老年人脑细胞萎缩，细胞数目减少，细胞内脂褐质（老年色素）沉着增多。脑的重量约减少 6%—11%，脑血流量约减少 16%。因而使老年人记忆力下降，尤其是近记忆力下降。注意力不易集中，易于疲劳，睡眠欠佳。

2. 反应能力下降：老年人神经传导速度约减慢 15%—30%，对外界事物反应迟钝，动作协调能力下降。但中枢神经系统尚具有较高调节能力。机械记忆力减退，可被逻辑理解力所代偿，参照过去经验，可对复杂事物，能做出较准确判断。因而，老年人能维持较高智力活动，还可维持一定体力活动。

【问 4.36】怎样从男性生殖衰老变化测知"衰老"？

1. 55—60 岁的男子，睾丸萎缩和纤维化，体积变小，生成精子能力逐渐下降或丢失。

但不少老年男子，精液中仍有精子，不过数量大为减少，精子活力下降。

2. 部分老年人出现"阳痿"，但并非因男性激素减少，多为心理因素所造成。

【问 4.37】怎样从女性生殖衰老变化测知"衰老"？

1. 进入绝经期：女子进入老年后，卵巢不再排卵，月经变得不规则，然后进入绝经期。

2. 女性器官功能消失：(1)由于卵巢功能消失，生殖器官发生退化。卵巢体积缩小和硬化，重量减少至原来一半。(2)子宫体积也明显缩小，子宫内膜萎缩、变薄，失去周期性脱落现象。子宫颈也萎缩，分泌减少，伸展性差，色变苍白，分泌减少。(3)阴道内酸性降低，阴阜及大阴唇均出现萎缩。生殖器官萎缩，使性生活能力下降。

【问：4.38】怎样从肌肉衰老变化测知"衰老"？

1. 从 30 岁开始，肌肉总量开始下降，到了 70 岁，至少会比 30 岁时减少 20%。年纪越大，肌肉力量越差，这与肌纤维更新速度减慢有关。老年人肌肉弹性减低，肌力减弱，易致疲劳。

2. 70—80 岁的女性，手部肌力约下降 30%，而男性则下降 58%。

3. 肌腱、韧带萎缩，肌腱附着处发生钙化、僵硬，使其动作反应逐渐迟钝。

【问 4.39】怎样从骨关节衰老变化测知"衰老"？

1. 人之一生，骨细胞都在不断地破坏和再生。大多数人从 30 岁开始，骨细胞再生速度减慢，骨重量和骨密度减小。这一变化在女性绝经后非常明显。

2. 老年人骨骼中的有机物，如骨胶质等减少或消失，使其骨质疏松，而矿物质成分减少，骨密度降低，骨皮质变薄，骨髓腔增宽，使骨质变脆，易发生骨折。肋软骨钙化，亦变脆易断。

3. 关节软骨发生退行性改变，其附着处常出现骨质增生，颈椎附着处更为多见，而易发生颈椎病。关节软骨退化，关节周围骨质增生，会影响正常行走，特别是上下台阶，或下蹲站起时，感到困难、疼痛，且容易摔倒。

【问 4.40】怎样从糖脂肪代谢变化测知"衰老"？

1. 糖代谢能力下降：老年人吃一定量的糖之后，血糖浓度明显升高，而回到吃糖前水平的时间明显延长。

2. 体内总血脂质增加：人在 20—29 岁时，体内总血脂为 321±14. 毫克%，但到 70 岁时，增至 472±27.8 毫克%，这主要是总胆固醇增加所致。老年人的血清卵磷脂、游离脂肪酸，以及甘油三酯，含量均有不同程度增加，使老年人易得高脂血症、高血压、冠心病和脑血管疾病。

【问 4.41】怎样从蛋白代谢变化测知"衰老"?

1. 蛋白代谢改变:人在 20—29 岁时,白蛋白与球蛋白的比值是 1.38 ± 0.03,而 70—90 时变为 1.02 ± 0.02。

2. 蛋白比例改变:随着年龄增长,肌肉、脑、肝、肾和血液中,各种蛋白的比例有明显变化。如血清中白蛋白含量降低,而球蛋白含量增高。且蛋白分子可随着年龄增加,而形成大而不活跃分子,积累于细胞中,使细胞活力降低。

【问 4.42】怎样从能量代谢变化测知"衰老"?

1. 基础代谢率随着年龄增长而下降,直至老年人达最低限。
2. 从 20 岁到 90 岁,平均每增长 10 岁,基础代谢降低 3%。
3. 能量代谢减退,使老年人活动能力降低。

【问 4.43】怎样从适应能力变化测知"衰老"?

1. 由于身体各脏器功能减退,储备能力减低,代谢过程减慢,因而老年人对内外环境适应能力降低。如在体力活动中,容易发生心慌、气喘。即使在停止活动之后,呼吸和脉搏恢复到原来水平,时间也明显延长。

2. 对气候冷、热的适应能力也明显减弱,并易患感冒等。

3. 由于身体储备能力降低,在年轻时易于应付之体力和脑力劳动,对老年人来说则是过重负担。

4. 老年人血压波动较大,这与对体位改变适应能力减弱有关。老年人适应能力下降速度,与其过去所受训练程度,或者是否尚积极从事相关活动有关。

总而言之,观察"早衰"和"衰老"变化,要综合多方面的检查结果,方能得出正确结论。除了上述衰老速度测定之外,还应做进一步检查评估。如血液生化、血液流变学、量子共振、细胞成像、TTM、微循环检查等,均有助于客观评估"早衰"和"衰老"。

三、衰老速度测评

【问 4.44】何谓衰老速度?

1. 人类生命过程变化的快慢,称为衰老速度。
2. 具体说,衰老速度是指人类生命过程,在生长发育达到成熟期以后,随着年龄增长，在人体形态结构和生理功能方面，出现一系列慢性、进行性、退化性变化之速度。这些变化速度，因人而异，有变化快，有变化慢。冠状动脉研究显示：有些人时序年龄已达80岁，但动脉状况完全正常，而另一些人时序年龄40岁者，便患有动脉粥样硬化疾病。此说明时序年龄40岁者，比时序年龄80岁者衰老速度快。

【问 4.45】测评衰老速度意义何在？

人类衰老速度，可以通过检测器官功能，采集一些必要数据，进行分析、归纳，判定人类衰老速度，提示积极抗衰老。若衰老速度加快，则要注意调整生活方式，生活节律顺应自然，一日三餐，均衡营养，劳逸结合，加强运动锻炼。

【问 4.46】衰老速度怎样测评？用什么方法测评？

1. 衰老速度，不仅可以进行自我测评，而且还可以用仪器检测一些器官功能，采集一些必要数据，进行分析、归纳，进行互相比较，判定人类衰老速度变化。在国外，学者测定人类衰老速度的项目，有多至数十种或数百种。

2. 美国巴尔摩老年学中心测定人类衰老速度的项目共24个。其中包括：听觉、视敏度、呼气量、收缩压、血红蛋白量、血清白蛋白量、血清球蛋白量、血浆葡萄糖量、基础代谢、肌酐排出量、X线测定手骨密度、最大工作效率、反应时间等。

3. 我国一些老年医学研究者，对衰老速度测定常采用的项目有：握力、血压、视力、嗅功能、电测听、肺活量、肌酐清除率（肾功能）、神经传导速度、运动频率、心电图等。

4. 现代科学家探索检测衰老速度变化指标，应考虑衰老速度个体差异。只有采用科学检测方法，以形态、生理、生化、免疫，以及心理指标为基础，才有可能比较准确、全面、客观地评价老年人个体衰老程度和速度。

【问 4.47】衰老速度越慢，寿命是否越长？

1. 现代研究资料证明，动物（包括人类）衰老速度与其寿命长短有着密切关系。一般来说，衰老速度越快，动物寿命就越短；衰老速度越慢，动物寿命就越长。如鼠类的衰老速度，大约比人类快30倍。那么，可以认为人类寿命比鼠类大约长30倍。从衰老速度测定结果来看，发现长寿者的衰老速度参数，要比非长寿者的衰老速度参数为好。此说明衰老速度测定具有实际意义。

2. 如果多项观察指标分析，发现身体有"早衰"变化，那么就应当注意调整自己的生活方式，加强身体锻炼，保持青春永驻，采取行之有效的防止"早衰"措施。

第3节 有关衰老的几种学说

研究衰老，认识衰老，采取积极有效的措施，健康生活，延缓衰老，是人类追求的永恒目标。关于衰老的本质和机理，众说纷纭，下面归纳几种比较公认的学说，以供老年朋友和研究者参考。

一、生命结果说

【问 4.48】何谓生命结果说？

有这样的奇特现象：细菌不停分裂，几乎不表现衰老和死亡。许多鱼类和爬行动物，它们一生中都持续生长，似乎看不到有明显衰老特征。

但在人的体内，首先明显的衰老器官，是那些失去细胞分裂能力的器官，如心、脑、肾和肌肉。一个 75 岁的男性老人，与他 30 岁时比较，丧失 12％的体重，64％的味蕾，40％的肺活量，心脏输出血量减少 30％，脑供血能力减少 20％，肾泌尿能力降低 31％。另一方面，保持活跃细胞分裂的器官，如骨髓、肝脏和胰脏等，虽然年龄增长，但是功能无明显退化。

这说明衰老是发育进程中的一部分，也是必然结果。人类或哺乳动物，生长期一旦结束，不久便开始衰老，生长发育越快，衰老也就越早。

二、"生命时钟"说

【问 4.49】何谓"生命时钟"说？

1. 有人认为细胞核里有只"生命时钟"，又称"寿命钟"，是它控制着细胞分裂次数，决定着衰老和死亡。

体外培养胚胎细胞，不能无限期分裂，一般分

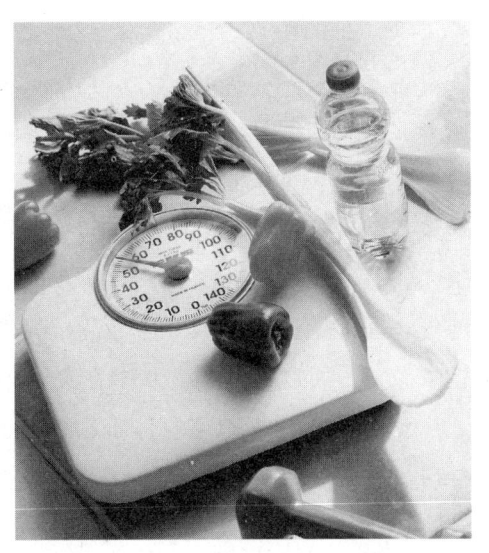

生命时钟

裂到 50 代时，细胞就全部衰老和死亡。当把 70 岁老人的细胞进行体外培养，则只能分裂 10—20 代就死亡。如果我们设法让"生命时钟"走走停停，或者减慢速度，那么寿命就有可能延长。

2. 有人提出"生命时钟"应该在脑子里。依据是大脑衰老比其他器官开始得要早，人到了 60 岁以后便急转直下。一个人活到 70 岁，他的脑重量只有青年时的 95%，80 岁减少到 90%。人的一生中，每年有八百万神经细胞功能丧失，人若活到 100 岁，约有 10 亿神经元不能工作。在老年期脑衰老现象十分明显，颅内死腔增加、脑膜变厚，蛛网膜也趋向纤维化和钙化，脑组织蛋白质、核酸等物质，更新率明显降低。因大脑是人体控制中心，大脑衰老引起全身代谢功能下降或紊乱，制止或延缓大脑衰老十分重要。

3. 近年来研究发现：有一种被称为"端粒"的物质，存在于染色体顶端。这种端粒物质，本身没有任何密码功能，它就像一顶高帽子，戴在染色体头上。在新生细胞中，细胞每分裂一次，染色体顶端端粒物质就缩短一次，当端粒物质不能缩短时，细胞就无法再继续分裂。这时细胞也就达到分裂 100 次极限，且已开始死亡。因此，这种端粒物质被科学家视为人体"生命时钟"。

三、衰老基因说

【问 4.50】什么是衰老基因？

1. 衰老和其他生命过程一样，都是由遗传基因控制的。

2. 这个学说认为：DNA 分子中所含的遗传信息，在一生中大约只有 4% 在发挥作用，大部分基因处于关闭状态，而某些基因却需要反复使用。当重复基因由于受损，而不能发挥作用时，就会导致衰老发生。实验证明，肝细胞对重复 DNA 顺序转录基因数量，随年龄增长而减少。也有人观察到 rRNA 基因数量，随着年龄增长，也同样发生减少现象。因此还认为 rRNA 基因数量异常，会影响生物生命力，所以认为重复基因在衰老中起着重要作用。

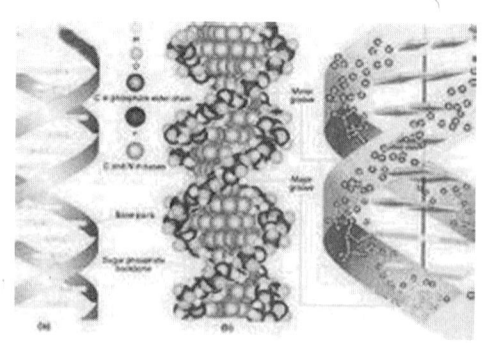

基因螺旋结构

3. 有人认为细胞染色体上存在"衰老基因"，可以在性成熟期以后，在一定时期启动"自我摧毁"。

4. 统计资料表明：长寿家族的后代寿命长，寿命短者确有家族性倾向。同卵孪生双胞胎子女，尽管生活环境条件各异，但寿命长短仍然很相近。

四、差错灾难说

【问 4.51】什么是差错灾难说？

衰老是由于组织结构随机损伤，而导致组织崩溃的结果。

有人认为，由于细胞代谢废物不断积累，则逐渐降低细胞执行功能，从而引起细胞老化。如老年人细胞中发现大量脂褐色素，特别在不分裂细胞中更多。

形成细胞代谢产物积累的原因，可能是由于细胞外围或基质中胶蛋白的交联作用，使细胞物质交换受限，而加速细胞衰老。

五、自由基学说

【问 4.52】衰老与自由基有何联系？

1. 20 世纪 50 年代有人提出，在正常细胞的生理过程中，普遍存在自由基反应。当氧气和一个原子结合，发生氧化反应时，有时会失去或得到一个电子。失去电子的原子，或得到电子的原子，即成为自由基。无论是内源性，还是外源性自由基堆积，都可造成对细胞膜、核酸或酶蛋白的毒害作用。这种理论认为，细胞长期遭到这种不可逆损害，日积月累，就可发生衰老，其"元凶"就是自由基。

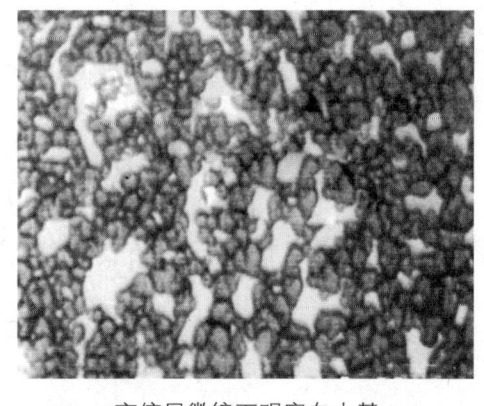

高倍显微镜下观察自由基

2. 自由基是人体将食物转化为能量过程中，发生化学反应时产生的一种毒副产品。有人研究用抗自由基的方法抗衰老。研究中发现，食物中的维生素、天然抗氧化剂，有助于对抗自由基，达到延缓衰老的目的。

3. 研究认为：人体发生衰老的重要原因之一，就是自由基攻击机体细胞膜及 DNA，引起脂质过氧化及切断 DNA 等，因此导致人体衰老。自由基不但与人体衰老有关，而且还与许多老年病，如高血压、动脉粥样硬化、癌症、骨关节病、帕金森氏综合征等疾病有关。

【问 4.53】自由基是衰老的元凶，能从体内清除吗？

1. 目前，比较公认的清除自由基药物有两大类：抗氧化剂和酶类。抗氧化剂可以参与氧化还原反应，而消除自由基及其引起的毒性作用。常用药物有：乙氧基喹啉、丁基化羟基甲苯（BHT）、2-硫基乙胺（2MEA）、半脱氨酸、维生素 E、C，硒化合物，谷胱甘肽等。可消除自由基的酶类药物，有过氧化物歧化酶、谷胱甘肽过氧化物酶、过氧化氢酶等。

2. 有人认为，只要吃得少，就能减少一生中产生的自由基数量。试验证明，半饥饿状态下的小鼠，比饱食终日的小鼠寿命长一半。有人亲身实践这种理论，长期将卡路里摄入量减少 1/3。近年有项研究表明，虽然不能证明饥饿状态能够延缓衰老，但有足够研究资料表明，这种方法可以改善心血管的健康状况。

六、"钙迁徙"说

【问 4.54】"钙"是人们关心的热门话题，它在生理上有哪些作用？

"钙迁徙"学说认为：人体衰老进程，是钙由骨进入血液，再进入细胞内的演变过程。最终结果是，首先导致骨钙空虚，组织硬化，细胞内钙过剩，然后生命停止。缺钙原因被解释为细胞钙原失灵，钙调节蛋白不足或下降。所以如何恢复钙的调节功能，是抗衰老研究的一个重要课题。

研究证明：人在 20 岁以后，迅速进入负钙平衡期，且伴随人生直至生命结束。这是一个漫长的人体失钙过程。这一方面引起骨质疏松，骨质增生，身体驼背变矮，容易发生骨折等；另一方面，引起血液及细胞内钙含量增高，引起动脉硬化，高血压，胆、肾结石和老年性痴呆等衰老疾病。解释骨质疏松和骨质增生并存原因者认为，骨质脱钙使血钙升高，引起降钙素分泌增加，促使成骨细胞活跃，加速新骨形成，因而出现关节肥大，骨质增生和骨刺。究其原因，是甲状旁腺和降钙素同时增加的结果。

七、细胞端粒说

【问 4.55】细胞端粒是人体寿命"计数器"吗？

近年研究发现，细胞染色体顶端，有一种叫作端粒酶的物质，它如同一顶高帽子，戴在染色体头上，细胞每分裂一次，端粒就缩短一点，最后当端粒无法再缩短时，细胞生命便告完结。抗衰老端粒是染色体末端一段 DNA 重复序列，随着细胞分裂而缩短，被认为是细胞寿命"计数器"。端粒通过端粒酶催化复制，从而达到延长细胞寿命的目的。

综上所述，衰老过程和原因极为复杂，还没有一种公认的理论，可以完整阐明衰老机理。尽管人类寿命是由自身内在规律控制，但受外界环境因素影响也是很大的。人类之所以不能"尽终天年",达到最大寿限,主要是由环境条件、生活方式等多种因素决定的。环境污染、精神压力、过度劳累使人"未老先衰",或遭受病魔摧残,或各种诱变因素,引起基因突变概率增加,加速了人类的衰老进程。

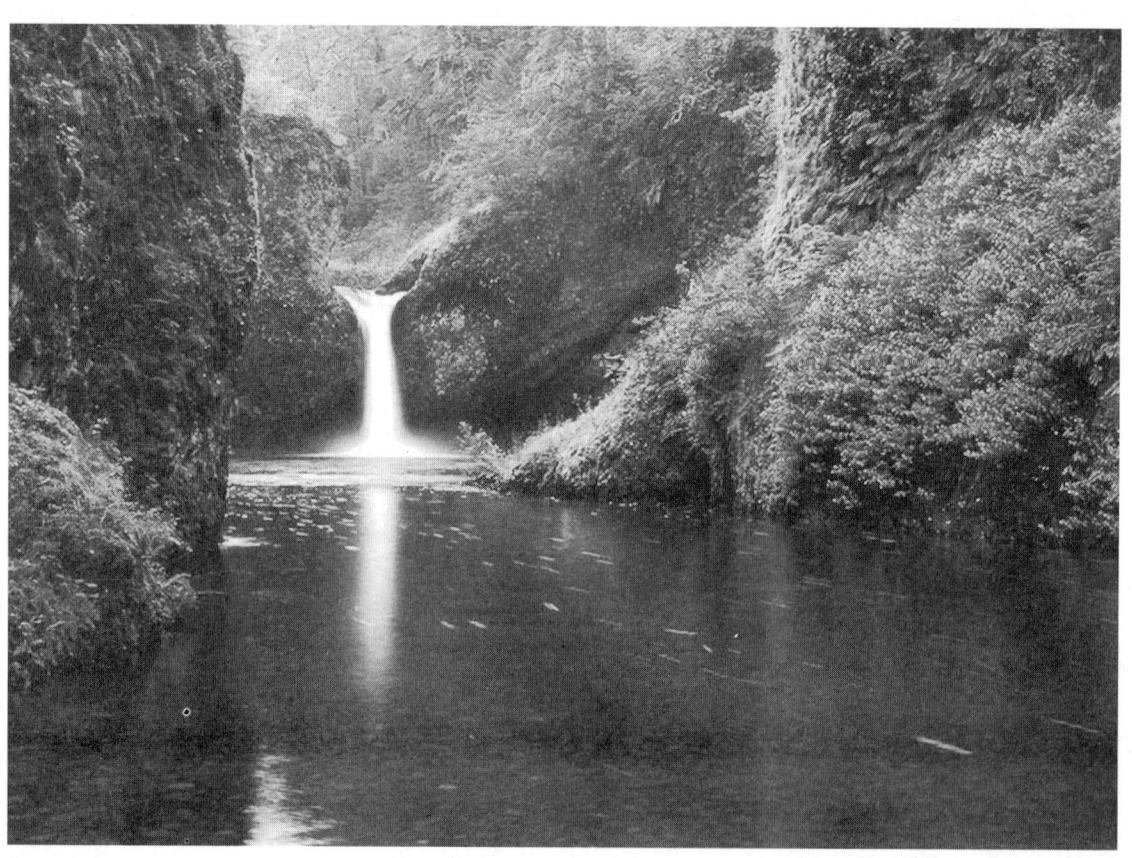

第5章　抗衰老研究方法的进展

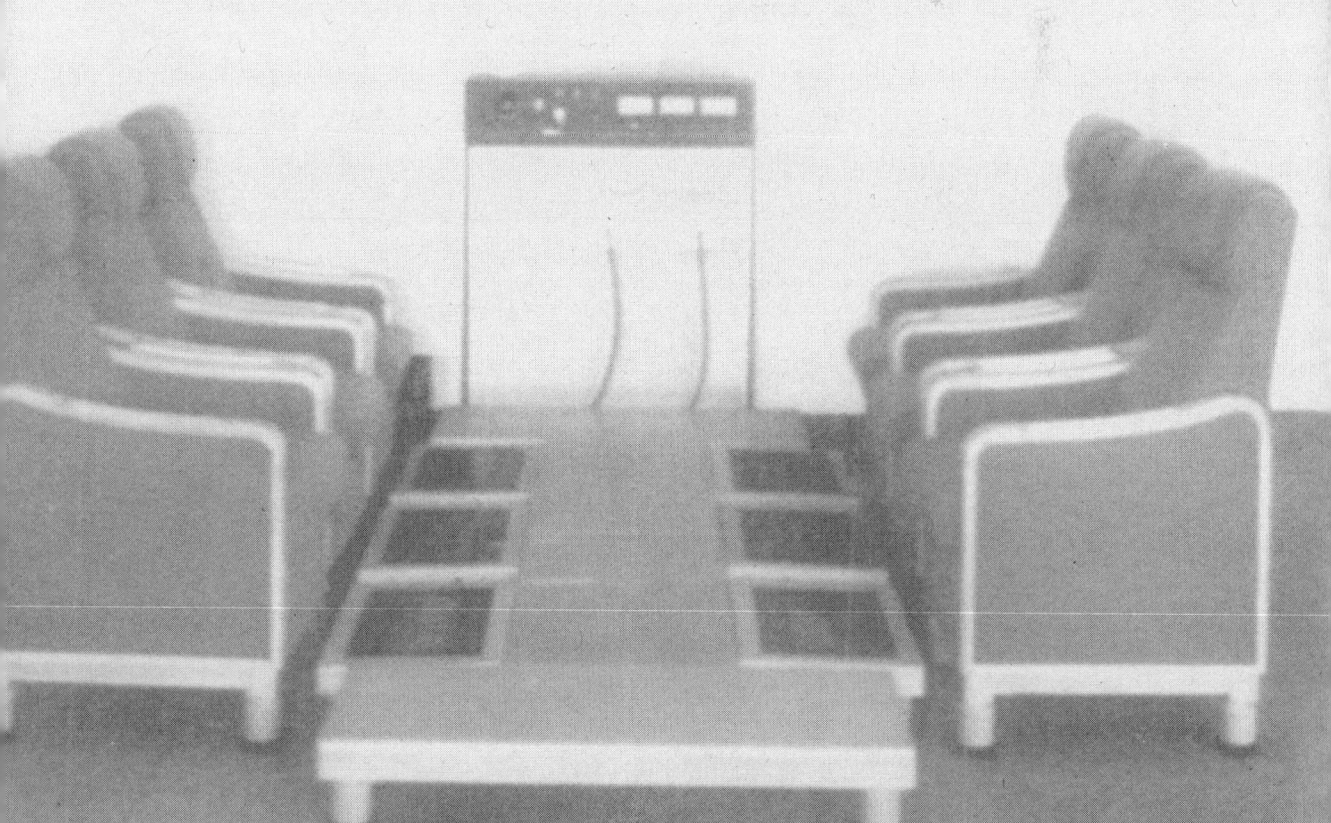

要真正体验生命,
你必须站在生命之上。

——[法]尼采

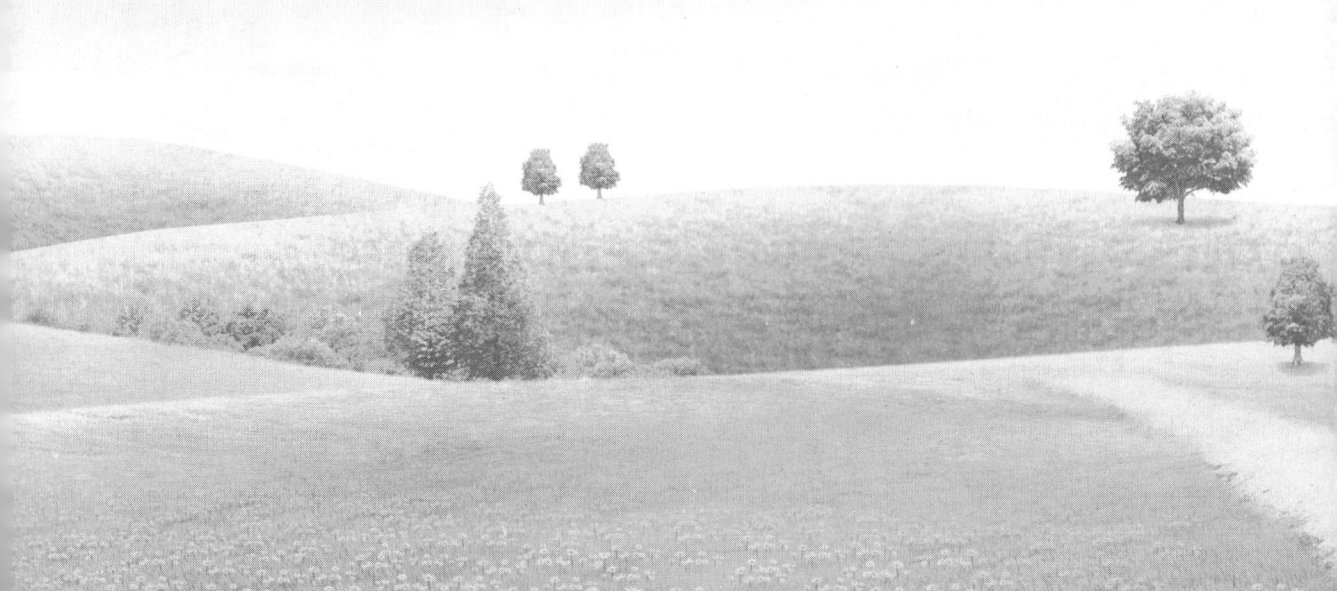

一、"控制衰老中心"

【问 5.1】何谓"控制衰老中心"？

大脑是人体神经中枢，对衰老过程起着重要的调节控制作用。美国学者发现，在大脑中可能有一个"控制衰老中心"。

【问 5.2】控制衰老中心在何处？怎样阻止衰老？

有人研究认为：人类大脑中，下丘脑和垂体，起着控制衰老的作用。在控制衰老中心，有传递生物信息的神经介质，主要为去甲肾上腺素和 5-羟色氨。去甲肾上腺素是阻止衰老的，是由两种重要的氨基酸，即酪氨酸和苯丙氨酸合成的。

二、预防体细胞衰老

【问 5.3】何谓体细胞？

体细胞（somatic cell）是一个相对于生殖细胞之概念。即是说，体细胞是人体内除生殖细胞之外，有全部遗传信息的细胞。

【问 5.4】怎样预防体细胞衰老？

最新研究发现，在食物中增加抗氧化剂维生素 E 和 C，证明有清除自由基延缓细胞衰老的作用。

1. 维生素 E 可使培养液中的细胞，从正常分裂 56 次增至 120 次，并已在果蝇和线虫中，观察到延寿之效果。研究证明维生素 E 具有抗氧化物和制止自由基破坏细胞的作用，抑制 LDL-C，预防心肌梗死，动脉栓塞，保护大脑，提高免疫力和抗衰老。

2. 维生素 C 具有降低血压、增加良性 HDL-C、降低 LDL-C、消除动脉斑块的作用，也有抗氧化和提高免疫的特性。但要注意，服用维生素过量也有一定毒性，强调过大剂量服维生素 E、C，与药物负性反应是一对矛盾，应结合个体具体情况而定。

3. 细胞化学的故事：在有关衰老的几种学说中，讲到自由基这种物质，有一位生物学家，为了让人们知道自由基是什么"东西"，他讲了自由基的故事。他不紧不慢地说："自由基是何物？它是带有不成对电子、原子或分子之总'绰号'，是一种丧失部分重要结构的分子。自由基为了保持自己的平衡地位，不顾一切地从周围分子的身上，夺取人家一个电子，或者丢弃那个不成对的电子。在这个争夺过程中，它不惜对其他分子造成伤害，侵入细胞蛋白质、侵入脂肪，甚至侵入基因物质DNA当中，使这些物质分子发生变形或受侵蚀。如果它的目标是脂肪，自由基会引起一系列破坏性的化学反应，结果导致细胞膜损伤，并使细胞分解；如果它遇到蛋白质，自由基会抛弃一个电子，从而破坏蛋白质工作能力。当自由基碰上DNA时，特别是当它遇到线粒体时，会引起这些物质变异和功能失常。随着斗转星移，时光流逝，自由基的战利品，便是人们衰老和罹患慢性病。"

三、防止"废物"堆积

【问5.5】何谓"体内废物"？

1. 细胞在新陈代谢中，不断产生一些高分子废物（高分子垃圾），如不及时清除，累积起来就会妨碍细胞正常功能，而引起细胞衰老和死亡。

2. 在老年人脑细胞和心肌细胞内，就存在有大量无用的色素脂褐质（亦称为衰老色素）。这种物质如堆积过多，可将细胞核和细胞质挤到细胞边缘，使细胞萎缩而死亡。

【问5.6】怎样防止"体内废物"堆积？

科学家投给豚鼠、大小白鼠氯酯醒，可使动物组织中的脂褐素蓄积减少，可见果蝇和小鼠预期寿命延长。在临床试用中，发现可降低空腹血糖水平和增加最大耗氧量，还发现可使病人体重减轻，从而有益于改善健康状况。但在人体是否具有延寿效果，有待进一步研究。

四、调节免疫功能

【问5.7】免疫功能与衰老有何关系？

科学家们观察到，免疫功能衰退或失调，会使人和动物早衰。

【问5.8】怎样调节免疫功能，延缓人体衰老？

1. 科学家们已从多方面研究，如何延缓或防止免疫功能衰老。如：给年老小鼠移植初生小鼠胸腺提取液，移植年轻鼠骨髓和淋巴细胞，均可使其免疫力恢复到年轻时的水平。

2. 把年青小鼠青春期的冷动胸腺T细胞，注入年老小鼠体内，可使老龄小鼠恢复青春，精神旺盛，毛发润泽，反应灵活，性功能增强，出现返老还童现象。

3. 有人设想将年青胸腺 T 淋巴细胞冷冻保存起来，在人衰老时再注入体内，可以延缓衰老过程。现在临床上已采用注射胸腺素以提高 T 细胞免疫功能，治疗自身免疫疾病和抗衰老。

4. 科学家们观察到，胸腺随着年龄增长萎缩，而辅酶 Q 水平则出现下降，因而认为辅酶 Q 可增强免疫功能。当前，国内外除研究胸腺外，发现人参、刺五加等中药，具有提高人体免疫功能、延长寿命的作用。

五、降低体温健身延年

【问 5.9】降低体温健身延年，是推想还是现实？

科学家发现，降低环境温度，可使某些鱼类寿命延长。有人推算，如果将人体温度降低 2℃—3℃，寿命可延长 25—40 年。这不仅由于代谢减慢，可能还与免疫功能改善有关。

【问 5.10】怎样降低体温？降低体温能延年益寿吗？

1. 在恒温动物中，尚未发现长期适当降低体温方法，但有人把钙离子注入猴丘脑下部，可降低体温 4℃ 左右。

2. 现代医学认为：人之心率，随着体温升降，而起伏变化，一般体温每升降 1℃，心率也随之增减 10 次 / 分。若是设法将人体温降低，就能减少心脏跳动次数，增强免疫功能，提高人体抗病能力。

3. 有人研究，降低温度可使生命时钟走慢些，从而推迟衰老。例如，果蝇在 26℃ 时，可活 35—50 天，18℃ 可活 100 天，10℃ 则能活 200 天。人们发现温度每降 8℃，果蝇寿命可延长 1 倍。

六、用苏打水浴健身延年

【问 5.11】用苏打水浴健身延年，有科学依据吗？

1. 生命不外是"活着物质"，与外界不断进行物质交换、代谢。这种物质交换、代谢降低，就是衰老；物质交换、代谢停止，就是死亡。

2. 用苏打水浴健身延年科学依据是：苏打水浴可使相互结合之蛋白分子分离，并使之扩散，增加

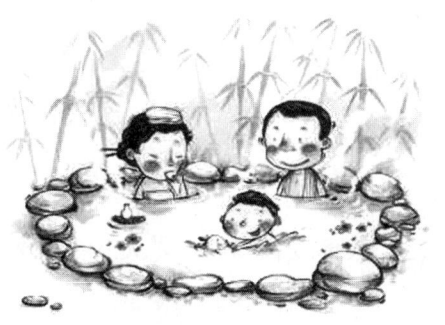

苏打水浴延年

其离子浓度。有人认为苏打水浴可以促进人体代谢，起到延缓衰老的作用。

【问 5.12】怎样用苏打水浴健身延年？

具体方法是：在35℃—36℃温水中，加入一定剂量的苏打粉，进行全身浸浴，每次15—20分钟，每周两次。据说，这种方法曾推荐给斯大林试用过。

我国在上世纪50—60年代，就把苏打水浴作为一种治病方法，但作为抗衰老研究，尚少文献报道。

七、改变遗传信息

【问 5.13】改变遗传信息能抗衰老吗？

1. 遗传学家提出：衰老和其他生命过程一样，都是由遗传基因控制的。

2. 从20世纪70年代开始研究，重组脱氧核糖核酸技术，即基因工程或基因交换技术，来改变异常基因。如设法关闭这些基因，或导入年轻人的基因，用来修复、置换功能衰退之某些异常基因。这将成为科学家们控制生命过程、探索优生和抗衰老措施之重要途径。

3. 有人认为：对于某种较短的，具有一定独立作用能力长寿基因片段，可以考虑以基因的细胞内定位表达技术，将该基因予以细胞内定位表达，以缓解或克服衰老机体内该基因的退化性减少。

【问 5.14】衰老基因治疗前景如何？

衰老基因治疗具有诱人前景。首先，对具有促衰老作用，而无其他重要生理功能的基因，可以用基因治疗方法，给予抑制或破坏；其次，对于具有长寿作用，而对人体又无不利影响的基因，可以基因工程方法，促其基因表达。例如反义核酸、基因打靶、转基因技术等。

八、人体器官移植

【问 5.15】何谓人体器官移植？

人体器官移植，是人类战胜疾病、延缓衰老、健康长寿一大创举。这是在人体某些重要器官，因伤病丧失器官功能，而危及患者生命时，移植另一个人健全器官以代替之，从而战胜伤病延长人之寿命。

【问 5.16】进行人体器官移植抗衰老的研究有何进展？

1. 目前，科学家已成功地进行了异体心脏、肾脏、肺脏、肝脏等重要脏器的移植。甚至可同时移植两种异体脏器。

2. 可以预见，在不久的将来，中老年人某项器官功能"早衰"，可以用健全异体器官取代，从而达到延长自然寿命，实现快乐百岁。

3. 近几年，人造器官工业兴起，头骨、髋骨、大腿、手指、视网膜等移植，均已有较多临床应用和发展。

九、注射细胞疗法

【问 5.17】何谓注射细胞疗法？

有人提出，用注射细胞疗法来"返老还童"。他在试管内培养组织细胞。当这些细胞衰老时，就向试管内补充年轻新细胞，发现新细胞能重新赋予衰老细胞以活力。根据这种原理，他将卵巢、睾丸、骨髓、胎儿器官等组织和细胞，用无菌冷冻干燥法处理后，再用格林氏液点滴注入肌肉，使衰老人体器官提高生理功能。

【问 5.18】注射细胞疗法抗衰老效果如何？

1. 有人曾对两千名男女进行这种注射新鲜细胞疗法，使这些人解除疲劳，精神焕发，注意力集中，情绪安定，阳痿症状改善，工作效率提高。这种方法至今仍在一些国家使用。

2. 经验证明，上述方法"返老还童"作用是暂时的。再者，注入异体细胞，是一种异体蛋白，有时会带来过敏现象，这也在某种程度上，限制了本疗法的应用价值。

十、用针灸抗衰老

【问 5.19】针灸抗衰老，其作用如何？

1. 中医文献记载不少穴位，具有"治神调气、通利血脉、补虚泻实、强壮益智"的作用。常用腧穴有：足三里，既能治疗腹部疾病，又是强壮要穴。关元，位于人身阴阳元气交会之处，以能大补元阳而得名。大椎，为手足三阳经与督脉交会穴，

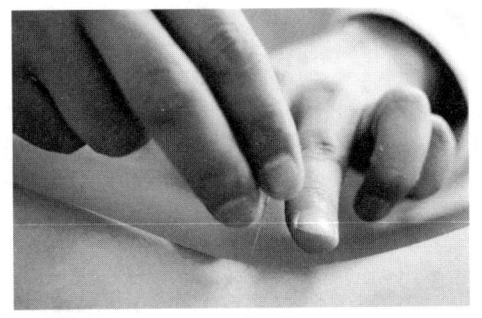

能治诸虚劳伤,故又名"百劳"。

2. 有人曾对上述三个强壮穴位,用年龄大小相近小白鼠做动物实验,并报道针刺强壮穴,能使老龄鼠记忆力、抗寒能力增强,T淋巴细胞转化率提高,血液流变学指标改善,肌肉ATP酶和糖原含量增加。实验结果提示:针刺具有"振奋阳气、疏通气血和调整阴阳平衡"的作用。

【问5.20】用灸抗衰老,有文献报道吗?

保健灸在防病与延年方面之功效,文献记载较针刺为多。

唐代《千金方》记载:"膏盲俞无所不治","此灸讫,令人阳气康盛"。

宋代《扁鹊心书》大力提倡保健灸法,指出:"人于无病时,常灸关元、气海、命门、中脘……虽未得长生,亦可保百余年寿矣。"另有描写:"年六十岁,一年一灸脐下三面壮,令人长生不老。"

《医学入门》取神阙穴进行艾灸,四季各熏一次,元气坚固,百病不生。灸法健身,具有操作简便、无创无痛、无副作用等特点,只要有经验医生予以指导,即可在家庭参照穴位图施灸,老少皆宜。

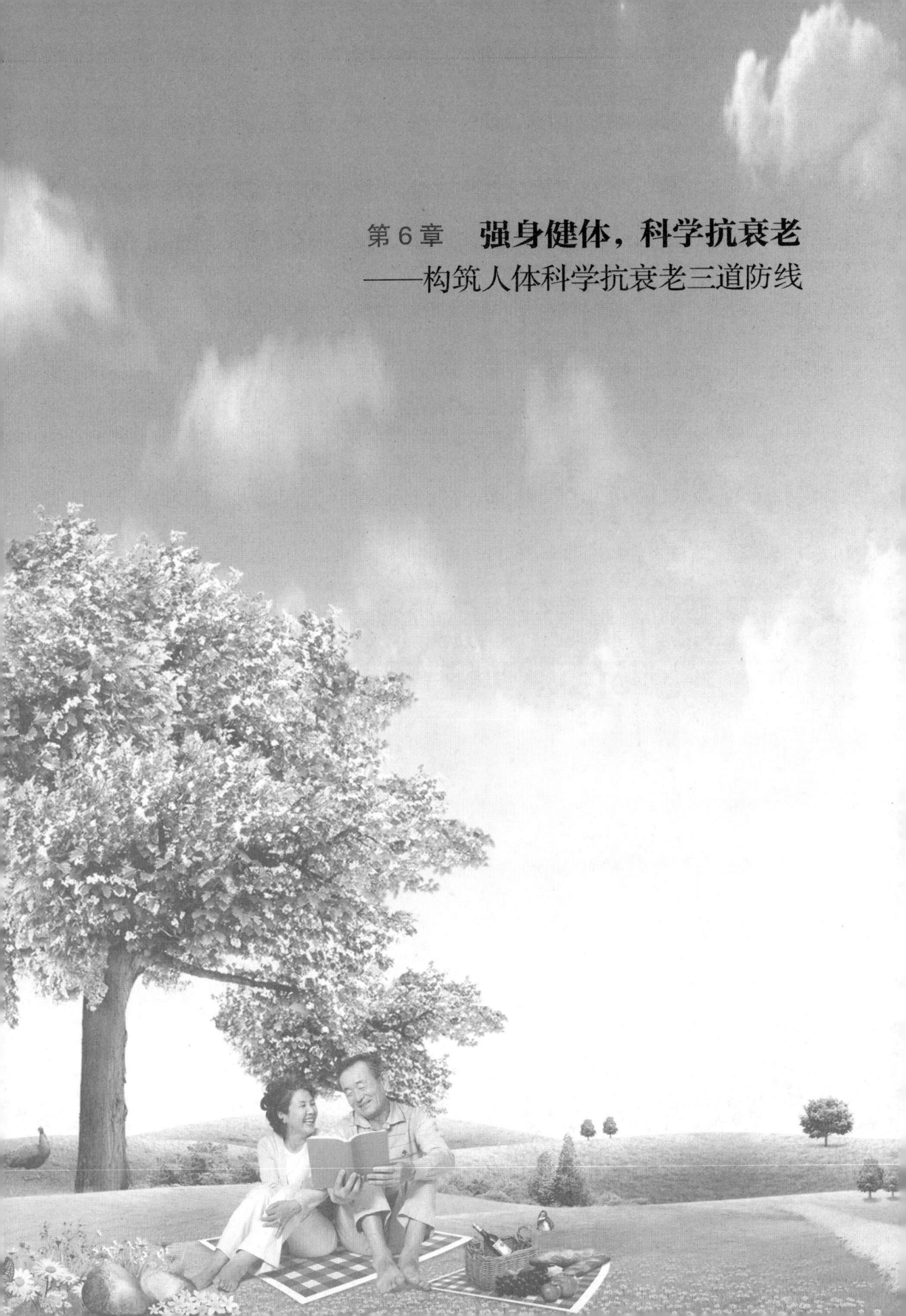

第6章　强身健体，科学抗衰老
——构筑人体科学抗衰老三道防线

健康的人体,就像一座坚固城堡,"铜墙铁壁",坚不可摧。

一、何谓人体科学抗衰老"三道防线"？

【问 6.1】何谓人体科学抗衰老"三道防线"？

健康的人体，就像一座坚固城堡，铜墙铁壁，坚不可摧。体质虚弱者，弱不禁风，细菌、病毒、其他致病因素可乘虚而入，而导致疾病和衰老。怎样使体质虚弱者逐渐强壮起来？我们根据保健医学、临床医学、康复医学、抗衰老医学原理，提出人体科学抗衰老"三道防线"。其确切含义是：既讲究传统抗衰老理念和方法，又重视采用现代科学技术成就，构筑人体防病、抗衰老的"铜墙铁壁"。

健康人体

抗衰老第一道防线

抗衰老第二道防线

抗衰老第三道防线

科学抗衰老三道防线

2. 怎样构筑健康人体的铜墙铁壁？

概括地说：构筑人体抗衰老第一道防线，就是讲究健康的生活方式，强化人体本能训练，选择适合的保健措施，让"健康者更健康"；构筑人体抗衰老第二道防线，就是针对"六高一低"症、亚健康患者，通过人体本能训练，适时地康复医疗调理，促进亚健康状态转化为健康状态；构筑人体科学抗衰老第三道防线，是讲健康和疾病的博弈，强化对"三大"疾病防治，有效控制或减少"三大疾病"发生率、复发率、致残率和死亡率。总之一句话，构筑人体科学抗衰老三道防线，从始至终强调人体本能训练，把健康放在第一位。因为，健康是人体的"城堡"基石，是地基、是根本。

【问：6.2】怎样看待"健康和疾病"是对立的两极？

1. 健康和疾病两极之间存在着各种"级谱"，即过渡的中间状态，人们习惯称亚健康状态。这种中间状态，哲学上称为"中介状态"。一切两极对立，都有中介。对立的两极，通过中介相互联系、相互转化。一切差异都在中间阶段融合，一切对立都经过中间环节的转化过渡。

2. 人体亚健康状态，具有"双向"转化特点。所谓双向转化，是指亚健康状态既可向健康状态转化，也可向疾病状态转化。这种"转化"是渐进性的，有一个从量变到质变的演化过程。也就是说，从疾病潜伏期状态到疾病发生，有一个渐变的演化过程。如动脉硬化和冠心病，除非致病因素异常强烈，一般均有一个或长或短的反应过程：由功能紊乱到器质性改变；由微观损害到宏观损害；由代偿期到失代偿期。

3. 亚健康状态这种"双向"转化特点，从宏观角度讲，人体处于自然环境与社会环境状态变化的平衡之中。健康是人体功能的正常状态，亚健康和疾病都是非正常状态。人体的多种功能状态，在一定条件下可以互相转化，健康状态可以转化为亚健康状态或疾病状态。反之，亚健康状态和疾病状态经过适时地康复医疗调理，也可以转化健康状态。见下图。

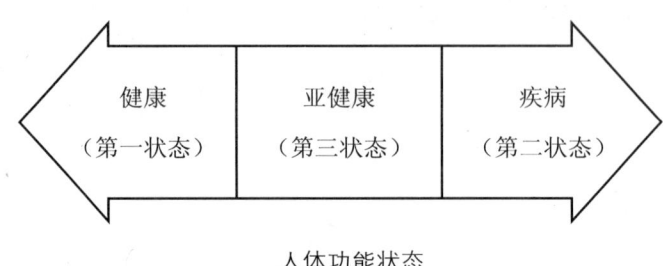

人体功能状态

4. 如果我们抓住疾病这个演变过程，在发病前就适时地采取有效医疗方法，消除病因或影响健康的不利因素，就可使亚健康状态发生"逆转"，向着健康状态转化。因此，亚健康状态并非无药可医，无法可救，只是要给予重视和关注。那种悲观、无所作为论点是不可取的。加强科学保健，提高生活质量，完全可以重新找回健康，这正是医学的目的和追求的目标，也是当今保健医学和康复医学研究的热点问题。见图亚健康状态"双向"转化。

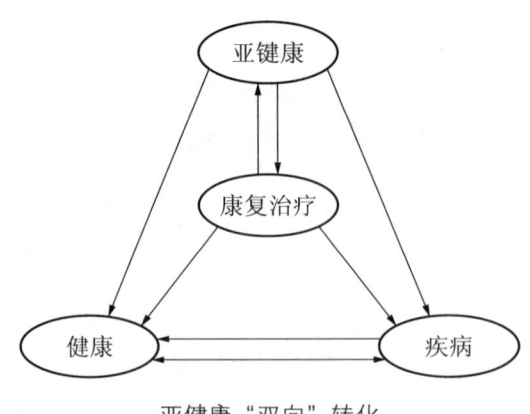

亚健康"双向"转化

5. 医生忠告说：处于这类亚健康状态之中年人，千万不能对亚健康状态无动于衷，掉以轻心。否则，在不久的将来，这些人中有 2/3 将死于心、脑血管疾病，1/10 将死于肿瘤，1/5 将死于吸烟引起肺部疾患、糖尿病、代谢疾病以及意外事故，只有 1/10 人有望安享天年。或许有人会说，有那么严重吗？医生忠告是不是在吓唬人？不！不是的。这是因为"人到中年"，体内分布之大量血管，逐渐发生硬化改变，血管壁沉积大量胆固醇，血管弹性和血管腔口径变小，血流量减少，由血管输送到身体各器官的氧气和营养物质，也在不知不觉中随之减少。于是导致身体各器官生理功能减退，新陈代谢降低，身体健康每况愈下，精神不振，体力不支，乃至出现亚健康状态。

6. 我们从机体内部的变化来看，亚健康状态的主要表现是供血不足。各种临床表现，均与供血不足有关。如脑部供血不足，引起头痛、头晕、失眠、记忆力减退；心脏供血不足，引起胸闷、胸痛、心悸、气短。我们知道，心、脑供血不足，对人体健康是一种很大的威胁。如果心、脑供血不足，长期得不到改善，就会导致细胞、组织产生缺血性坏死，导致脑中风或冠心病。WHO做过统计，脑中风、冠心病的死亡率，占人类总死亡率的70%，可见其后果相当严重。因此，处于亚健康状态的人，切勿掉以轻心，一定要有居安思危的意识，高度警惕，未病先防，防微杜渐，防患于未然。

二、构筑人体科学抗衰老第一道防线

【问6.3】何谓人体科学抗衰老第一道防线？

1. 人体科学抗衰老第一道防线，就是强调增强健康意识，提高人体健康水平。我们根据传统医学"正气存内，邪不可干"的原理，倡导强化人体本能训练，达到强身健体、延缓衰老、无疾而终，实现快乐百岁不是梦的目标。

2. 有人说："每一个人对于健康都梦寐以求！拥有健康，就拥有一切；失去健康，就失去一切。"构筑人体科学抗衰老第一道防线，就是要把健康放在第一位。健康是人体"城堡"的地基，是基石、是根本。科学抗衰老，是一项巨大复杂的工程，只有夯实这个基础，城堡才能牢固，才能坚不可摧。

【问6.4】怎样构筑人体科学抗衰老第一道防线？

讲究健康的生活方式，强化人体本能训练，选择适合的保健方法，让"健康者更健康"。具体地说，就是促进健康状态，从Ⅱ级转化Ⅰ级，或从Ⅲ级转化Ⅱ级。其余以此类推。

【问6.5】何谓健康？何谓健康状态？

1. 何谓健康？
（1）健康（health）在古英语中，有强壮（hale）、结实（sound）和完整（whole）的意思。

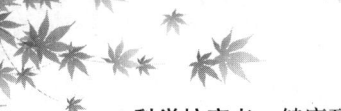

而不仅是主观感觉良好的状态，或未被医生检查出的有病状态。表面健康的人，可能是一个带菌者，也可能是体内潜在着患病危险因素，尚未引起明显反应。例如，癌症潜伏状态（或称静止状态）可达几年到几十年，在临床上是常见的。

（2）在《辞海》里，对健康是这样描述的：人体各器官系统发育良好、功能正常、体质健壮、精力充沛，并具有良好劳动效应的状态。通常用人体测量、体格检查和各种生理指标来衡量。

2. 何谓健康状态？

1978年WHO在阿拉木图的宣言中，附有关于健康的定义。提出健康状态的概念是：没病并非健康，健康乃是身体上、心理上和社会适应上的完满状态，而不仅仅是没有疾病和虚弱。后来，根据这个健康定义，又提出健康10条标准：

（1）精力充沛，对日常工作和生活，不感到过分紧张和疲劳。

（2）乐观、积极、勇于承担责任。

（3）善于休息，睡眠良好。

（4）应变能力强，能适应环境的各种变化。

（5）抗病能力强，对一般感冒、传染病具有抵抗力。

（6）体重适中，身体匀称，站立时头、肩、臂比例协调。

（7）眼睛明亮，反应敏锐，眼睑不浮肿。

（8）牙齿清洁且坚，无缺损、无痛感、无龋齿，齿龈色泽正常，无出血现象。

（9）头发有光泽，无头屑。

（10）肌肉丰满，皮肤富有弹性，走路、活动感到轻松。

三、A级健康问卷评估

【问6.6】如何确定A级健康问卷评估的由来？

1. 一个人外表可能已经苍老，但内部脏器还年轻，或者与此相反。还有另外一种情况，一个人主要脏器功能已是60岁，而另一些脏器则只有30—40岁。这种个体衰老变化的不平衡性，是由遗传因素、环境条件、生活方式，以及疾病等多种因素决定的。欲了解一个人是否发生衰老变化，或者说真实的"生物学年龄"，就需要做一整套试验检查，诸如：视、听、肌力、智能、血压、血脂、血糖、心电图、肺功能、肾功能等40多项检查。

那么，能否用一种简便易行的方法，评估人体健康状况呢？

我们参考国内外相关资料，制成A级健康评估问卷。这是一种简便、科学评估健康方法，半个小时就能完成。经我们和有关单位试用，这种方法在评估健康、亚健康状态，测算预期年龄，改变不良生活方式和延缓衰老等方面，均具有指导意义。

【问 6.7】何谓 A 级健康问卷评估？

1. A 级健康评估问卷（health evaluation form；HEF）是根据被评估者年龄、性别、身高、体重、饮食、嗜好、睡眠、工作、精神、性格、遗传、婚姻、生育、环境等 18 个项目 92 个影响人体健康的因素，将其逐项量化、数字化，综合分析，进行科学评估的方法。

2. A 级健康评估分级。生活常识告诉我们，人们身体健康状况，并不都是一样的，而是千差万别的。为了正确、客观了解人体健康状况，我们把人体健康状态划分为 5 个等级：

Ⅰ级健康状态——健康指数 >5，一方面说明生活方式和健康状况，均处于最佳状态；另一方面还说明预期年龄（寿命）比正常人长。

Ⅱ级健康状态——健康指数 1—5，说明生活方式和健康状况尚好。

Ⅲ级健康状态——健康指数为"0"，说明生活方式不理想，处于亚健康与健康之间临界状态，应设法减少影响健康因素，争取健康指数得正分、多得分。

Ⅳ级健康状态——健康指数为 -1—-5，说明生活方式不理想，已经处于亚健康状态，需要调整、改变生活方式，增强保健意识，加强体育锻炼。

Ⅴ级健康状态——健康指数 >-5，说明生活方式很不理想，亚健康状态，有患病征兆，处于临床前期。此时，一方面需要到医院请医生检诊，另一方面还需在医生指导下加强进行体育锻炼。

3. 预期年龄测算

表：6-1 年龄指数表

年龄（岁）	指　　数	
	男	女
20—29	71.0—71.8	78.2—78.6
30—39	71.9—72.7	78.6—79.0
40—49	72.8—74.0	79.1—80.0
50—59	74.2—76.5	80.1—81.6
60—69	76.8—80.5	81.8—84.1
70—79	80.9—86.1	84.4—88.1

A 级健康评估问卷表，见附录 3。

欲求客人预期年龄（寿命），即将年龄指数变为寿命指数，按下列公式求得：

年龄指数 + 测算指数 = 预期年龄指数

预期年龄（寿命）指数，通过采取科学、适度保健方法，可使预期年龄延长 15—20 岁；否则，也可使预期年龄缩短 15—20 岁。

四、构筑人体科学抗衰老第二道防线

【问 6.8】构筑人体科学抗衰老第二道防线的目的何在？

1. 其目的是进一步强调，对"六高一低"症患者，通过人体本能训练，适时地康复医疗调理，促进亚健康状态向健康状态转化。

2. 通过专业的指导和练习，提高人体适应能力，增强肌力、强健体质、建立生理的条件反射等，从而使受训者身体素质、功能状态、活动能力得到提升。

3. 强化人体本能训练，延缓身体衰老进程，可使人青春常驻、富于活力。人们常说"60 岁的人，30 岁的心脏"、"70 岁的人，40 岁的肺功能"，说明科学抗衰老的作用和意义。你相信吗，这话不夸张，通过有计划、有步骤，专业学习和辅导训练，使受训者产生超越不寻常的实际技能，提升或掌握人体本能训练技巧。由此可见，人体本能训练，同受教育一样，训练即是培养、提升人体本能的一种重要手段。

【问 6.9】何谓"六高一低"症？

我们讲"六高一低"症。其含义是："六高"指高血压、高血脂、高血黏、高血糖、高体重、高度疲劳症；"一低"是指机体免疫功能低下。这是人体亚康复状态最突出、最主要、最集中的临床表现，也是中老年人导致各种慢性疾病的风险因素和根源。

【问 6.10】为何强调"六高一低"症？它对人体有哪些危害？

1. 我们强调："六高一低"症，是导致"过劳死"、"英年早逝"的主要原因；"六高一低"症是发生"三大疾病"（心血管病、脑血管病和肿瘤）的源头；"六高一低"症是造成我国"三大疾病"死亡的"元凶"。因此我们说，坚持预防为主方针，加强对"六高一低"症的防治，不仅可以防止突发性疾病"过劳猝死"，而且还可控制"三大疾病"的发生和发展。俗话说"擒贼先擒王"，控制发生"三大疾病"的源头，就可以有效控制或减少"三大疾病"的发生率、复发率、致残率和死亡率。

2. "六高一低"症防治和康复，首先要优选康复手段，采用自然因子、物理因子、运动疗法、作业疗法等综合医疗方法。这是因为"六高一低"症的发生和发展，不仅发病原因很多，而且致病因素复杂，我们选用康复手段，也不应该是单一化或一成不变，否则就不可达到预期效果。我们采用现代康复医疗方法，应当注意局部与整体、心理与社会、营养与运动、药物治疗与自然疗法、物理疗法等,认真优选,巧妙综合,方能取得满意的康复效果。

3. 构筑人体科学抗衰老第二道防线,做好"六高一低"症预防与康复,其重要作用在于:一方面防止突发性疾病"猝死"或"过劳死";另一方面还能控制"三大疾病"发生和发展的源头,可以起到"事半功倍"或"一箭双雕"的效果。

五、构筑人体科学抗衰老第三道防线

【问6.11】构筑人体科学抗衰老第三道防线,主要目的是什么?

构筑人体科学抗衰老第三道防线,是针对人体和疾病的博弈情况,做好"三大疾病"防治工作。其主要目的有二:

第一,构筑人体抗衰老第三道防线,强化"三大"疾病防治,有效控制或减少"三大疾病"的发生率、复发率、致残率和死亡率。"三大"疾病是中老年人常见病和多发病。"三大"疾病严重危害中老年人的健康,是一些英年早逝者意外发病,造成"猝死"和"过劳死"的根本原因,也是人类为什么活不到自然寿命之重要根源。

第二,构筑人体抗衰老第三道防线,是强化人体本能训练,目的在于增强体质、延缓衰老、无疾而终,实现快乐百岁不是梦的目标。那么,怎样构筑人体抗衰老 三道防线?怎样构筑人体科学抗衰老的"铜墙铁壁"?怎样提高人体健康素质,防患于未然,达到延缓衰老、快乐百岁不是梦的目标呢?下面我们将在各章节中,分别做详细介绍。

第 7 章　讲究健康的生活方式
——构筑人体科学抗衰老第一道防线（1）

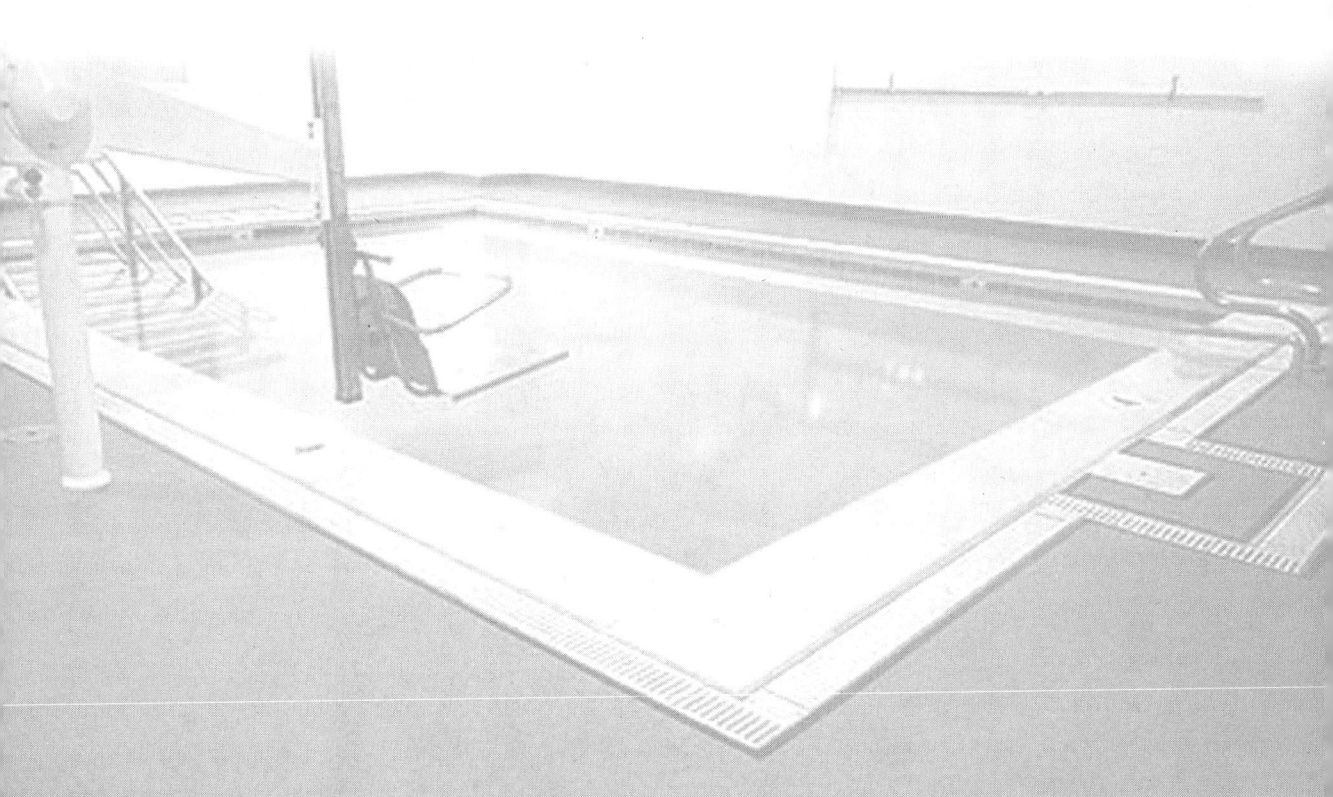

有健全的身体，才能完成你的事业。
　　　　　　　　　　　　　　——陶行知
保持健康是做人的责任。
　　　　　　　　　　　　　　——［荷］斯宾诺莎
人的一生中，应该放在第一的是健康。
　　　　　　　　　　　　　　——［日］池田大作

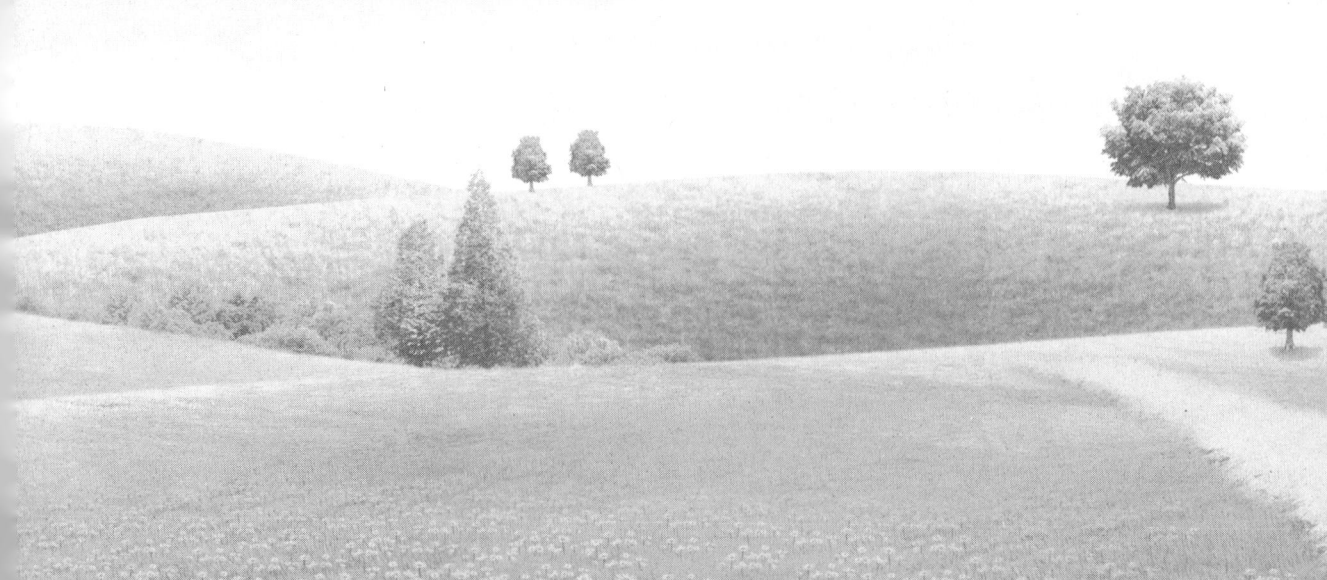

构筑人体科学抗衰老第一道防线,是科学抗衰老的巨大工程,它是健康人体城堡的地基,只有夯实这项基础,城堡才能牢固,才能坚不可摧。根据传统医学"正气存内,邪不可干"的原理,强调讲究健康生活方式,增强健康意识,强化人体本能训练,提高人体健康素质,达到延缓衰老,实现无疾而终、快乐百岁不是梦的目标。

第1节 从"英年早逝"谈起

【问7.1】何谓"英年早逝"?

"英年早逝"是指正当风华正茂、学有所成、为国效力之时,便不幸离开人世。

【问7.2】专家、教授、中年知识分子,为何会发生猝死与"过劳死"?

据报道:中国科学院所属7个研究所和北京大学专家、教授,在5年中有134人谢世。平均年龄为53.3岁,比全国人均寿命约低20岁。分析专家、教授、中年知识分子发生过劳"猝死"原因:体质下降,慢性病多发,大多数是由于劳逸失度、无节制加班加点,失去正常规律生活,长期处于亚健康状态,没有引起足够重视,没有积极防治而造成的恶果。

【问7.3】明星、艺坛名人,何因频频发生猝死与"过劳死"?

近几年来媒体频频报道:2005年8月18日,著名小品演员高秀敏,因为心脏病突发去世,而她年仅46岁;2006年12月20日,一代相声大师马季,在家中突发心脏病,抢救无效逝世;2007年6月23日下午,著名笑星侯耀文,又因突发心肌梗死而猝死,享年59岁;此外还有陈晓旭、牛振华、付彪等许多名人,也仿佛是在一夜之间,就离开喜爱他们的观众。据有关医学专家介绍:压力大,工作忙,不注意饮食和休息,是众多名人意外发病,甚至死亡的根本原因。

【问7.4】专家、名人,频频发生英年早逝,引发人们哪些思考?

媒体频频报道专家、名人发生英年早逝的消息,是耸人听闻吗?不是,它引发人们警觉,引起人们思考。

何谓猝死?何谓"过劳死"?

何因引发猝死和"过劳死"？

猝死和"过劳死"能防患于未然吗？

为何专家、教授、中年知识分子、艺坛名人"英年早逝"发生概率高于一般群体？

专家、教授、中年知识分子、艺坛名人能否逃脱"英年早逝"这个劫难？

专家、教授、中年知识分子、艺坛名人能否"尽终天年"快乐百岁呢？

…………

第2节 讲究健康的生活方式解读

一、生活方式解读

【问7.5】何谓生活？其意义何在？

1. 何谓生活？

简单说，生活就是衣、食、住、行、繁育后代等各种活动。从理论上讲，生活含义有两种解释：狭义讲，生活是指人在生存期间，为生计从事的各种活动，即为衣、食、住、行生活；广义讲，生活是指人的各种活动，包括工作、休闲、社交、日常生活行为等。生活包括物质生活和精神生活，精神生活源于物质生活，物质生活依赖于精神生活。

2. 生活意义何在呢？

请看名人、名家怎样谈论生活意义：

人生应该如蜡烛一样，从顶燃到底，一直都是光明的。（萧楚女）

人需要真理，就像瞎子需要明快的引路人一样。（高尔基）

生活便是寻求新知识。（门捷列夫）

生活得最有意义的人，并不都是年岁活得最大的人，而是对生活最有感受的人。（卢梭）

有的人活着，他已经死了；有的人死了，他还活着。（臧克家）

生活的理想，就是为了理想的生活。（张闻天）

生活的情况越艰难，我越感到自己更坚强，甚而也更聪明。（高尔基）

生活最沉重的负担不是工作，而是无聊。（罗曼·罗兰）

生活就像海洋，只有意志坚强的人，才能到达彼岸。（马克思）

生命的意义在于付出，在于给予，而不是在于接受，也不是在于争取。（巴金）

人只有献身社会，才能找出那实际上，是短暂而有生命风险的意义。（爱因斯坦）

生活不可能像你想的那么好，但也不会像你想的那么糟。因此，我们要好好活着，对得起天地，对得起父母，对得起社会，对得起自己。（莫泊桑）

【问7.6】何谓生活方式？

1. 生活方式是一个内容相当广泛的概念。包括：

（1）人们的衣、食、住、行、工作、休息、娱乐、社会交往、待人接物、物质生活和精神生活、价值观、道德观、审美观等。

（2）生活方式是一个历史范畴，随着社会发展而变化。不同社会、不同历史时期、不同阶层和不同职业者，有着不同生活方式。

（3）生活方式变化，直接或间接影响着一个人的思想，反映一个人行为方式和对社会态度，反映一个人价值观、世界观等基本倾向。

2. 生活方式有两种：一种是科学健康的生活方式，生活节律顺应自然，心理状态好，没有不良的生活习惯，有益于健康长寿；另一种是不健康的生活方式，或称不良的生活习惯，烟酒无度，胡吃海塞，争强好胜，昼夜颠倒。不良生活习惯，日久天长，产生累积效应，便形成生活方式病。

【问7.7】生活方式与健康长寿有何关系？

1. WHO明确公示：人类健康长寿，40%依靠遗传和客观条件（15%为遗传，10%社会因素，8%为医疗条件，7%为气候条件），60%依靠自己建立生活方式和心理行为习惯。现代科学证明，健康长寿的关键是生活方式。这说明人们的生活方式，与健康长寿的关系是何等重要。

2. 研究证明：健康的生活方式，可减少高血压病发病率55%，已有高血压发生脑中风减少75%，糖尿病减少50%。现代人所患疾病中，45%与生活方式有关；而死亡因素中，有60%与生活方式有关。

3. 2005年美国一个研究小组通过随机对照实验发现：前列腺癌症患者，控制饮食，少吃动物制品，多运动锻炼，就能有效地控制前列腺癌细胞繁殖，延长患者生命。他们将30名早期前列腺癌患者，帮助他们组织起来，改变生活方式，控制饮食，适度运动锻炼，并通过心理干预，保持积极乐观心态。3个月试验后，这些患者体内，许多与癌症有关的基因发生显著变化：促进癌细胞增殖的基因活性降低，杀死癌细胞的基因活性增强。由此进一步说明，生活方式与健康关系是何等重要啊！

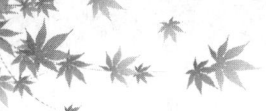

二、讲究健康生活方式四句话

第一句话：笑口常开

（一）笑的奥妙何在？

结合国情和国人习惯，这里我们讲 4 句话，16 个字，即笑口常开、起居有常、饮食有节、劳逸适度。

【问 7.8】何谓笑口常开？

1. 我们所说的笑口常开，就是要有一个良好心态。每天都能精神抖擞，满面春风，快活每一天。我国自古就有"笑一笑，十年少"的谚语。

2. 笑是人体本能，也是人体一种生理反应。然而，随着年龄增长，人们笑声越来越少。有人研究认为：一个乳婴或儿童，每天大笑 300—400 次，而成人平均每天只大笑 10—15 次。这是因为现代人所感受压抑的程度，是 50 年前的 10 倍。身体病痛、工作压力、复杂人际关系等，整天为生存而奔忙，经常让人们忘记笑，或很少发出笑声。

3. 每年 5 月 8 日，是世界微笑日。笑是人类的天性，是人类本能，人人都会笑。据说人类至少有 18 种独特笑容。如：自然微笑、幸福微笑、甜蜜微笑、会意而笑、含泪而笑、眉开眼笑、又说又笑、哈哈大笑、开怀大笑；还有腼腆笑、奸诈笑、皮笑肉不笑……微笑是一个简单表情，人们心情舒畅时，往往难以掩饰，情不自禁，溢于言表。

【问 7.9】怎样做到笑口常开？

从现实生活讲，要做到笑口常开，谈何容易？那么，怎样才能做到笑口常开呢？我从 5 个方面，重点讲怎样做到笑口常开。

第一，"豁达宽容、淡泊名利"。

【问 7.10】何谓"豁达宽容、淡泊名利"？

1. 欲做到笑口常开，首先要培养豁达宽容，淡泊名利的处世态度。一个人欲有一个好心情，首先是正确对待自己。俗话说"人贵有自知之明"。要把人生坐标定位定准，不要越位，也不要自卑。做人要"知足常乐，自得其乐"。

2. 请看一个历史故事。当年毛主席评价叶剑英元帅："诸葛亮一生惟谨慎，吕端大事不糊涂。"诸葛亮一生做事谨慎周到，就像周恩来总理一样。吕端大事不糊涂。故事说，有人状告吕端到皇帝那里，说吕端宰相老糊涂。皇帝说："他哪里老糊涂？你才是糊涂蛋！吕端这个宰相，小事糊涂，大事清楚。"皇帝表扬小事糊涂的聪明人。我们应该仿效吕端：

对己小事糊涂一点,生活潇洒一点;对人大度一点,风格高一点。

第二,"随遇而安、恬淡虚无"。

【问 7.11】怎样理解"随遇而安、恬淡虚无"?

有诗解读"恬淡虚无"四字含意,诗云:

> 酒色财气四道墙,
> 人人都在里边藏。
> 若能跳出墙外去,
> 不是神仙也寿长。

这就是说,一个人要努力适应社会,正确对待社会,永远对社会、对国家有感激的情,用乐观、积极态度看世界,就会看到世界多么美好。例如,今天有个好心情,走在马路上,会感到举步轻松、阳光明媚,天空更蓝,空气更新,满大街人都是那么漂亮、那么高兴,人人都笑容满面。其实,一个人高兴,就感到世界多美好。不高兴,心里苦闷,多好的山光水色,也没有欣赏兴致;多好山珍海味,也食的无味,如同嚼蜡。

一位哲学家说得好,"生活像镜子,你笑它也笑,你哭它也哭"。

第三,建立良好人际关系。

【问 7.12】怎样建立良好的人际关系?

1. 欲做到笑口常开,首先要有良好人际关系。建立良好人际关系,可大有学问。"有朋自远方来,不亦乐乎"。借以增强信心,消除孤独,促进身心健康。

2. 世界上最好沟通,要让人们接受一些东西,最有力的方法就是讲故事。要学会讲故事这门高超艺术,它会创造奇迹。

3. 社会交往少的男性或女性,与那些社交活跃、家人和朋友更多者相比,生病和早逝的可能性要大得多。社交网络广泛,则有益于消除孤独,有益于身体健康和长寿。

第四,将微笑带入我们生活。

【问 7.13】怎样将微笑带入我们的生活?

令人喜悦的人,对你微笑,你会在头脑中产生印象和记忆。这样一种印象和记忆,可以在你脑子里栩栩如生,同样可以激起兴奋情绪,使你体验真实愉悦感觉。你可以按照自己的意愿,来调阅这种或那种记忆,并自主地给思维赋予色彩;你还可以挑选那些思想积极、令人喜悦的记忆,用于增进你心身健康。

为了唤起思想积极、令人喜悦的记忆,这里介绍将微笑带入我们生活的几则秘诀:

1. 当你读报时，多找一些有趣消息阅读品味。
2. 买几本鼓励你积极上进的笑话图书，每天记住一个笑话。
3. 租一张幽默影碟，休闲时边看边欣赏。
4. 买一些喜剧 CD 或磁带，在上班路上或休闲时间听听。
5. 同你的朋友，互发积极、幽默电子邮件。
6. 多去喜剧中心、笑笑俱乐部参加活动。
7. 和儿童或青年人一起活动游戏。
8. 养只小动物，调节情绪，解除孤独。

上述 8 则将微笑带入我们生活的小秘诀，既适用于自己，也适用于别人，不妨在工作中试试看。

第五，健康需要一个好心情。

【问 7.14】怎样解读好心情？怎样营造好心情？

好心情，千金难买。

好心情，人生最难得。

好心情，完全靠自己精心营造，不会"天上掉馅饼"。

好心情，要学会享有"快乐每一天"。

说到这里，为了健康，不妨试试看，每天"笑 5 分钟"，或找"笑料"，开怀大笑或面带微笑，不妨你试试，看看心情会怎样？

（二）笑的生理健身作用：

【问 7.15】笑对人体有哪些好处？

从生理学角度讲，笑对人体有许多好处：

1. 笑能使大脑得到休息，消除精神紧张情绪，产生特别愉快的感觉。
2. 笑能使胸廓运动、肺部扩张、呼吸通畅，提高气体代谢。
3. 笑可使机体各部肌肉得到运动，缓解肌肉紧张，有助于减轻疲劳。
4. 笑能使心搏有力、血液循环加强，血压下降，有助于防治心、脑血管病。
5. 笑能收缩腹肌，使腹压增加，促进胃肠蠕动，提高消化机能。
6. 能提高免疫力，显著提高 T 细胞活性。

【问 7.16】笑得太过对健康有什么害处？

当然，笑要讲究适度，切忌狂笑，过分激动也会导致身体内环境失去平衡，诱发各种疾病。

爱因斯坦有句名言："真正的笑，就是对生活乐观，对工作快乐，对事业兴奋。"

有人说："笑，其实是仁爱的象征，快乐的泉源，亲近别人的媒介；"有了笑，人类的感情就得到沟通。

也有人说："笑是没有副作用的镇静剂。"

【问 7.17】性格不开朗、情绪低沉与疾病有何关系？

调查资料显示：精神愉快，性格开朗者，60 岁仍能照常工作，患老年病发生率仅占 3%；精神受过严重创伤、性格沉闷者，50 岁工作精神便减退一半，患老年病发生率占 40%。专家们指出，情绪不仅能减少脑血流量，影响大脑皮层功能，使大脑过早老化萎缩，出现中年期脑动脉硬化和智能衰退，而且还易患多种老年性疾病。

第二句话：起居有常

【问 7.18】何谓"起居有常"？

"起"为劳作，"居"是停歇、休息，"常"是指生活作息规律。

生活规律要顺应自然变化，"日出而作，日落而息，昼动夜静，乃阴阳一定的道理"。这是古人根据昼夜变化总结出来的"生物节律"。按时起居，早睡早起，顺应自然，方能健康长寿。

【问 7.19】睡眠对健康意义何在？

睡眠对人体健康十分重要。睡眠不足不仅影响消除疲劳，而且会因此导致疾病，促进早衰。保持适当睡眠，是调节生理机制，消除疲劳，提高工作效率的最佳方法。每天平均睡眠 7—8 小时，人均寿命最长。每天平均睡眠不到 4 小时者，死亡率是前者的两倍。而每天睡眠 10 小时以上者，其中约有 80% 可能短命。

【问 7.20】何谓浅睡眠？何谓深度睡眠？

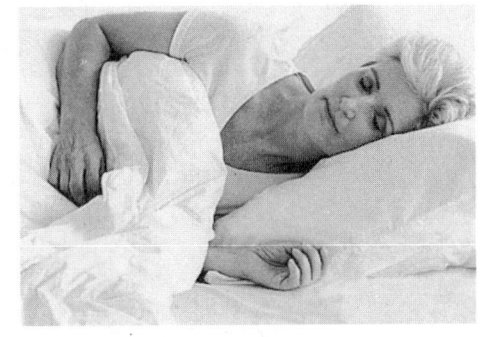

睡眠好坏，不仅取决于睡眠时间，而且取决于睡眠质量。人在入睡后，首先进入慢波睡眠（浅睡眠），持续时间 8—120 分钟。然后进入快波睡眠（深度睡眠），维持时间 20—30 分钟，此后又回到慢波睡眠中。在整个睡眠过程中，可如此往复循环约 4—5 次。当睡眠接近觉醒时，慢波睡眠相对缩短，快波睡眠则相对延长。人可以从慢波睡眠或快波睡眠中直接醒来，却不能从觉醒状态直接入睡。因此，要使机体很快进入快波睡眠，就应该尽量避开人体昼夜生理兴奋期，以进入深度甜美梦乡。由此可见，睡眠质量何等重要。但如何提高睡眠质量呢？

【问 7.21】如何提高睡眠质量？

如何提高睡眠质量？第一，按生物节律掌握好睡眠时间：晚上 9—11 时；中午 12—1:30；凌晨 2—3:30。第二，创造良好睡眠条件。一般要求睡眠环境，空气清新、温度适宜、无噪音、正确睡姿，睡姿应取右侧卧位，上下肢半屈曲状态。此有利于人身肌肉放松、心脏搏动，胃内食物排空，还可避免不正确睡姿引发"噩梦"。

据有关资料统计：我国城市居民中，有睡眠障碍者，占城市居民总数 40%。其中 10% 为失眠病人，5% 为病理因素引起失眠，25% 有不同程度睡眠质量欠佳。

第三句话：饮食有节

【问 7.22】何谓"饮食有节"？

"饮食有节，起居有常，可度百岁"，是古人说的。饮食有节有四层含意：

一是"时"，一日三餐"早吃好，午吃饱，晚吃少，活到老"。200 年前，有位法国人，名叫彼尔特·沙乌林，曾写过一本《烹调与用膳》，他在书中提倡"一日三餐"时讲："要像国王一样用早餐，要像平民一样吃中餐，要像叫花子一样吃晚餐"。沙乌林这一用餐观点是很科学的。

二是"量"要适度，"若要身体好，不饥也不饱"。细嚼慢咽。切忌暴饮暴食和饮用烈性酒。定时定量，同等重要。近代研究表明：少食，使机体处于半饥饿状态，有利于发挥机体调节机能。但应注意在保证营养条件下，每餐吃八成饱，有益于健康长寿。

三是不可偏食，改变不良习惯，讲究吃的学问。食物要讲究多元化，人体需要蛋白质中十多种氨基酸，脂肪，碳水化合物，13 种维生素，15 种盐类，共 40 多种不可缺少的营养成分。因此切忌偏食。

四是清淡饮食，以素为主，粗细粮搭配，讲究科学烹调技术。

【问 7.23】怎样解读"吃"是一门大学问？

自古就有"民以食为天"的说法，饮食是很有讲究的。科学合理膳食，可以使人健康，延年益寿。现代饮食文化，有营养学、烹饪学等。我国各种著名菜系，如粤菜、川菜、鲁菜、沪菜等等，五花八门。各地风味小吃，更是不胜其数。由此可知，饮食文化"吃"是一门大学问。

1. 适量食用水果、蔬菜。人体健康有赖于酶，而热带水果是酶的宝贵来源，如香蕉、木瓜、芒果、菠萝等。蔬菜中也含有大量酶，只要讲究烹调加工技术，把酶破坏降到最低限度，就能使体内酶保持应有水平。

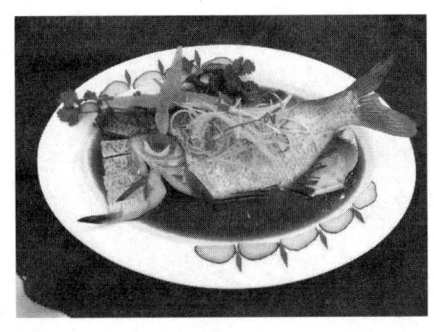

糖醋鱼

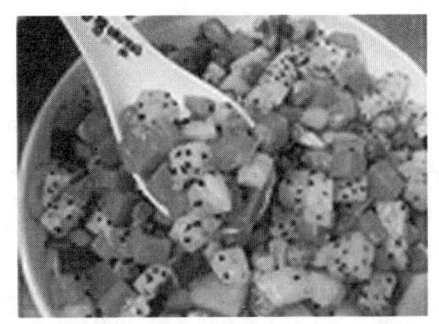

素炒五色蔬果丁

2. 常吃大豆食品。大豆富含维生素 A、B 和少量 C，是卵磷脂重要来源，蛋白质含量超过牛奶 11 倍，超过鸡蛋 3 倍，大豆中含有卵磷脂、脑磷脂，是人体神经系统、腺体系统、组织器官不可缺少的重要物质。卵磷脂可控制胆固醇，减轻动脉硬化。

3. 适量服用维生素 C、E。服用维生素 E 后，人体细胞保持活性时间，比正常延长一倍半。维生素 E 是国内外公认抗衰老药，只要每天坚持服用，即可收到意想不到的效果。

【问 7.24】怎样解读"合理膳食"？

有一位心血管病专家，解读"合理膳食"，高度概括讲了"一二三四五"，易懂易记，现将其大意介绍如下：

一袋牛奶或两袋豆浆。一袋牛奶正好补充我们人体一天所需要 800 毫克钙。

二至八两主食。因人而异，体力劳动可多些，脑力劳动、妇女、儿童可少些。主食可以调控体重，多食则胖。最近有科学家提出一句话减肥，"饭前喝汤，苗条健康；饭后喝汤，瘦人变胖"。其中有深奥的道理，胜过减肥药、减肥霜。

三至四份高蛋白。一份即一两瘦肉，或一个鸡蛋，或二两鱼虾，或二两鸡鸭，或二两豆腐，或者半两黄豆。不能光吃素，但也不能光吃肉，蛋白过多，氨基酸从尿里排出，增加肾脏负担，肠道毒素过多，造成消化不良。动物蛋白，鱼类蛋白最好，舟山群岛、阿拉斯加等地居民，吃鱼肉多，冠心病、脑中风、动脉硬化发病率很少。植物蛋白，黄豆最优，豆类食品含有雌性激素，能减轻妇女更年期综合征。

四是粗细粮搭配的四句话："有粗有细，不甜不咸，三四五顿，七八分饱。"有粗有细是指粗细粮。粗粮指玉米、豆类、红薯等。不甜不咸，指糖、盐摄取适度。三四五顿，指用餐次数，对老年人，体弱多病者，要少食多餐，七八分饱。遵循"歉受益，满招损"的原则，有助于延缓衰老，健康长寿。

五是 500 克蔬菜和水果。蔬菜除绿色菜的外，还应吃些胡萝卜、西红柿、木耳、蘑菇的类。经常食用，可预防癌症、降低血脂和血液黏稠度。

第四句话：劳逸适度

【问7.25】何谓劳逸适度？

1."劳"有两层含意：一是脑力劳动，二是体力劳动，这两方面都很重要。

2. 在生物学上有条规律，叫作"用则进，不用则退"。人若长期不活动，就会新陈代谢降低，各系统功能减弱。久而久之，人体各器官发生变化，还会出现组织器官退行性改变，功能衰退，甚至危及生命。

3. 从哲学观点讲，"天的万理，一动一静"。动与静，劳与逸，紧张与松弛，既矛盾，又统一。协调有方，处理得当，方能延年。有劳有逸，劳逸适度，适度有益，过则有害。适度因人而异，老幼有别，男女有别，体质强弱有别，习惯不同也有别。

【问7.26】"勤于思考，延缓衰老"，这话有道理吗？

"勤于思考，延缓衰老"，这话有道理。其理由是：

1. 人与其他动物不同的处，即在于人类有一个聪明大脑。经解剖发现：现代人大脑，是非洲南方古猿大脑三倍。在历史长河中，人类形体也在不断发生变化，但唯有大脑变化速度最快，正是因为有了大脑这种变化。才使我们人类变得更聪明、更智慧。

2. 勤于思考，延缓衰老。过去有人认为，脑细胞生长发育，在青少年已经完成，此后细胞只有衰老死亡，不会再有生长，因此认为老年用脑，只能维护原有脑功能。但近年来研究证明，人的一生，各个年龄段，脑细胞均可生长发育，即使老年人也不例外。大脑衰老速度，主要有两个因素决定：一是神经细胞死亡，大脑功能降低；二是神经细胞再生长发育，增强大脑功能。老年人勤用脑，在一定程度上，可补偿因神经细胞死亡，造成大脑功能损害，从而能有效延缓脑衰老。

3. 有人研究：将73位平均年龄在81岁以上老人分为3组，即勤于思考组、思维迟钝组和受人监视组，进行追踪观察3年。结果：勤于思考组血压、记忆力和寿命都达到最佳指标。在3年的后，勤于思考组老人均健在，而思维迟钝组死亡12.5%，受人监视组死亡37.5%。

4. 日本科学家对200名20—70岁的人进行实验观察，发现：长期从事脑力劳动者，60岁还思维敏捷；而不愿动脑者，30岁则脑细胞功能即出现急剧下降。

5. 有人对16世纪以后，欧美出现400名杰出人物，进行寿命研究：寿命最长者，是那些大量用脑的科学家、发明家，平均寿命在79岁以上。如瓦特83岁，巴甫洛夫79岁，罗素98岁。

【问 7.27】养成良好的卫生习惯，应注意哪些问题？

除了上述，养成良好的卫生习惯，应注意饭前洗手，饭后漱口，勤剪指甲，勤理发，勤洗澡，勤换衣服，不要随地吐痰，不乱倒垃圾等，一般公共卫生习惯，对于健康均很重要。

有位专家诗云：

> 天天三笑容颜俏，
> 七八分饱人不老。
> 相逢莫问留春术，
> 淡泊宁静比药好。

只要我们按照上述 4 句话 16 个字那样生活，就能享受健康，快乐开心每一天，快乐健康 100 岁。健康个人幸福，家庭幸福，社会也幸福。

第 3 节　克服不健康的生活方式和行为

【问 7.28】何谓不健康的生活方式和行为？

在日常生活中，什么行为属于不健康的生活方式和不健康的行为？常见者有如下表现：

1. 吸烟：吸烟是引起许多疾病的元凶。全世界每年因吸烟而死亡人数，多达 250 万人。吸烟是一种不健康行为，戒烟可使心、脑血管病死亡率下降 25%—40%，在长期吸烟人群中，肺癌患病率比不吸烟者高 10—20 倍，喉癌高 6—10 倍，冠心病高 2—3 倍。如果家中有 2 人吸烟，癌症患病率将增加 3 倍。因此，自觉养成不吸烟习惯，不仅有益于个人健康，而且也是一种公共卫生观念体现。

吸烟为何对身体有那样严重危害呢？这是因为

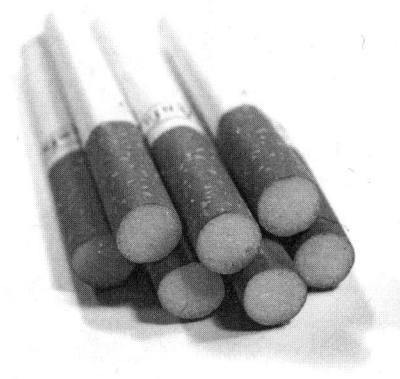

烟草有害

香烟的烟雾中,含有3%—6%一氧化碳,会使人感到头痛、倦怠和工作效率低下。在吸烟呼出的冷烟雾中,烟焦油和烟碱含量,比吸烟者吸入热烟,焦油含量多1倍,苯并芘多2倍,一氧化碳多4倍,氨多50倍。

2. 饮酒:我国某些地区有一种习俗,饮高浓度的烈性酒,猜拳、劝酒当作礼仪,讲什么"一醉方休,够朋友"!岂不知酒的主要成分是乙醇,适量饮酒可以促进血液循环、扩张血管、消除疲劳;饮酒过量、醉酒,则对肝脏、大脑极为有害。因而,不宜饮高浓度白酒,不宜过量饮酒。适量饮酒,是指啤酒半瓶、葡萄酒或黄酒不超过100毫升。

3. 夜生活:有些人像猫头鹰那样,痴迷夜生活,白天工作无精打采,夜间精神十足,甚至昼夜颠倒。这种生活方式不符合生物钟、昼动夜静、阴阳变化自然规律,不利于健康。

4. 不合理膳食:摄入热量过多,易导致肥胖。偏食动物脂肪和内脏,易使血中胆固醇浓度增高;偏爱甜食,易形成甘油三酯血症和血糖增高;偏爱咸食,易患高血压。

5. 负性情绪:各种负性情绪,A型性格等,是健康人群中一个重要危险因素。因为长期持续负性情绪,易导致机体一定的生理、病理改变,明显降低免疫监视功能和DNA修复能力,促使原癌基因转化,诱发肿瘤。长期精神高度紧张和心理压力,可提高交感张力,导致血管痉挛,发生高血压、冠心病和脑中风等疾病。

【问7.29】何谓负性情绪?

负性情绪即是不良情绪,是老年人常见表现。诸如:情绪不稳,容易激怒,动辄大发雷霆,控制能力极差;或者情绪低落,郁郁寡欢,沉默、抑制、疑病、孤独感、空虚感和对死亡恐惧;或者对外界事物,对他人情感,日渐淡漠,缺乏兴趣,不易被环境激发热情,可能出现消极言行等。

【问7.30】A型性格的人有何特征?

A型性格的人特征是快节奏、高效率、竞争性强和强烈好胜心。这种性格行为虽可助人成功,但也有一定负面效应。当人们做事不能达到预定目标时,则容易急躁、发怒、不耐烦和焦虑等。此种情绪,称为AIAI情绪。

【问7.31】何谓AIAI情绪?

Friendman等认为,A型性格人不断挣扎,要在少而又少时间内,完成多而又多工作,面对激烈竞争,A型性格人容易发生恼火(Aggravation)、激动(Irritation)、发怒(Anger)、不耐烦(Impatience)。Friendman称的为"AIAI"反应,或称情绪。这些情绪构成了A型行为对健康不利成分。A型行为需要矫正,就是这种AIAI情绪。

【问 7.32】AIAI 情绪为何有害健康?

AIAI 情绪对健康极为不利。因为人经常处于紧张和激动状态,可使体内儿茶酚胺分泌过多。这种物质能升高血压,使心跳加快,心肌耗氧量增加。还能引起高血脂、高血粘、动脉硬化,加重心肌缺血,造成心肌梗死,甚至猝死。因此,A 型性格冠心病患病率明显高于常人。据我国 20 世纪 80 年代,对 3361 人调查结果发现,A 型性格人中冠心病患病率为 9.78%,而性格温和、节奏较慢 B 型性格者,冠心病患病率仅为 3.81%。

【问 7.33】不健康的生活方式与"三大"疾病有何关系?

1. WHO 明确指出:人类健康长寿,40% 依靠遗传和客观条件(15% 为遗传,10% 社会因素,8% 为医疗条件,7% 为气候条件),60% 依靠自己建立生活方式和心理行为习惯。这说明人们生活方式,与健康长寿关系是何等重要。

2. 一些研究资料表明,不健康生活方式和不健康行为,是现代社会中引起多种疾病的重要危险因素,近年我国公布一份疾病死因报告,分析"三大疾病"(心血管病、脑血管病、肿瘤)与不良生活方式关系。这"三大疾病",占全部疾病死因 67.6%。换句话说,目前有 2/3 人死于与生活方式有关疾病,这是应当引起我们关注的大问题。请参见表:7-1。

3. 现代医学研究证明:健康生活方式,可减少高血压病发病率 55%,已有高血压发生脑中风减少 75%,糖尿病减少 50%。现代人所患疾病中,45% 与生活方式有关;而死亡因素中,有 60% 与生活方式有关。

表 7-1 前三位疾病死因与不健康生活方式的关系

病种	不健康生活方式	生物因素
心血管疾病	45.7%	29.0%
脑血管疾病	43.3%	36.0%
恶性肿瘤	43.6%	45.9%

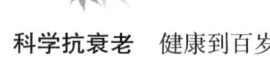

第4节 生活方式病预防

【问 7.34】何谓生活方式病?

1. 生活方式病是指由于人们衣、食、住、行、娱乐、日常生活中不良行为,以及社会、经济、精神、文化各方面不良因素等,导致躯体或心理疾病。

2. 生活方式病是发达国家,对一些非传染性慢性病,进行大量流行病调查研究后提出的。这些非传染性慢性病,主要病因就是人们不良生活方式。这些疾病包括:肥胖、糖尿病、高血压、冠心病、心血管疾病、脑血管疾病和部分恶性肿瘤等,严重危害人们生命和健康。

3. 生活方式病严重危害,在于它融入现代生活的方方面面。开私家车上下班、一天坐电脑前工作、餐桌上推杯换盏、灯红酒绿夜生活等。有谁能想到?已经缠身生活方式病,成为现代人健康"头号杀手"。 现代人所患疾病中,有45%与生活方式有关,而死亡因素中,有60%与生活方式有关。

【问 7.35】从数字看生活方式病对人类有哪些危害?

据世界卫生组织预测,到2015年生活方式病将成为人类头号杀手。

1. 在北京,每20分钟就有1人死于心脑血管病,有1/3的成年人患"生活方式病"。血脂异常者占15.1%,高血压者占11.7%,肥胖者占10.7%,糖尿病者占4.4%,冠心病患者占3.8%,脑溢血中患者占0.8%,肿瘤患者占0.7%,慢性阻塞性肺气肿患者占04%。

2. 在上海,85%的左右的"白领",有不同程度的生活方式病,有头痛、疲劳、血压不稳定等生活方式病。75%左右的上海办公族,在下班后用通宵热舞、无节制泡吧、喝酒等方式,"放松"自己。

3. 在广州,可导致死亡的"生活方式病",正威胁广州人。据统计,广州市民中"生活方式病"日益增多。有60%—80%的成年人,体育活动量远低于健康要求。

【问 7.36】不健康的生活方式,会导致怎样的后果?

据一些研究资料称:

1.每吸一支烟,减寿5分钟,终身吸烟减寿18年。

2. 每天吸烟，患消化性溃疡、心血管疾病者比不吸烟者，能增加 4—5 倍。

3. 生活不规律者，患消化性溃疡可能性，比生活规律者高出 3 倍以上。

4. 对任何事物都不感兴趣，患肝病可能性，比对生活充满兴趣者，增大 3 倍。

5. 不吃早餐而患糖尿病危险性，比按时吃早餐者，要高出 4 倍以上。

6. 每天喝咖啡 5 次以上者，发生腰痛可能性，比少喝或不喝咖啡者，高出 3 倍。

7. 心理素质较弱、常受精神刺激者，患消化性溃疡危险，比心理素质好者，高出 4 倍；患心血管病比心理素质好者，高出 2 倍。

8. 每天吃东西过咸，可以导致患心血管、高血压疾病几率，比正常人高出 4—5 倍以上。

【问 7.37】生活方式病发生的原因是什么？

1. 生活方式病发生的原因，与人们衣、食、住、行、工作、休息、娱乐、社会交往等生活方式密切相关。在日常生活中，不良的生活方式和不健康的行为，是导致生活方式病"元凶"。诸如肥胖、高血压、冠心病、糖尿病等。一些心血管疾病、脑血管疾病和以及部分恶性肿瘤等，与不良的生活方式和不健康的行为，均有密切关系。

2. 生活方式病，除了生活方式为主要原因的外，还有外部原因和遗传因素。在外部原因中，有病原体及有害物质侵入和事故等，其中大部分是我们个人无法控制的；另一个原因，就是遗传和年龄增长，也是目前我们根本无法控制的。

【问 7.38】生活方式病有哪些临床表现？

生活方式病是多种危险因素，长期共同作用的结果。在疾病发生和发展过程中，常无明显症状，不易引起人们重视，已经发现即错过有效治疗时机。生活方式病主要临床表现为：

1. 发病隐匿、缓慢，常无明显症状。

2. 生活方式病最突出、最主要临床表现，为"六高一低"症。"六高"是高血压、高血脂、高血黏、高血醣、高体重、高度疲劳症；"一低"即免疫功能低下。

3. 在生活方式病患者中，不少人都是同时患有糖尿病、高血压、血脂异常等，多种疾病为一身。究其原因主要在于：长期摄入高脂肪、高热量、高蛋白饮食，喜坐好静，缺少运动，吸烟酗酒，精神紧张等。

4. 不健康生活方式，导致机体内代谢紊乱，发生代谢综合征（metabolic syndrome，），胰岛素抵抗，逐渐形成高血糖、高血脂、高血黏、高血压、高体重等。即"一因多果"，最终发生生活方式疾病。

5. 药物治疗效果不佳。

【问 7.39】生活方式与高血压病有何关系？

大量调查研究资料说明，生活方式与高血压病有密切关系。特别是与饮食、情绪关系更为密切。

1. 过多食盐易患高血压：过多食盐可以导致高血压，这已是公认事实。调查研究资料说明：

（1）日本是食盐摄入量偏高国家，因而高血压发病率较高；阿拉斯加爱斯基摩人，食盐摄入量低，几乎很少人患高血压。

（2）有人调查每人每天摄入食盐量<3g 地区，高血压发病率低。而这些地区居民，一旦迁移到每人每天摄入食盐量 7—8g 地区后，血压也会相应升高。

（3）食盐摄入量偏高引起患高血压原因，可能是盐在某些激素作用下，使各种升血压物质敏感性增强，引起小动脉血管痉挛，导致血压升高。

2. 吸烟能使血压升高：有人说"吸烟等于慢性自杀"。此话并不过分。实验证明烟碴吸入人体后，能使体内肾上腺素及去甲肾上腺素、儿茶酚胺等类物质分泌增多，因而导致血管收缩、血压升高、心率加快。

3. 营养过剩导致高血压：多数研究认为下列饮食习惯与高血压有关。

（1）饮食过量、营养过剩、肥胖容易导致高血压。

（2）高脂肪饮食，特别是富含饱和脂肪酸动物脂肪，可以促进血管硬化，导致高血压。

（3）糖类摄入过多，可以导致高血脂，促进血管硬化，是发生高血压隐患或诱因之一。

4. 精神紧张易患高血压：心理因素与不良情绪均可引起高血压。精神过度紧张、强烈情绪波动，引起高级神经活动障碍，产生血管神经系统调节紊乱，引起心输出量、外周动脉阻力、肾上腺皮质功能等发生变化形成高血压；忧郁、恐惧、愤怒、敌对等不良情绪均可形成高血压。

【问 7.40】高血压怎样预防？

根据高血压成因，我们应当采取如下预防措施：

1. 限盐：控制食盐摄入量，对轻度高血压者，可使血压恢复正常。每人每天食盐摄入量控制在 5g 左右为宜。

2. 戒烟。

3. 多食富含钾、钙食物：钾有降压、利尿、抑制肾上腺功能作用。富含钾的食物有水果、菠菜、油菜、蘑菇、西红柿等；钙可使细胞膜外钙增加，扩张血管，具有降压作用。富含钙的食物有黄豆、苋菜、椰菜、海带、乳类、蛋类、鱼类贝壳类等。

4. 控制体重：进食八成饱、清淡饮食、少食脂肪和甜品。

5. 心理健康：注意心理健康，保持乐观情绪。

6. 健身运动：结合身体条件，选择散步、慢跑、球类运动、练太极拳等健身运动。

【问 7.41】生活方式与冠心病有何关系？

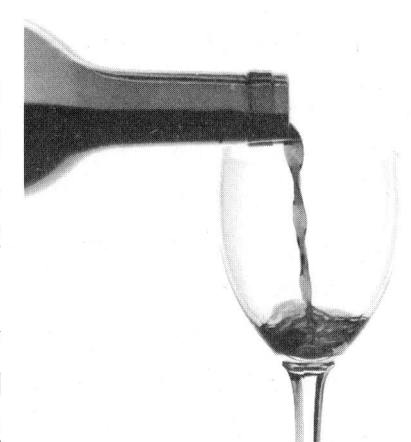

1. 饮食与冠心病：医学家认为，长期习惯以高脂肪、高热量的肉食为主者，不仅导致高血脂、高胆固醇、高甘油三酯和β球蛋白等增高，而且易患冠心病。无论是动物试验、尸体解剖，还是临床经验、流行病学调查，均充分支持这个论点。

2. 吸烟与冠心病：吸烟被列为冠心病主要危险因素的一。据调查：吸烟者与不吸烟者相比，吸烟者总死亡率、心血管病死亡率、冠心病死亡率，三者均高于不吸烟者1.6—2倍，冠心病猝死率几乎高达5倍。吸烟对心脏危害，主要是一氧化碳和尼古丁，危害程度与吸入量成正比，吸入愈多，危害愈大。

3. 饮酒与冠心病：过量饮酒或长期嗜酒，可引起心脏脂肪变，降低心脏弹性和收缩力，血管壁脂肪堆积，管腔变窄，管壁失去光滑，这些变化最终可以导致心功能失代偿和引起冠心病。

4. 情绪与冠心病：人的心理状态和行为方式，与高血压、冠心病有着十分重要关系。性情急躁，争强好胜，A型性格者，均易引起体内肾上腺素等，内分泌功能失调，导致心绞痛和冠心病。

【问 7.42】冠心病怎样预防？

参见第10章第1节冠心病防治。

【问 7.43】生活方式与脑血管病有何关系？

脑血管病具有一个特点、三个特征。一个特点是：起病急骤，往往在一瞬间、数秒钟、数分钟、数小时，至多在1—2天，脑部损伤达到最高峰；三个特征又称三高特征：即发病率高、致残率高、死亡率高。

1. 警惕三大隐患：在临床上，高血压、糖尿病、动脉硬化、是脑血管病三大隐患。有报告称：脑出血患者78%有高血压病史；动脉粥样硬化患者发生脑中风者更为多见；糖尿病患者发生脑中风，较非糖尿病患者高2—3倍。

2. 警惕烟酒隐患：吸烟，因吸入一氧化碳可引起血液供氧不足，造成脑细胞功能受损；长期饮酒，不仅对肝脏造成损害，而且可引起甘油三酯增高，脑组织损害和影响大脑皮质功能。这两种不良生活方式,是脑血管病潜在危险因素,均可加速动脉粥样硬化,最终导致脑梗死、脑血栓或脑出血。

3. 警惕其他隐患:其他隐患尚有饮食不节、高度疲劳、心理因素、不良气候和肥胖等,均为脑血管病发病诱因或原因,亦是脑血管病潜在危险因素。

【问 7.44】脑血管病怎样预防?

脑血管病预防五要:

1. 合理膳食:一日三餐,清淡为主,水果、蔬菜,豆制品、粗细粮,合理搭配。
2. 不吸烟、少饮或不饮酒。
3. 注意心理健康,保持心态平衡。
4. 坚持体育锻炼,注意劳逸结合。
5. 顺应自然,保持正常生活规律。

【问 7.45】生活方式与糖尿病有何关系?

糖尿病是一种内分泌—代谢疾病,分为原发性和继发性两种。主要是胰岛素分泌不足,靶细胞对胰岛素敏感性降低,引起糖、蛋白质、脂肪、水及电解质代谢紊乱,组织修复能力和抵抗力降低。临床表现为"一高三多",即高糖、多食、多饮、多尿。临床分为胰岛素依赖型(Ⅰ型)和非胰岛素依赖型(Ⅱ型)。糖尿病可并发许多疾病,如视网膜微血管病变、动脉粥样硬化、冠心病、神经系统病变等,均较常人发病率高。

不健康的生活方式,导致糖尿病的五大成因:

1. 肥胖易患糖尿病:在中年以上糖尿病患者墩中,其发病约有 40—60% 与多食和肥胖有关,糖尿病发病率与肥胖成正比,此说明肥胖是糖尿病重要诱因。
2. 饮酒过量易致糖尿病:过量饮酒可引起胰腺炎。这是因为胰腺炎性病变,影响胰岛细胞分泌功能,因而导致糖尿病。
3. 吸烟可诱发糖尿病:在临床中发现糖尿病患者吸烟,可加速视网膜炎和肾病发生和发展。
4. 心理性应激可诱发糖尿病:心理性应激发生糖尿病机理,是在应激态下,交感神经兴奋,肾上腺素分泌增加,这时胰岛素分泌减少,而伴有升高血糖作用的生长激素、肾上腺皮激素分泌增加,造成多因素诱发糖尿病。

【问 7.46】糖尿病怎样预防?

糖尿病预防五要:

1. 合理调配饮食,防止肥胖。
2. 选择适宜运动,项目坚持体育锻炼。

3. 不吸烟,不酗酒。
4. 顺应自然,注意生活规律。
5. 情绪乐观,保持良好心理状态。

【问 7.47】何谓骨质疏松?

骨质疏松是城市居民老年人常见病。从生理角度讲,骨质是由蛋白质和骨盐构成的。骨骼是由蛋白质构成纤维、胶原和骨细胞,形成一个骨骼支架。这种骨骼支架,决定着骨骼大小和形状。钙、磷、镁等无机盐,沉积于骨骼支架上,从而保证骨骼坚固硬度。由此可知,如果骨骼内蛋白质和骨盐减少,即导致骨质减少,其结果是发生骨质疏松症。当发生骨质疏松时,身体承受压力和重力,骨骼就会感到疼痛,严重者可以发生骨折。

【问 7.48】发生骨质疏松有哪些原因?

导致骨质疏松症主要有五大成因:

1. 年龄因素:随着年龄增长,骨骼和全身器官一样逐渐老化,骨中矿物质减少,骨密度降低,骨皮质变薄,骨髓腔增宽,骨脆性增加,重者导致骨质疏松,乃至骨折。

2. 营养不良:幼年偏食,营养不良,缺少形成骨质营养物质,导致骨质形成不良。

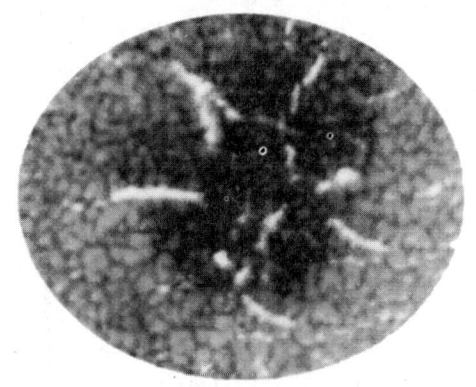

高倍显微镜下观察缺钙图像

3. 缺少日晒:日光中紫外线照射人体皮肤,可使 7—脱氢胆固醇转化为维生素 D_3,维生素 D_3 对促进钙磷代谢,小儿缺钙和老年人骨质疏松有好治疗作用。

4. 运动不足:少年时运动能激活骨质细胞促进骨骼形成,有利于骨骼生长发育。如果幼年缺少必要体力劳动或锻炼,则不利于骨骼生长发育。中老年人由于衰老变化,骨质丢失,如果再缺少运动锻炼,或缺少必要日光照射,就会发生骨质疏松症。

5. 不健康生活方式:不健康生活方式包括:缺少日晒、营养失调,睡眠不足,长期卧床,缺少运动锻炼,或者烟酒无度,均易导致骨质疏松症。

【问 7.49】怎样预防骨质疏松?

怎样建立预防骨质疏松生活方式?

1. 从幼年就培养良好卫生习惯,不偏食、爱运动、爱劳动、常在户外活动,或进行日光—空气浴,增加日照机会。

2. 不吸烟、不酗酒,有良好卫生习惯。

3. 注意均衡营养,适量食用奶制品、豆制品,用高压锅炖排骨,增加钙磷摄入。

4. 中老年人要坚持运动锻炼，讲究科学运动。

【问 7.50】生活方式与溃疡病有何关系？

溃疡病是指发生在胃及十二指肠部位，反复发作的慢性溃疡病。过去认为，溃疡病发生与胃酸和胃蛋白酶消化作用有关，故又称消化性溃疡病。胃溃疡疼痛多于餐后半1小时，经1—2小时胃排空后缓解。疼胃痛规律，胃溃疡"进食—疼痛—缓解"；十二指肠溃疡"进食—缓解—疼痛"除痛外还有嗳气、反酸、恶心、呕吐等。

1. 饮食不当：进食过急、暴饮暴食、不规律进食或食用刺激性食物，破坏胃粘膜导致溃疡病发生。

2. 吸烟：据统计吸烟者患胃及十二指肠溃疡病是不吸烟者2—3倍；有人证实，69%胃及十二指肠溃疡病，90%胃及十二指肠溃疡穿孔，均与吸烟有密切关系。

3. 饮酒：酗酒或长期饮用烈性酒，可以引起急慢性胃肠炎，使胃粘膜受损，久的导致胃及十二指肠溃疡病。

4. 药物：长期服用阿司匹林、保泰松、消炎痛、激素等药物，可导致胃及十二指肠溃疡病。

5. 心理因素：长时间脑力疲劳、精神紧张、忧虑、沮丧等情绪，不能得到适当调整和休息，容易诱发胃及十二指肠溃疡病。

【问 7.51】怎样预防溃疡病？

如何建立预防胃及十二指肠溃疡病的生活方式呢？
1. 一日三餐，定时定量，不进食过急、过烫，不暴饮暴食，不食用刺激性食物。
2. 不吸烟，吸烟者要求戒烟。
3. 不酗酒，不长期饮用烈性酒。
4. 不乱用药物，不空腹服用药物。
5. 保持乐观情绪，笑口常开。

【问 7.52】生活方式与肥胖有何关系？

不健康的生活方式，可以导致肥胖。一些人因工作关系，不吃早餐，午餐凑合，晚上饱餐一顿，加上一天劳累，餐后躺下就睡，消耗热量减少，容易积聚脂肪导致肥胖。肥胖是多种疾病温床，更是早衰伙伴。肥胖者，因脂肪代谢紊乱，容易出现高血脂，患高血压，动脉粥样硬化，冠心病，胆囊炎

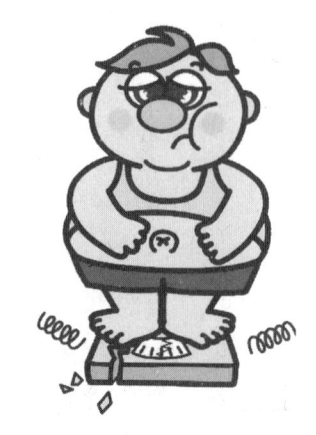

及糖尿病等多种疾病。一旦患上这些疾病，就会加速机体衰老。

【问 7.53】代谢综合征与肥胖有何关系？

何谓代谢综合征？代谢综合征曾有人称 X-综合征（X-Syndrome），是多种代谢成分异常，聚集的一种病理状态。其内容包括：

1. 腹部肥胖或身体超重。
2. 导致动脉粥样硬化，血脂异常：高甘油三酯（TG）血症，低密度脂蛋白胆固醇（LDL-C）增高，高密度脂蛋白胆固醇（HDL-C）降低。
3. 患高血压及患心血管疾病风险因素增加。
4. 胰岛素抵抗性，或葡萄糖耐量异常。在有些标准中，还包括微量白蛋白尿、高尿酸血症，促炎症状态（C-反应蛋白 CRP）以及促血栓状态（纤维蛋白原增高，纤溶酶原抑制物（PAI-1）增高。这些成分聚集，出现在同一个体中，使患心血管疾病风险大为增加。由此可见，代谢综合征与肥胖，有一定关联，两者可以互为因果。

【问 7.54】怎样预防老年肥胖？

防止老年肥胖，要注意以下几点：

1. 节制饮食：在医生的指导下，建立节食意识，每餐不过饱，避免暴饮暴食。根据自己活动强度，确定每天需要热量。然后，有计划、有步骤节制饮食，限制热量。
2. 运动锻炼：按照中老年生理特点，方法要因人而异，切忌剧烈体育活动。鼓励慢速步行，如饭后散步，打太极拳，打门球等非剧烈运动，减少老年人静坐时间。
3. 药物治疗：如果能通过行为，饮食，运动治疗，已理想控制体重，一般不主张用减肥药。老年患者若合并高血压，高血糖，血脂异常和脂肪肝，肥胖引起呼吸困难，或有阻塞性呼吸困难，呼吸暂停综合征，负重关节疼痛，通过行为饮食治疗和体育锻炼，体重仍有上升趋势者，再考虑用药物辅助治疗。

第 5 节 服饰仪表美，有益心身健康

【问 7.55】何谓老年人仪表美？

爱美，已经不是年轻人专利，老年人也重视起自己服饰打扮。专家称：爱美、追求美

是热爱生活，心理健康表现。穿着整洁、重视仪表，能使人精神饱满、神采奕奕，不仅增强自信心，还能赢得周围人欣赏和尊重，对促进老年人心理健康大有裨益。

【问 7.56】服饰与健康有何关系？

1. 服饰与健康有着相辅相成作用。那么，老年人该如何选择服饰呢？老年人的动作比中、青年人缓慢，所以服装款式应宽松大方，易于穿脱，对开上衣比套头合适，拉链、按钮比钮扣方便。采用封闭式衣领，不但能保暖，从而起到保护颈椎的作用。挖袖、不过膝短裙都不适合老年人。不仅不大方，不美观，更重要的是对老年人肩关节、膝关节不利，天气变化易被风寒湿侵袭，而引发骨关节炎症。

2. 老年服装质量要讲究些

（1）冬天要选择暖、软、轻。羊毛、驼毛、鸭绒等服装。因为天然织物保暖性好，对人皮肤有亲和性而无刺激性。因为暖和、柔软、轻便，所以不会影响老年人身体"气血流畅"和手足活动。

（2）夏天要选择吸湿性、散热性好服装，有利于老年人防暑降温，散热排汗。尼龙、化纤不透气，又会产生静电，极易引起痱子、湿疹，引发老年性皮肤瘙痒症。内衣、内裤面料一定要用天然织物，才有利于老年人身体健康。老年人以厚平跟、坡跟为宜，鞋面要柔软，羊皮、软牛皮、毛绒、布面都可以。鞋式不宜过窄，否则会引起鸡眼等脚病，影响行走。

【问 7.57】老年人如何穿出健康？

1. 着装要舒适合体

（1）丝绸衣服舒适美观，对皮肤也最友善。特别是在炎炎的夏日，穿丝绸会凉快舒畅。再就是棉质衣服，吸汗透气又好洗。在穿衣打扮上，应参照比自己实际岁数小十岁的年龄去选择，通过服饰给自己一个"我还年轻"的心理暗示。

（2）合适得体衣着，应该是美与保健的统一。衣着对于不同人、不同环境，而有不同保健要求。古人云：长短宽窄合身体，厚薄式样适于时。过硬的竖领易致颈静脉窒息综合征、心律失常或脑缺血。痔疮者应避免过分束腰增加腹压。对于老弱病人尽量不穿套头的衣服，利于脱换。患有慢性腰肌劳损者可戴上"护腰"……总之，穿衣服必须合乎生理条件并益于健康。

（3）老年人不宜穿紧身衣服。特别是夏天，如果常穿紧身衣服，就会因排汗不畅而引发湿疹、皮疹等疾病。再就是老年妇女常穿紧身内裤，容易受到霉菌感染并引起炎症。

2. 服装色彩与功能

（1）服装功能不仅是遮体、御寒，服装色彩对人心理情绪和健康，有着极其微妙影响。

不同颜色会给大脑不同刺激,从而产生不同心理感受。色彩悦目,使人愉快;色彩刺眼,使人烦躁;色彩热烈,使人兴奋;色彩柔和,使人安静。

(2)夏天,由于吸收辐射热由弱到强的颜色依次顺序是:白、土黄、米灰、绿、红、青、黑等,所以夏天老年人不宜穿深色衣服。

对于老年人来讲,如果你在精神上渴求稳定的情绪,希望减少因紧张而产生的压力,那么你就要选择暗色;相反,如果你在精神上想充分发挥创造力,则要选择明朗色。

(3)完美的颜色搭配,使人产生愉快的情绪并充满自信。色彩对人的视神经产生刺激和冲动,这种冲动又通过神经渠道,传到大脑皮层,进而有效地控制和调整影响人的情绪和内分泌系统。

3.运动服饰讲究多

(1)健身着装要讲究科学性。老年人在健身时,一定要注意着装。鞋要选择应合脚、弹性好,也可以选跑步鞋、综合运动鞋等。运动时,尤其是在跑跳时,地面对人体反作用力,会通过鞋向上传导,对踝关节、膝关节、脊柱、大脑及内脏等,都有不同程度冲击。质量较好鞋,可以缓冲地面冲击力,减少人体伤害。

(2)喜欢跳健身操者,可选择富有弹性运动服装,以动作不受束缚为好。棉制服装吸汗性较强,适合运动时穿着。

(3)衣服越轻,越有利于健康,对人行动无约束,并且不妨碍呼吸及血液循环。如衣服总重量超过4公斤,就会严重妨碍行动。

第8章　强化人体本能训练，强身健体
——构筑人体科学抗衰老第一道防线（2）

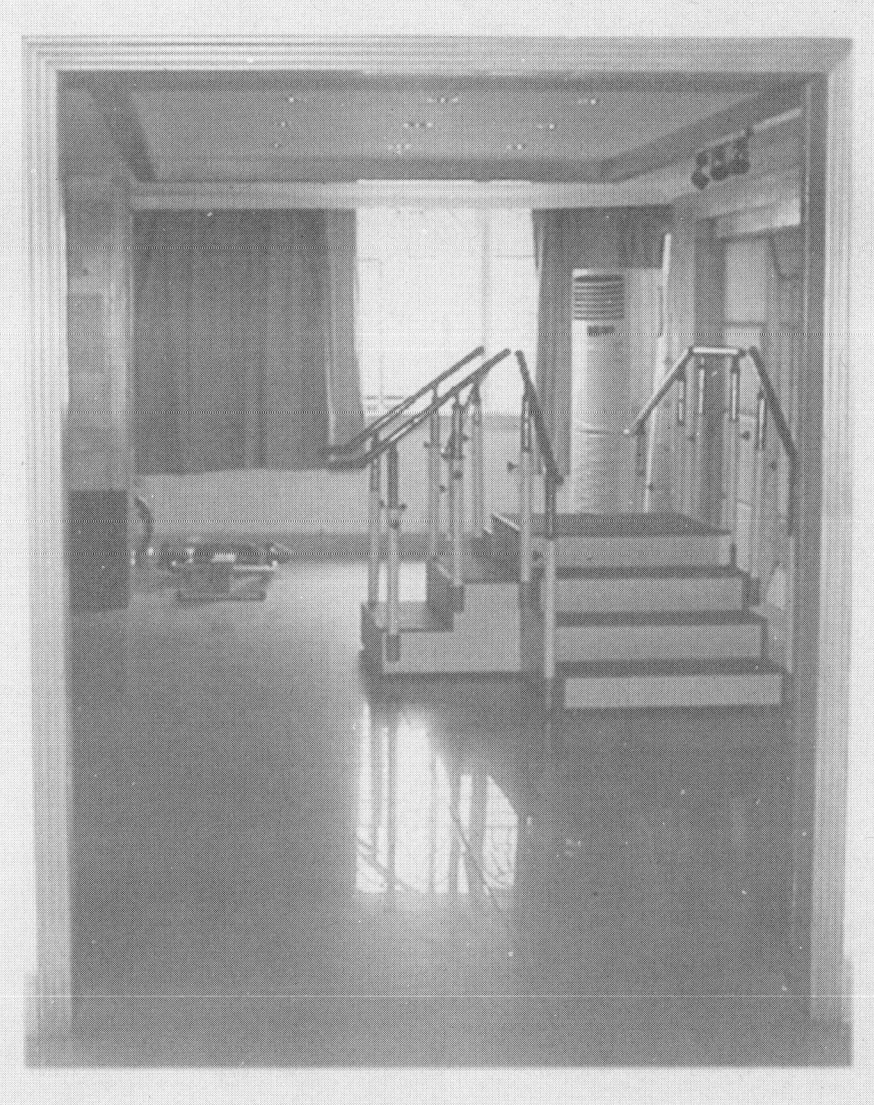

人体本能在不知不觉中退化，
强化人体本能训练延缓衰老。

第1节　人体本能与本能训练

一、人体本能概述

【问 8.1】何谓人体本能？

1. 人，从脱胎坠地，呱呱地哭出第一声时起，就本能地进行着呼吸，吸吮母亲乳汁，适应环境变化（温度、湿度、光线等），"吃饱就睡，饿了就哭"，有时一边哭，小胳膊和小腿，还一边手舞足蹈，进行着各种运动。这些就是人体本能。

2. 人体本能是无意识之初级功能状态，是先天不学而能之行为。具体地说，人体本能包括：受意识支配和不受意识支配两大类。受意识支配者，如呼吸、进食、睡眠、适应、运动等；不受意识支配者，如体温、脉搏、心跳、血压、神经反射、胃肠蠕动、腺体分泌等。一般不受意识支配，也不易强化或训练。

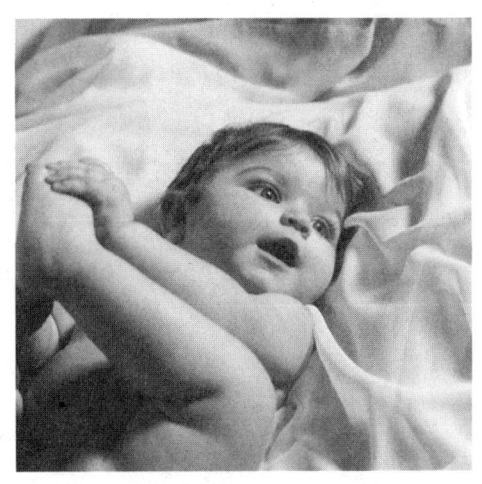

人类婴儿时期本能活动

【问 8.2】人体本能退化表现在哪几方面？

从社会学角度来看，人在社会化过程中，文明指数、幸福指数是与社会进化呈正相关的。但是，人体本能却慢慢退化。当你觉察它在发生退化时，那么，退化程度就已经无法挽回了。人体本能自然退化现象，在人体表现是多方面的，兹就与本能训练相关部分简介如下：

1. 呼吸功能退化

（1）人类随运动姿势改变，由爬行到双足直立，呼吸方式也随之发生变化，即从腹式呼吸变为胸式呼吸。胸式呼吸导致肺活量减小，肺功能减退。随之诱发人体组织器官缺血、缺氧。

(2) 由于肺和胸腔老化，肺总容量平均每平方米体表面积每年减少 4.5 毫升。肺活量随着年龄增加而减少，而肺内残气量则随着年龄增加而增加。

(3) 缺氧能导致重要脏器损害，使体内代谢异常和生理功能紊乱，严重危害人体健康。严重者可导致引起功能障碍，诸如神经系统、血液循环、胃肠消化、新陈代谢、内分泌系统等，功能减退和疾病。

2. 消化功能退化

人类和动物相比，人类吞食能力丧失之后，咀嚼功能下降，胃肠道运动、分泌功能减退，肠道中细菌构成发生改变等，致使消化系统功能退化更趋明显；再加上人类追求生活享受，"食不厌精，烩不厌细"，在享受口福过程中，过早出现各种胃肠病、代谢病、文明病等。

3. 睡眠质量退化

睡眠是动物的本能，婴幼儿睡眠时间，一般可长达 16—20 小时。失眠对于婴幼儿来说，简直是天方夜谭。但是睡眠对于老年人来说，却成为生活的一大难题。随着年龄增长，睡眠功能慢慢退化，睡眠时间逐渐减少，睡眠质量大为降低。在正常情况下，人的一天睡眠时间，最好在 7—8 小时。通常说的合理睡眠，是指在睡眠之后，自己感到疲劳解除、精神饱满、心情愉快，能胜任工作与学习为标准。

4. 运动功能退化

(1) 人类运动姿势，从爬行变为直立，骨骼、关节、肌肉、韧带等全身运动系统，活动幅度受限，运动量大为减少，使这些部位得不到很好锻炼，血液循环功能也大为逊色。

(2) 直立姿势造成脊柱负荷过重，妨碍人体自身运动锻炼，以致失眠诱发多种运动系统疾病。诸如：颈椎疾病、腰椎病变、骨关节病变多发等。

(3) 生活在大自然中的动物，为觅食和生存、为适应气候变化，而不停地到处奔跑。因而，动物血液循环十分通畅，血管得到充分锻炼。而人类则不然，不断追求现代化生活，出门坐汽车，上楼乘电梯，家务劳动机械化、电气化等，使身体运动量大为减少。其结果是：因血管缺乏锻炼，血液循环不畅，从而使血管过早硬化，引发高血压、冠心病等多种心血管疾病。

5. 免疫功能退化

免疫功能是指机体"识别自身，排除异己"之能力。免疫功能低下是退化的标志。从生理学观点

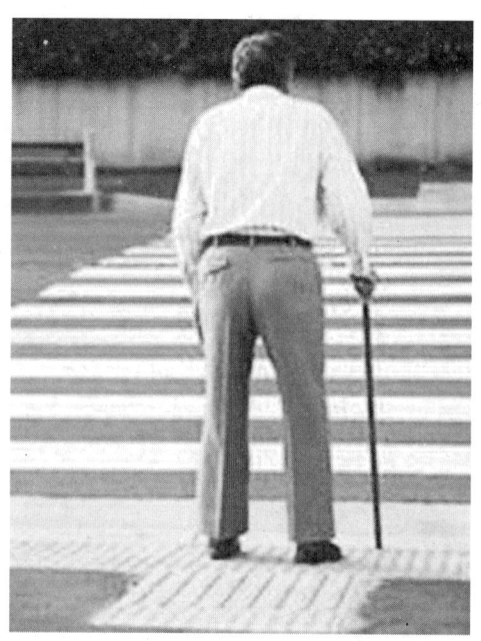

运动功能退化

讲，人们从 30 岁之后，免疫功能悄然降低，初期表现是 T 细胞数量和活性下降。对一项 60 岁以上健康老人研究发现，免疫功能低下者死于各种原因的危险，是其他人群的 2 倍；而患癌症危险，比其他人高 30%。

人体随着年龄增长，受意识支配的人体本能，在不知不觉中发生退化，而不受意识支配的人体本能，同样也在不知不觉中发生退化。诸如：神经系统、心血管系统、代谢系统、胃肠蠕动、腺体分泌等，人体整体的生理功能，无一例外地在不知不觉中发生退化。

二、人体本能训练

【问 8.3】何谓人体本能训练？

1. 是通过功能训练方式，强化人体本能活动，使这些先天、原始、无意识、初级功能状态，上升到一种有意识、可调控的高级功能状态。

2. 人体本能训练，是通过指导和练习，使受训者提升或掌握某种技能或能力，称为训练。具体地说，"训练"一词包含：有计划、有步骤，通过学习和辅导，把理念、知识变成一种实际技能，使受训者发生一系列生理反应。训练同教育一样，也是培养、提升人体本能的一种有效手段。

【问 8.4】人体本能训练有哪些方法？

人体本能训练方法包括：呼吸功能训练、节制饮食训练、睡眠功能训练、免疫功能训练、运动本能训练、心理调节等 6 种方法。即"5 训练 +1 调节"，又称"5+1"训练方法。

第 2 节 呼吸功能训练

一、呼吸生理知识

【问 8.5】何谓呼吸？

1. 简单地说，呼吸是指人体与外界进行气体交换过程。

2. 从生物学观点讲，呼吸定义包涵 3 个基本过程：

（1）外呼吸：肺通气（外界与肺泡气体交换）和肺换气（肺泡与血液气体交换）过程；

（2）气体运输：血液循环是气体运输通道，红细胞是气体运输载体。肺泡组织摄取氧，经血液循环周游全身，细胞呼吸产生二氧化碳，再通过呼吸将二氧化碳排除体外的过程；

（3）内呼吸：指血液与组织细胞之间气体交换过程。

【问 8.6】何谓呼吸系统？

1. 人体呼吸系统，由输送气体呼吸道、执行气体交换功能肺脏两部分组成。
2. 呼吸道包括：鼻腔、咽、喉、气管、支气管。其中喉、气管、支气管都是由软骨作支架，以保证气体通畅流动。鼻腔和支气管，内壁黏膜长有腺体，并生鼻毛、纤毛，其功能是阻挡异物，净化吸入气体。鼻黏膜毛细血管，有温暖空气作用。
3. 肺由肺泡组成。一个人肺泡数目可达 3—4 个亿，总面积约为 100 平方米。肺泡由上皮细胞构成小囊泡。在囊泡外面，裹着毛细血管和弹性纤维，有助于气体交换和吸气后肺组织弹性回缩。

【问 8.7】何谓呼吸运动？

外界气体吸入肺内，称为"吸"气；肺内气体排出肺外，称为"呼"气。这种吸气和呼气过程，就是呼吸运动。外界气体为什么能够进入肺内？肺内气体又为什么能够排出肺外呢？或许你已经注意到：肺像个大气囊，吸气时胸廓扩张，呼气时胸廓缩小。由此可知，呼吸运动主要与呼吸肌有关，通过胸廓有节律扩张和缩小，完成肺内气体与外界气体交换过程，这就是呼吸运动。

【问 8.8】呼吸运动怎样形成？其意义何在？

1. 呼吸运动怎样形成？主要有膈肌、肋间外肌、肋间内肌和腹壁肌等呼吸肌。人体吸气时，膈肌与肋间外肌收缩，引起胸腔前后、左右及上下径均增大，肺随之扩大，形成主动的吸气运动。当膈肌和肋间外肌松弛时，肋骨与胸骨因本身重力及弹性而回位，结果胸廓缩小，肺也随之回缩，形成被动呼气运动。呼吸运动意义在于使肺内气体与外界气体交流，有效地提供机体代谢所需之氧，排出体内二氧化碳废气。
2. 呼吸运动有两种：胸式呼吸与腹式呼吸。前者以肋间肌活动为主，表现为胸壁起伏；后者以膈肌活动为主，表现为腹壁起伏。一般成年人，多以胸式呼吸为主；婴儿及少数男子，则以腹式呼吸为主。成人在安静时，每分钟呼吸频率为 16—20 次，每次吸入和呼出气体，各约为 500 毫升。

二、呼吸功能训练原理

【问 8.9】呼吸是人之本能吗？

1. 人从脱胎坠地，就本能地进行着呼吸、吸吮母亲乳汁等本能活动。呼吸与进食，是人体从自然界摄取能量、维持生命、生长发育所必须之基本活动。人几天不吃饭可以生存，几分钟不呼吸就会因窒息而死亡。因此，我们回答呼吸是人体本能，呼吸在人们生命活动中，具有头等重要意义

2. 人体与外界环境进行物质交换，主要是气体和食物营养两个方面。在日常生活中，人们重视食物营养，讲究吃什么？怎么吃？但是，人们普遍忽视呼吸对健康之重要性。这种倾向，对人体健康及延缓衰老极为不利，应当注意纠正忽视呼吸与呼吸运动倾向。

3. 最近，加拿大世界现代生物研究院（CWMBA），发表一份研究报告揭示：人类自然寿命为 110—185 岁。这份报告揭示说：人类为何不能活到自然寿命？主要原因之一，就是呼吸方式改变。地球上所有动物，都是腹式呼吸。腹式呼吸最大优点，就是充分发挥呼吸功能，增大肺活量和气体交换。人类从站立行走开始，改变为胸式呼吸。胸式呼吸使肺活量变小，降低氧气吸收和二氧化碳排放量，影响机体新陈代谢和生理功能，从而使人容易变得衰老，而不能活到自然寿限。

【问 8.10】何谓呼吸功能训练？

呼吸功能训练（Respiratory function training），是指人们有意识、有步骤，使受训者学习正确呼吸、矫正错误呼吸模式，强化呼吸功能等一种训练方法。这种训练方法，可提升受训者健康素质、功能状态、活动能力，也是培养提升人们综合体能的一种有效手段。

【问 8.11】呼吸功能也会"衰老"吗？

1. 人类或哺乳动物，生长期一旦结束，不久便开始衰老。生长发育越快，衰老也就越早。这说明衰老是发育进程中的一部分，也是自然界物质运动的必然规律。呼吸是人体第一本能，随着年龄增长，功能逐步完善和增强；呼吸功能也随着年龄不断增长，而变得衰减乃至功能丧失。一个 75 岁男性老人，跟他 30 岁时比较，肺活量减少 40% 以上。30 岁时每分钟可输送 4 升气体到肺组织中；而年龄到 75 岁时，则只能输送 2 升左右气体到肺组织。还由于肺和胸腔组织老化，肺换气量也随着年龄增加而明显减少。

2. 运动可改善呼吸功能、延缓肺活量衰减。其方法是：运动起来，跑步、快走、游泳、打太极拳等，可以增加骨骼肌、呼吸肌的力量，胸腔扩张和收缩，能有效提高肺活量。

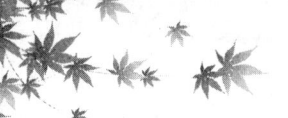

3. 美国宾州大学研究发现：活性维生素 D_3 可以抑制呼吸道平滑肌增生，有助于增强抗发炎作用，可以减缓气喘、慢性阻塞性肺疾患者呼吸道变形，阻止呼吸功能退化。

三、呼吸功能评估方法

【问 8.12】呼吸功能怎样自测评估？

1. 正常呼吸状态：健康人呼吸平稳、规律，每分钟 16—20 次左右。如发现呼吸深度、频次、节律异常、呼吸费力、有胸闷、憋气感受，则为不正常表现。老年人心呼吸功能减退，活动后可有心悸、气短表现，休息后很快就能恢复。

2. 呼吸功能自测：方法是深吸一口气，然后屏气，平均能坚持 4—9 秒；呼气，再屏气，能坚持 4—6 秒为佳。

【问 8.13】何谓呼吸功能检查？

呼吸功能检查，又称肺功能检查，呼吸功能评估。是用于评估呼吸功能、呼吸系统疾病一种检查方法。对于中老年人呼吸功能评估，进行呼吸功能训练，对于早期检出肺、气道病变，评估疾病严重程度及预后，对于评定药物或其他治疗方法疗效，鉴别呼吸困难原因，判断气道阻塞部位，对于评估呼吸功能对手术耐受力，或劳动强度耐受力，以及对于危重病人监护等方面，均具有重要指导意义。

【问 8.14】呼吸功能检测有哪些项目？

呼吸功能检查项目包括：通气功能、换气功能、呼吸调节功能及肺循环功能等，检查项目及测定指标多达 37 项。过去呼吸功能仪，主要以机械和化学方法，测定烦琐，费时费力，而且检测误差较大，限制临床广泛应用。近年来，随着科学技术发展，电子计算机技术应用，使呼吸功能检测在临床，在预防保健重要性也愈益受到重视。

四、呼吸功能训练方法

【问 8.15】呼吸功能训练有哪些要点？

训练要点有三：

1. 精神集中，排除杂念，全神贯注，一丝不苟，认真做好每一个动作；

2. 变胸式呼吸为腹式呼吸，意念与运动结合，体验吸气和呼气通畅愉悦感觉；

3. 坚持天天训练，月月训练，年年训练，长年坚持，持之以恒。

【问 8.16】呼吸功能训练方法有几种？

呼吸功能训练方法，一般有以下 6 种。根据个人身体状况、训练目的，选用下列不同的训练方法。

方法 1. 身心放松呼吸训练。

【问 8.17】身心放松呼吸训练目的何在？

训练目的：

（1）放松身体，消除精神、肌肉紧张状态。

（2）减少身体耗氧量。

【问 8.18】怎样进行身心放松训练？

训练方法：

（1）取卧、坐、或站立位。

（2）以坐位为例：采取前倾依靠位，即头俯在身前桌子、枕头（或折叠被子）上，两手放于枕头下。此有利于放松颈背肌、腹部肌张力，降低身体耗氧量，减少因呼吸导致肩胛带过度活动等。身心放松训练，20min—30min/次，1—2 次/日。

方法 2. 腹式（膈肌）呼吸训练。

【问 8.19】腹式（膈肌）呼吸训练目的何在？

训练目的：

（1）提高肺换气/通气量，改善慢性缺氧及气体代谢。

（2）改善气急、气促、呼吸困难症状。

【问 8.20】怎样进行腹式（膈肌）呼吸训练？

训练方法：

（1）取站立位，两手置于身后，固定肩胛带，做身体下蹲动作。

（2）身体前倾，边下蹲，边收腹，边呼气，直到肺部气体完全呼出。

方法 3. 腹部加压呼吸训练。

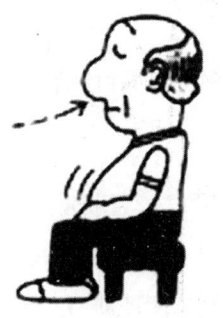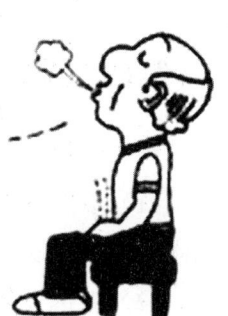

坐位腹式呼吸训练

【问 8.21】腹部加压训练目的何在?

训练目的:
(1) 让患者了解、学会腹部加压呼吸方法。
(2) 改善、增加膈肌运动和增大肺活量,改善慢性缺氧。

【问 8.22】怎样进行腹部加压呼吸训练?

训练方法:
此法分 3 个步骤。
第一步:
(1) 患者取卧或坐位。
(2) 患者将自己手,按压在上腹部或下胸部两侧,注意力集中,呼气收缩腹部,同时用双手挤压上腹部,或下胸部两侧,尽力增加腹压,减轻膈肌张力,促使膈肌向上抬举;吸气时,对抗双手所加压力,徐徐将腹部隆起,同时将下胸部向外膨隆,与此同时逐渐减小双手压力,如是反复进行。
第二步:
(1) 患者取仰卧位。
(2) 用 5kg—10kg 沙袋,置于脐与耻骨中间,做腹式呼吸训练,20min—30min/次,1—2次/日。
(3) 其功用可增加膈肌运动和肺活量,减少耗氧量,提高肺泡通气效率。
第三步:
(1) 患者取头部低卧位,抬高臀部使之呈 16°—18°,头低倾斜位,做腹式呼吸训练,20min—30min/次,1—2次/日。
(2) 其功用可使膈肌向胸腔挤压,增加潮气量,降低每分钟通气量与功能储量。
方法 4.缩唇呼吸训练。

【问 8.23】缩唇呼吸训练目的何在?

训练目的:
(1) 以减慢呼吸频率,延长吸气与呼气的时间,降低呼吸肌频繁收缩对氧气及能量的需求,同时借助逐渐增强的腹肌收缩力,加大肺活量和最大通气量,改善缺氧状态。
(2) 促进气体从肺泡内排除,减少肺内残气量。防止在呼气时,支气管和小支气管过早塌陷。

【问 8.24】怎样进行缩唇呼吸训练？

训练方法：
（1）呼气时嘴唇紧缩，作吹笛或吹蜡烛样，进行呼气训练，以增加呼气阻力。
（2）其功用是增加支气管和小支气管内压，防止支气管和小支气管塌陷。

方法 5. 缓慢呼吸训练。

【问 8.25】缓慢呼吸训练目的何在？

训练目的：
（1）缓慢呼吸，改变慢阻肺呼吸模式。
（2）改善呼吸通气功能，提高气体代谢效率。

【问 8.26】怎样进行缓慢呼吸训练？

训练方法：
缓慢呼吸是改变中老年人慢性阻塞性肺疾病（COPD）呼吸模式，使吸气与呼气时间基本相等，呼气时不要屏气或费力，采取缓慢而均匀的一种呼吸方法。慢阻肺呼吸模式为吸气短促，呼气较长而费力。这种呼吸模式，不利于气体交换代谢。

方法 6. 强化呼吸功能训练。

【问 8.27】何谓强化呼吸功能训练？

运动本能可以训练，呼吸功能也可以训练，这是一种根本理念。众所周知，肢体运动，可以通过功能再训练，使肢体肌肉丰满、肌力增加、肢体运动本能增强。那么，呼吸功能可否通过再训练，强化肺组织呼吸功能，使人体肺脏器官保持"青春"呢？是的。呼吸运动也像肢体运动那样，受人们意识支配和控制。有人研究：强化呼吸功能训练（strengthen respiratory function training），可以按照科学方法，变胸式呼吸为腹式呼吸，提高肺组织通气/换气量，改善大脑、心、肺等内脏器官缺氧状态，防治慢性呼吸道疾病，促进机体功能康复。

【问 8.28】强化呼吸功能训练有哪些特点？

1. 呼吸、意念、数数与肢体运动结合。
2. 全身主要关节，均参与运动功能训练。

【问 8.29】强化呼吸功能训练目的何在？

1. 用于强健身体，预防疾病，延缓衰老。一些研究资料证明：强化呼吸功能训练，能改善大脑缺氧状态，延缓大脑衰老过程，预防脑动脉硬化及老年痴呆。

2. 用于长期卧床，或长期卧床后，年老体弱患者，改善呼吸功能，增强气体代谢。同时，进行强化呼吸功能训练，可使心脑等内脏器官，得到充分氧气供给，改善人体内脏器官缺氧状态，从而达到增强机体修复功能，达到抗御疾病的目的。

3. 用于治疗慢性气管炎、肺气肿、慢性阻塞性肺疾患等。

【问 8.30】怎样实施强化呼吸功能训练？

怎样进行强化呼吸功能训练？其具体方法是：

第 1 步：准备活动。选择适宜训练场地，立正站立，两腿跨开，两脚与肩同宽，先做缓慢徐徐呼吸，吸——呼，吸——呼，连续做 5—6 次。

第 2 步：前屈运动。将头与腰部前屈，边弯腰，边收腹，边呼气，直到肺部气体完全呼出，腰弯曲达到最大限度。然后，再把头和腰慢慢直起，边直腰，边鼓腹，边吸气，直到肺部完全吸满空气，直立身体站起。

第 3 步：背伸运动。仰头、腰向后弯曲，边弯腰，边收腹，边呼气，直到肺部空气完全呼出，直立身体站起。然后，再把头和腰慢慢直起，边直腰，边鼓腹，边吸气，直到肺部完全吸满空气，直立身体站起。

第 4 步：右侧背伸。头及腰向右侧背部弯曲，边侧弯，边收腹，边呼气，直到肺部空气完全呼出。然后，再把头和腰慢慢直起，边直腰，边鼓腹，边吸气，直到肺部完全吸满空气，直立身体站起。

第 5 步：左侧背伸。头及腰向左侧背部弯曲，边侧弯，边收腹，边呼气，直到把肺部空气完全呼出。然后，再把头和腰慢慢直起，边直腰，边鼓腹，边吸气，直到肺部完全吸满空气，再直立身体站起。

第 6 步：右侧弯腰。头及腰向右侧弯曲，边侧弯，边收腹，边呼气，直到把肺部空气完全呼出。然后，再把头和腰慢慢直起，边直腰，边鼓腹，边吸气，直到肺部完全吸满空气，再直立身体站起。

第 7 步：左侧弯腰。头及腰向右侧弯曲，边侧弯，边收腹，边呼气，直到把肺部空气完全呼出。然后，再把头和腰慢慢直起，边直腰，边鼓腹，边吸气，直到肺部完全吸满空气，再直立身体站起。

第 8 步：头颈右旋。头颈向右侧旋转，边旋转，边收腹，边呼气，直到把肺部空气完全呼出。然后，再将头及颈慢慢旋回原位。边旋转，边鼓腹，边吸气，直到肺部完全吸满空气。

第9步：头颈左旋。头颈向左侧旋转，边旋转，边收腹，边呼气，直到把肺部空气完全呼出。然后，再将头颈慢慢旋回原位。边旋转，边鼓腹，边吸气，直到肺部完全吸满空气。

第10步：按上述2—9，往复循环，10—20次，每天早晚各一次。做呼吸运动时，每次尽量吸入——停息三秒钟——再尽量呼出，使机体进行气体交换，吐故纳新。

五、呼吸功能训练注意事项

【问8.31】呼吸功能训练场地、环境有何要求？

1. 训练环境要在僻静、清洁、无异味、无尘埃、空气新鲜流通处进行。
2. 在城市居住者，应注意空气清洁度，参考空气质量预报进行训练。空气质量（Ⅱ级）指数在100以下，适宜进行户外运动训练。

【问8.32】呼吸功能训练应注意哪些问题？

1. 呼吸功能训练时，要精神集中，全神贯注，动静结合，意守和运动结合。
2. 呼吸动作不要求快，自觉控制呼气及吸气，呼吸动作宜缓、慢、匀、深。在初练时，要顺其自然，不要勉强，慢慢做到"从有声到无声，由短促到深长"。
3. 如遇天气变化，大风、雨雪天气等，可改室内训练，但要注意空气流通清洁。
4. 进行呼吸功能训练，要根据身体情况，宜天天训练，月月训练，年年训练，长年坚持，持之以恒。

六、呼吸功能训练适应与禁忌

【问8.33】呼吸功能训练适应范围是什么？

1. 适于强身健体、延缓衰老、快乐百岁训练。
2. 长期卧床患者，改善心情，促进身体康复。
3. 慢性支气管炎。
4. 支气管哮喘。
5. 肺气肿。
6. 慢性阻塞性肺疾患。

【问 8.34】呼吸功能训练有哪些禁忌证？

凡是急性病发烧、活动性肺结核、痰中带血、呼吸功能衰竭等，均视为禁忌证。

注 1：空气质量分级，见附录 1。

第 3 节　节制饮食训练

现代社会，人们讲究节食，把节食视为增进健康新时尚。在欧美一些国家，近十几年兴起"节制饮食"或"热量控制"新生活方式。节制饮食（diet）简称为"节食"。许多人认为："吃得越少，寿命越长，身体越健康"。这种认识有道理吗？其道理何在？那么，何谓节食？怎样节食？怎样科学节食？请看相关知识和研究报道。

一、节食基础知识

【问 8.35】何谓"节食"？

"节食"是胃肠功能训练的一种方法。节食正确内涵，不仅是少食，而且还要讲究吃什么？怎样吃？即讲究食物营养成分、食物热量、营养与身体机能关系等。由此可见，吃大有学问，欲想健康长寿，就必须研究食物营养科学。

【问 8.36】节食与饥饿疗法有何异同？

节食在饥饿疗法中，称谓减食法或不完全断食法。其含义是限制高热量食物摄入，主要限制脂肪和糖类，以水果、蔬菜、高纤维素食物为主，维持身体基础代谢最低需求。节食训练与饥饿疗法之区别，在于不采用完全断食法（绝谷、辟谷）。

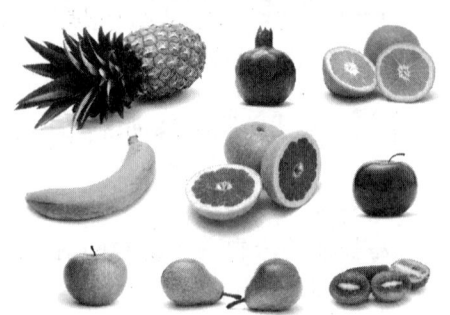

【问 8.37】何谓食物热量？

煤燃烧产生热量，煤火燃烧得越旺，产生热量也就越多。食物热量也是这个道理，只是食物热源不是煤,而是食物中产热营养素。我们身体得到这些营养素,可使人体温度保持在 37℃左右,保证人们正常学习、工作、生活和健康。这些供热营养素,就是糖类(碳水化合物)、脂肪和蛋白质。

【问 8.38】何谓食物热量单位?

在物理学中,热量单位称为卡路里(caloric),又简称卡(cal)。热量单位含意:把 1 克水温度,提高摄氏 1℃,便需要 1 卡热能。在营养学中热量单位,则习惯用千卡或称大卡(Kilocalorie;kcal)表示。1 千卡 = 4.184 千焦耳。

【问 8.39】热量消耗有哪些途径?

人体热量消耗途径,主要有三个部分:第一部分是基础代谢率,约占人体总热量消耗 65%—70%;第二部分是身体活动,约占总热量消耗 15%—30%;第三部分是食物热效应,约占 10%。

二、节食训练理论依据

【问 8.40】饱食与节食,对人体有哪些利害关系?

1. 节食对人体健康有哪些好处呢?有人研究发现:节制饮食可以改善体内细胞生物化学成分,使动物生理发生重要变化,能使基因修复能力增加 40%,预期寿命延长 50%。研究者认为:节制饮食,能激发细胞中"幸存"基因活力,使身体抗病能力增强。纠正基因复制错误能力越强,人们寿命也越长。

2. 饱食危害颇多。科学研究发现:饱食不仅可使人体脂肪沉积,大腹便便,而且还能造成大脑代谢紊乱,损伤细胞使人早衰。人们呼吸时,有 2% 吸入氧,被氧化酶催化,形成自由基。自由基对人体有害,能导致细胞损伤、动脉血管硬化,引发疾病加速衰老和死亡。换句话说,人体摄入能量越大,产生自由基就越多,人老化程度也就越快。

3. 一些研究资料表明:饱食线粒体负荷增高,氧自由基大量产生,对线粒体功能影响增大。如果限食,人体氧负荷降低,可减少氧自由基产生,就可延缓衰老进程,可使人健康长寿。

【问 8.41】请用科学实验说明,饱食对人体有哪些危害?

请看两项趣味实验:

实验 1:20 世纪 30 年代,美国康奈尔大学营养学家克莱德·麦卡教授,做了一个非常有趣的动物实验。

（1）实验方法：将小白鼠分为甲、乙两组：甲组小白鼠限制热量摄取；乙组小白鼠则不加限制，任其敞开肚皮吃饱。对两组小白鼠，均保证必需营养供给，包括蛋白质、脂肪、碳水化合物、维生素、矿物质等。

（2）实验结果：①观察骨骼生长：甲组小白鼠活到 300 天、500 天，乃至 1000 天，骨骼仍呈现缓慢生长趋势；而乙组小白鼠于 175 天后，骨骼便停止生长。②观察小鼠寿限：甲组小白鼠寿命长达 3—4 年，且患病率极低；乙组小白鼠寿命不到 2.5 年便全部死亡。

实验 2：20 世纪 60 年代末，美国老年学专家马克登诺，做了一个同样有趣的动物实验。

（1）实验方法：用含 22% 蛋白质，5% 植物油饲料，喂养两组小白鼠。

甲组不限食：每天供应含 20 千卡热量的此种饲料，为正常饮食组；

乙组限食：每天只供应 10 千卡热量的该饲料，仅及甲组饲料 1/2。

（2）实验结果：观察结果是，乙组小白鼠中，有 2/3 平均寿命显著延长，最长寿命竟超过甲组小鼠 2 倍以上。

（3）研究提示：上述两项研究结果说明，限制热量摄取的小白鼠，较不限制热量摄取的小白鼠，寿命显著延长。

上述两项实验研究证明，实施科学节制饮食，可以减少自由基产生，使细胞免于受害，有助于预防疾病和延缓衰老。

【问 8.42】节食专家怎样谈论节食？

1. 美国学者保罗，长期从事热量控制研究。保罗认为：让身体长期保持饥饿状态，降低热量摄入，可以避免过剩热量在人体内囤积，减少人体负担，有利于增强人体机能活力，而使人延年益寿，挑战人类寿命极限。他还说："如果人体在 17 小时，处于低热量状态，大脑会分泌出一种化学物质，这种物质释放会让人产生兴奋愉快的感觉。"

2. 美国免疫学家奥福尔指出：限食可使机体免疫力在老龄时仍保持旺盛，使免疫中枢器官——胸腺定时紊乱得以推迟。一些专家对限食小鼠的器官检测表明，它们在年老时，心脑等主要脏器，出现脂褐素堆积情况，要比同龄正常饮食小鼠低得多。

3. 加利福尼亚大学医学博士罗尔·伍尔福，曾对动物做过限食实验，发现限食能使动物体温下降 2℃—3℃。老年医学研究指出，降低体温能够长寿，而限食是使体温自然下降的有效办法。

4. 保加利亚知名饮食专家巴拉邦斯基，对 100 名各年龄段志愿者，进行长期跟踪调查后，认为正常人群最合理之膳食结构，应该是在一日三餐基础上，配合两次上下午茶。应高度重视早餐，午餐摄入能量，应占到全天摄取总能量 45%，而晚餐则宜遵循清淡原则。

人体即使在完全放松状态下，也需消耗大约1500千卡能量，相当于150克碳水化合物、40克脂肪和40克蛋白质所提供能量之和。

5. 日本九州大学大村裕教授报告：在一顿饱餐之后，大脑中一种叫做"纤维芽细胞生长因子"比进食前增加数万倍。这种物质能使毛细血管内皮细胞、脂肪细胞增殖，造成脑动脉硬化，记忆力减退，促使大脑早衰。通过限制饮食，减少"纤维芽细胞生长因子"在大脑中生成，可推迟脑动脉硬化和大脑衰老。

三、节食良性效果与副性反应

【问8.43】节食有哪些良性效果？

节食能产生什么效果？现代医学研究证明，适当节食训练可以见到如下良性效果：

1. 节食或限制热量摄入，能减轻胃肠负担，促进消化道疾病康复。

2. 减少体内过剩热量、脂肪沉积，有助于预防动脉硬化、心脑血管病、糖尿病及其他中老年常见病。

3. 研究发现，动物体内存在一个特定基因，在食物热量供应受到限制情况下，这个基因编码蛋白质便会增加，起到防止细胞凋亡作用。研究者认为，这是节食延缓衰老一个重要因素。

4. 节食能调节植物神经、内分泌和免疫系统功能，使神经系统兴奋与抑制过程，趋于相对稳定状态。

5. 节食对青壮年有助于预防未老先衰，青春永驻；对中老年有助于延缓机体及内脏器官衰老，有益于健康长寿。

【问8.44】节食会产生副性反应吗？

1. 在正常情况下，只要按照节食训练方法，除有轻度饥饿感之外，一般没有不良反应。

2. 但过度节食，或方法不当，可因饮食热量不足，而出现体重下降，营养不良，甚至导致短暂蛋白质、钾、镁、钙、铜、锌等缺乏。

3. 我们强调节食，要在医师指导下，采取科学方法，循序渐进，持之以恒，方可收到却病延年的效果。

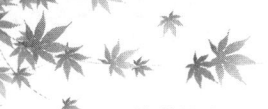

四、节食训练方法

【问8.45】何谓节食训练？

节食训练((diet training)是指应用科学方法，训练或培养一种良好饮食习惯。即定时、定量，不暴饮暴食，讲究营养平衡、膳食平衡之良好生活方式。

【问8.46】何谓"质控节食"和"量控节食"？

依据节食理论，将节食分为质控节食法和量控节食法两种。

质控节食法主张，多食含蛋白质食物，不食脂肪或少食脂肪、碳水化合物食物；量控节食法主张，要计算食物热量，摄入热量永远小于消耗热量。这两种节食法，各有优缺点。我们主张：根据节食者个人身体状况，在保证身体基本营养条件下，进行有效科学的节食方法。

【问8.47】节食训练有哪些优点？

节食训练优点有三：一是可避免实施饥饿疗法所带来的某些风险因素；二是没有难耐饥饿感，大多数人易于接受；三是能产生饥饿疗法的预期效果。

【问8.48】节食应遵循哪些原则？

1. 明确节食目的，制定节食计划。
2. 老年人要在医生指导和监督下进行节食训练。
3. 饮食原则是："宜少不宜多，宜欠不宜过；宜热不宜冷，宜软不宜硬"。
4. 进食要做到：定时、定量，细嚼慢咽，进食不宜讲话。
5. 进食环境，尽量做到清洁、卫生、安静、优雅。

【问8.49】节食时间怎样安排？

生物节律研究，在早、中、晚，这三段时间内，人体消化酶活性增高。实验证明：每日三餐，食物中蛋白质消化吸收率为85%；如改为每日两餐，每餐各吃全天食物量一半，则蛋白质消化吸收率仅为75%。因此，按照我国传统生活习惯，一日三餐比较合理，是一种比较好的生活方式。

【问 8.50】一日三餐怎样搭配？

早餐：宜营养丰富，易吸收，易消化，质量好，吃 7—8 成饱。
中餐：营养丰富，荤素搭配，粗细粮搭配，吃 7—8 成饱。
晚餐：营养丰富，以菓蔬为主，宜流食，量宜少，吃 6—7 成饱。
一日三餐，用餐量可参照"早吃好，午吃饱，晚吃少"原则，定时用餐。

1. 酸奶节食法：

【问 8.51】用酸奶节食目的是什么？

（1）节食目的在于"清理"胃肠道，使胃肠得到休息的同时，改善因饮食过量、不规则饮食习惯，调节胃肠运动和吸收功能。

（2）实施节食训练，调节神经 - 内分泌，以及免疫系统功能，增强机体物质代谢和身体健康。

【问 8.52】怎样用酸奶节食？

酸奶节食实施方法：
（1）首先要有积极乐观心态，坚信自己通过节食训练，能减轻胃肠负担，使身体变得更加健康、强壮。

（2）在酸奶节食训练期间，早餐只能吃新鲜水果 1—2 个；午餐和晚餐，每餐食用 250 毫升低脂酸奶（2×150 卡）。如果感到饥饿，可以吃低热量水果或喝水。一般训练时间 2—3 天。

（3）节食训练期间，饮用酸奶要适量。饭量大者，午餐和晚餐，每餐食用低脂酸奶也不宜超过 500 毫升（2×300 卡）。

（4）结束节食训练后，不能马上吃油腻食物，先吃流质饮食，如牛奶、稀饭等，再慢慢恢复正常饮食。

（5）在节食训练期间，要尽量把生活安排得轻松平淡，注意不宜做剧烈无氧运动。

2. 限制食物热量节食。

【问 8.53】何谓营养素产热值？

计算食物或饮食所含热量，首先要知道营养素重量。以每克为单位，分别是：
碳水化合物产生热能 = 4 千卡 / 克
蛋白质产生热量 = 4 千卡 / 克
脂肪产生热量 = 9 千卡 / 克

酒精产生热量 =7 大卡 / 克

有机酸产生热量 = 2.4 大卡 / 克

【问 8.54】怎样计算食物热量？

（1）热量计算公式：

食物热效应 = 人体基础代谢（BMR）+ 活动量 x 10% 或 ÷ 9。

人体基础代谢（BMR）所需基本热量简易算法：

女性：基本热量（千卡）= 体重（公斤）×22

男性：基本热量（千卡）= 体重（公斤）×24

每人每天所需热量 = BMR+ 总活动量 + 食物產热效应。

一般认为，老年人基础代谢，比青年人降低 10%—15%，所以，每日需要热量亦相应减少。一位 65 岁以上老年人，每天总热量宜控制在 1200 千卡—2000 千卡之间。

（2）热量简易计算：

食物热量计算，粗略计算易，精确计算难。按人们实际生活，可采用下列简易计算公式，计算摄取食物热量：

摄取食物热量 / 日 = 主食 + 副食 + 饮品 + 水果

食物热量多寡，按其序列依次为：蔬菜 < 水果 < 米面食 < 肉食 < 油类。

老年人饮食，按食物热量序列，宜向蔬菜、水果倾斜。多吃蔬菜、水果，少吃肉、油厚味。食物热量按主、副食计算：

主食：100 克（2 两）米饭或面条，热量约 200 卡；100 克面包（250 卡）；一小碗稀饭（50 卡）；一小碗馄饨，热量约 300 卡；三鲜水饺 10 个，热量约 220 卡。

蔬菜：任何一种蔬菜 500 克（一市斤），热量约为 70 卡。加油等调料，炒成一小盘蔬菜，热量约为 100 卡—150 卡。

肉蛋：100 克肉（牛、鸡、羊、猪），热量约 120—150 卡；100 克蛋（鸡、鸭、鹅），热量约为 110 卡—150 卡；鸡蛋一个（75 卡）。一小盘荤菜热量约 200 卡—250 卡。

豆类：100 克豆腐，热量约为 65 卡；一杯豆浆热量约为 60 卡；100 克豆腐皮热量约为 409 卡；100 克豆腐干热量约为 140 卡。

海鲜：100 克海鲜，热量大约为 80 卡。

水果：100 克水果，橘子热量大约为 55 卡；苹果热量大约为 55 卡；香蕉热量大约为 91 卡；梨热量大约为 54 卡；西瓜热量大约为 25 卡。

饮品：牛奶一杯（150 卡），果汁一听热量大约为 120 卡；可乐一听热量大约为 120 卡；雪碧一听热量大约为 100 卡。

以上所列，可帮助你查找日常主副食热量，适合限制热量摄入者，进行用餐热量简易估算。

【问 8.55】一周如何安排节食训练食谱?

星期一食谱:

早餐:豆浆一杯（60 卡），馒头一个 2 两（200 卡），煮鸡蛋一个（75 卡），香蕉一只 91 卡）。

热量:60+200+75+91=425 卡。

中餐:虾米烧冬瓜（50 卡），皮蛋拌豆腐（160 卡），醋烹绿豆芽（28 卡），米饭一小碗（200 卡）。

热量 50+160+28+200=438 卡。

晚餐:腐竹拌黄瓜（250 卡），稀饭一小碗（50 卡），烤甘薯 1 块（55 卡）。

热量:250+50+55=355。

第一天合计热量 =425+438+355=1210 卡。

星期二食谱:

早餐:牛奶一杯（150 卡）、面包两片（125 卡）、鸡蛋一个（75 卡），苹果一个（55 卡）

热量:150+125+75+55=405 卡。

中餐:西红柿炒鸡蛋（100 卡），木耳拌芹菜（25 卡），麻婆豆腐（349 卡），米饭一小碗（200 卡）。

热量:100+25+349+200=675 卡。

晚餐:紫菜豆腐汤（50 卡），炒青椒土豆丝（98 卡），凉拌白菜心（17 卡）、全麦馒头一个（200 卡）。

热量:50+98+17+200=365 卡。

第二天合计热量 =450+675+365=1445 卡。

星期三食谱:

早餐:五谷粥一中碗（350 卡），爽口小菜一碟（20 卡），梨一个（54 卡）。

热量:350+20+54=424 卡。

中餐:凉拌西兰花（35 卡）、清蒸鱼（100 卡）、青椒冬笋丁（20 卡）、米饭一小碗（200 卡）

热量:35+100+20+200=355 卡。

晚餐:凉拌青笋酸辣藕片（50 卡），小米粥一小碗（100 卡）、馒头一个（200 卡）。

热量:50+100+200=350 卡。

第三天合计热量 =424+355+350=1129 卡。

星期四食谱:

早餐:玉米粥（88 卡），蒸蛋羹（75 卡），什锦泡菜（20 卡），馒头一个（200 卡），柑橘一个（43卡）。

热量：88+75+20+200+43=426卡。

中餐：红烧牛肉(180卡)，凉拌菠菜(20卡)，素炒芥兰(20卡)，米饭一碗(200卡)。

热量：180+20+20+200=420卡。

晚餐：冬瓜排骨汤（50卡），胡萝卜青椒土豆丝（50卡）、凉拌茄泥（95卡）+玉米饼一块（200卡）。

热量：50+50+95+200=395卡。

第四天合计热量=426+420+395=1241卡。

星期五食谱：

早餐：蒸糯玉米一个（120卡），牛奶一杯（150卡）、鸡蛋一个（75卡），干果若干粒（50卡）。

热量：120+150+75+50=345卡。

中餐：三鲜饺子四两（420卡），凉拌海带胡萝卜丝一小碟（70卡），豆浆一杯（60卡）。

热量：420+70+60=550卡。

晚餐：豆苗鱼丸汤（65卡），馒头一个（200卡），烤甘薯1块（55卡）

热量：65+55+200=320卡。

第五天合计热量=395+550+320=1265卡。

星期六食谱：

早餐：牛奶一杯（150卡），煮鸡蛋1个（75卡），全麦面包两片（125卡），桃或柿子一个（45卡）。

热量：150+75+125+45=395卡。

中餐：黄瓜拌鸡丝（389卡），香菇炒油菜（70卡），米饭一小碗（200卡）。

热量：389+70+200=659卡。

晚餐：蒜泥拌酱牛肉（200卡），白米粥一中碗（60卡），烤甘薯1块（55卡）。

热量：200+60+55=315卡。

第六天合计热量=350+659+315=1324卡。

星期日食谱：

早餐：牛奶一杯（150卡），苏打饼干五块（200卡），葡萄若干（40卡）。

热量：150+200+40=390卡。

中餐：素焖扁豆(37卡)，番茄菜花(40卡)，虾仁蒸蛋羹(180卡)，玉米饼一块(200卡)。

热量：37+40+80+200=417卡。

晚餐：馄饨一中碗（200卡），芝麻烧饼一个（150卡），爽口小菜一碟（20卡）。

热量：200+150+20=370卡。

第七天合计热量 =390+417+370=1177 卡。

注：1. 一周节食训练食谱，为一个中、老年人用分量，饭量大者，可增加蔬菜、果品、鱼类、豆制品，尽量减少肉类、油脂食品。

2. 水果种类，可按季节，以新鲜瓜果，一般在用餐前后半小时，或上午 10 时，下午 4 时食用为宜。

3. 关于菜谱名称，不拘泥于上述品名，可依各地风俗习惯，主要用料相同者即可。

【问 8.56】节食训练有疗程吗？一个疗程多少天？

节食训练，可长可短。短者几天，几个星期；长者可达几个月，乃至形成一种良好节食习惯，要视个人实际情况而定。

五、节食训练注意事项

【问 8.57】节食训练应注意什么？

1. 首先要有积极乐观心态，坚信自己通过节食训练，能培养出良好饮食习惯，使身体变得更加健康强壮。

2. 早餐是一天的开始，如果不吃早餐，一整天都会精力不足，工作效率低。午餐最好吃易于消化、易于吸收，富含蛋白质、脂肪、糖、维生素、矿物质等五大营养元素食物，保持营养均衡。晚餐不可多吃。最好吃些清淡点食品，如水果、生菜之类。

【问 8.58】何谓摄入热量最低限、最高限？

（1）摄入热量平均每日不宜小于 900 千卡，当你节食，小于 900 千卡以下热量时，不仅会造成严重饥饿感，而且还会引起营养不良等副性反应。

（2）一般来说，凡老年人都应少吃主食，多吃富含蛋白质、纤维等副食品，完全素食也不可取，每日摄入总热量，不宜大于 2000 千卡。

六、适宜与不适宜人群

【问 8.59】节食训练适宜哪些人群？

1. 不良生活方式，健康状态属于 II 级以下者。
2. 体重超标、各级肥胖者。

3. 免疫功能低下，身体虚弱，经常罹患感冒者。

4. 胃肠功能紊乱，习惯性便秘或交替腹泻者。

5. 患有高血压、高血脂、早期冠心病、脑血管病患者。

【问8.60】节食训练不适宜哪些人群？

1. 患有高烧、各种急症者。

2. 患有各种出血性疾患者。

3. 患有贫血、低血压、低血糖者。

4. 患有身体虚弱引起营养不良者。

5. 患有长期低烧，伴有消耗性疾病者。

附：饥饿疗法

当今，美国、日本、俄罗斯等，一些欧洲国家和地区，正盛行一种"饥饿疗法"，美国医学家指出：定量饥饿可以预防疾病，还能医治精神病患者；上世纪六十年代，乌克兰曾有一位久患重病年轻学者，坚持饥饿一个半月，治愈陈疾老病。日本时下设立"绝食医院"就有7000家之多。医生指导病人用绝食方法治病，据说疗效很好。台湾段木丁教授长期致力于绝食疗法研究，曾出过三本专著。他在书中介绍绝食疗法适应症和注意事项。据说绝食疗法不仅能治疗高血压、轻度心脏病、糖尿病、肺结核等20多种病症，还可适用于戒烟、戒酒。

饥饿疗法就是以消耗体内积存脂肪，排除沉积毒素，使人体充分发挥自然治愈力，达到强身延年目的。

古人说："善养生者，先饥而食，食勿令饱；先渴而饮，饮勿令过。食欲数而少，不欲顿而多。"《东谷赘言》又说："多食之人有五患，一者大便数，二者小便数，三者扰睡眠，四者身重不堪修养，五者多患食不消化。"

七、几种相关学说

（一）自身中毒说

1. 人类衰老和疾病原因，自古以来便是热门话题。病理学家梅基尼可夫通过毕生研究，指出"大肠中粪便积聚，因而产生腐败细菌，形成有害物质，引起自身食物慢性中毒，于是发生疾病和衰老现象。这便是医学上著名"自身中毒"学说，梅氏因而名满天下，且荣获诺贝尔医学奖。

2. 粪便是最污秽东西，如大量积聚，其恶气自肺部出来便是气喘，从皮肤排泄便是湿疹。长期自身中毒，令人神经颤抖，精神疲乏，且易并发头痛、背痛、疲倦、失眠及过敏等症状。日本川上教授实验,发现右肠闭塞,招致右脑出血。左肠闭塞,招致左脑溢血。而横行结肠闭塞,则会使联络左右大脑的胼胝体血管膨胀,遂形成精神异常。

3. 人体内之宿便,有时多达十余公斤,长期停留在大肠壁上,实为百病之源。要想治病,首先必须把宿便消除。古今中外学者,大多持此主张。

(二)酸碱平衡说

1. 人体化学元素酸碱性

(1)组成人体元素有17种:氧达体重65%。碳在人体中所占重量是18%。氢所占重量有10%。氮在人体重量中占3%。钙在人体中占重量应该是2%。磷不过在体重中占1%。以上所说6种元素,在体重中共占99%。其余11种元素,总共不过占1%,虽然分量极少,但缺一不可。人体组成之化学元素,80%属于碱性,20%属于酸性。为能适当补充,以达到血液酸碱平衡,我们饮食80%应为碱性,20%应属酸性。一般说来,水果与蔬菜、黄豆、小米、牛奶等,是碱性食物。各种肉类、蛋类,以及大多数谷类(包括小麦与大米)都是酸性食物。

(2)说起我们饮食习惯,则酸、碱性食物比例适得其反。今日大多数人,都患有文明人酸血症,疾病十分普遍,因此,健康秘诀就在于素食,并且籍断食来排除血中酸毒,以求化学酸碱平衡。

2. 食物酸碱性与健康

(1)消化与吸收,好似一种缓慢燃烧现象,而以最后所剩灰粉,决定食物酸性或碱性。人体血液是微碱性的,唯有微碱性血液,才能确保人体健康。因此,我们所吃进食物,要随时注意寻求酸碱平衡。

(2)有人实验证明:多吃饼干糖果,是使儿童身体衰弱的基本原因。他首先以白糖饲养动物,结果发现动物不但停止发育,且很快就变得衰弱以至于死亡。依此实验结果:主张将食物分为两类,即酸性食物与碱性食物。人体摄取食物,若酸碱不平衡,就会造成体弱和疾病原因。肉类和糖类吃得过多,又缺乏蔬果调和,极易损害人体健康,而导致文明病。这主要是因为酸性食品,聚积体内过多,不但促使新陈代谢功能紊乱,加速人体衰老,而且会产生肉酸中毒,导致各种疾病。多吃蔬菜、水果、牛奶、海藻、蜂蜜、蒜、各种坚果、全麦面粉、糙米和豆类等,加上适当节食才能确保身体健康。

(三)人体免疫说

1. 人体内有很多巧妙防线,有如军队抗御敌人,修筑沟渠堡垒防线。比如眼泪、唾液、胃液和其他液体,均有溶酵素、杀菌素,杀菌力非常强烈。此外,保护身体皮肤也有极强的杀菌力,它是人体自卫的第一道防线。

2. 白细胞为体内最有力防御部队,每遇到细菌侵入体内便像磁力一般包围细菌而吞噬全歼。血浆中纤维蛋白素,会迅速结成一道网,与白细胞、血浆中所含其他物质,构成另一道铜墙铁壁，限定白细胞和细菌作战范围。例如：罹患疖、脓肿，便是抗拒细菌侵入，保护身体的典型例子。体内各处白细胞很快来支持，骨髓也开始加速产生白细胞备用。若是白细胞抵挡不住入侵病菌，巨噬细胞便来增援。它们连细菌周围白细胞一起吞噬。白细胞、巨噬细胞不能完全消灭之细菌，一旦侵入淋巴系统，便被淋巴液带往各淋巴结，淋巴系统是阻止细菌进入血液的最后防线。

3. 若有少数细菌抵达血液、骨髓、肝、脾脏，或少数小器官里，也都有无数巨噬细胞，来清滤血液中外来微粒。同时，人体又能产生抗体来消灭敌人，许多疾病终生只患一次，便是抗体发挥了效果。

八、饥饿疗法作用原理

（一）激发免疫功能

人体对一切致病因素入侵，患病与否，程度轻重，很重要方面取决于其免疫功能强弱。有人做饥饿实验：实验"前6天，白细胞没有增加；第7天至第10天，白细胞数量激增；第10天后仍然急速地增多，有人甚至超过平时两倍。由于白细胞增加，吞噬病原菌，形成抗体，于是免疫功能增强。

（二）清除体内自由基

自由基是导致人体日益衰老重要因素，也是体内营养过剩衍生物。体内自由基含量超过人体自我调节清理负荷时，即会发生种种疾病，乃至患恶性病。因为饥饿强制性，切断营养来源，故可作为清除体内自由基，最简捷而有效方法。

（三）促进细胞更新

人体组织和器官，都是由细胞构成的，细胞新陈代谢功能受阻，则各种器官和组织就趋于老化。人体饥饿时，新陈代谢能力成倍增加，细胞吸收营养功能旺盛，人就会恢复年轻活力。饥饿作为一种自我调节方法，在当今"富贵病"增多情况下，尤应显示出防病健身优势。

（四）产生内源性治疗因子

人体罹患疾病，使用生物或化学合成药物，有不少药物既有治病功能，也有一定的毒副作用，长期使用会带来药源性疾病。而饥饿疗法，体内会激发很多相应内源性治疗因子，这种积极的自然疗法，对人体有巨大祛病功效，而无任何毒副作用。

九、饥饿疗法实施方法

目前比较常见的断食排毒法，包括三种断食法：减食法、不完全断食法和完全断食法。

1. 减食法：是指尽量少吃含脂肪、糖类和热量高的食物，胆固醇含量高也少食，可多吃纤维素多的食物。其目的在于减少摄取过多热量导致肥胖。

2. 不完全断食法：是指饮食中卡路里超低量，也就是尽量根据自己身体与病情需要，食用极少食物，以维护身体最低营养供给，疗程可以是几个星期，也可至几个月不等，视实际需要而定。

3. 完全断食法：是指在一段时间内，完全不吃各种食物，只饮水或喝一些果汁、生菜汁。一般做法是断食3天吃一次食物，再断食3天，再吃一次食物，如此循环，以一个月为一疗程；或隔10天断食一天，疗程为三个月。断食到底要实行几次，每次几天才能有效？要视病情及身体状况而定。一般来说，凡慢性病需要断食者，则身体瘦弱者，以每次断食3天、5天或7天为宜。经过1—2次断食后，再进行两个星期调理。如身体比较肥胖，在断食5天、7天或10天，经过1—2次断食后，就要进行3个星期调理。对身体还算健康，但想不定期断食，以排出体内蓄积毒素，以保持体内清洁者，要循序渐进，不完全断食，以3天较为合适。在不完全断食期间，只喝白开水或果汁。

十、饥饿疗法注意事项

1. 实施断食一定要循序渐进，通常以前三天为预备期，饮食量应逐日减少，到第四天就可以完全断食，只喝水或果汁、生菜汁。

2. 饥饿疗法实行时间长短，应根据自己所要达到目的而定。短则2—3天，长则7—10天。只要坚持断食一定时间，就可达到效果，而且没有不良反应。

第4节 睡眠功能训练

"自然"给予人们的甘露是睡眠。

——［英］洛克

你知道"世界睡眠日"吗？世界卫生组织将每年3月21日定为"世界睡眠日"。近几年，以"今夜你睡得好吗？你是否属于失眠一族？"，"开启心灵之窗，共同关注睡眠"等主题活动，进行睡眠流行病学调查。据有关资料统计：我国城市居民中，睡眠障碍者占城市居民总数40%。其中10%为失眠患者，5%为病理因素引起失眠，25%有不同

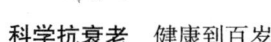

程度睡眠质量欠佳。

人有 1/3 时间，是在睡眠中度过的。适度睡眠，对人体健康十分重要。睡眠不足，不仅影响消除疲劳，而且会因此导致疾病，促进早衰。保持适度睡眠，是调节生理机制，消除疲劳，提高工作效率的最佳方法。

那么，何谓睡眠？何谓适度睡眠？怎样做到适度睡眠？怎样提高睡眠质量？怎样进行睡眠功能训练？等等，所有这些问题，都是当今医学研究热点问题。

一、睡眠基础知识

【问 8.61】何谓睡眠？

何谓睡眠？睡眠是人体一种生理现象，睡眠与觉醒并存。这两种生理现象，近似昼夜周期节律，而不停地互相转化着，并保持着相对平衡状态。

【问 8.62】人为什么要睡眠？

白天人处于觉醒活动状态，大脑由兴奋逐渐转向抑制，抑制又从局部逐渐向周围扩散。当大脑抑制过程占优势时，人就产生昏昏欲睡感觉，而逐渐进入睡眠状态。白天大脑兴奋释放能量，夜晚大脑抑制获得能量。人在昼夜时间里，就是这样周而复始，进行着获得能量和释放能量往复循环，维持着身体健康和生命。

【问 8.63】何谓适度睡眠？

现代医学研究：每天平均睡眠 8 小时，人之寿命最长。每天平均睡眠不到 4 小时，死亡率是前者两倍。而每天睡眠 10 小时以上者，其中有 80% 可能短命。据此，人们称每天平均睡眠 7—8 小时，为适度睡眠或正常睡眠。

（一）睡眠生理意义

【问 8.64】睡眠生理意义何在？

1. 消除疲劳：睡眠时，人体代谢降低，体温、心率、血压下降，呼吸及内分泌明显减少。有助于心身放松和消除疲劳。

2. 保护大脑：大脑在睡眠状态下，耗氧量明显减少，脑细胞能量贮存增加。这些变化有助恢复精力，提高脑力效率。长期睡眠不足者，表现为烦躁、激动或精神萎靡、注意力分散、记忆明显减退，甚至会导致幻觉等。

3. 增强免疫：睡眠不仅是智力和体力再创造过程，而且还是疾病康复重要手段。睡眠时，体能消耗降低，免疫功能增强，组织器官自我修复加快。因而，现代医学常把睡眠作为一种治疗手段，用来医治顽固性疼痛及精神障碍等。

4. 促进发育：睡眠与儿童生长发育密切相关。婴幼儿在出生后相当长时期内，大脑继续发育，需要更多的睡眠。婴儿睡眠中有一半是快动眼睡眠期（REM），而早产儿REM可达80%，说明他们的大脑尚未成熟。儿童生长速度在睡眠状态下增快，因为在慢波睡眠期血浆中生长激素可持续数小时维持在较高水平，故要使儿童身高增长，就应当保证睡眠足够时间和质量。

5. 延缓衰老：人在觉醒时，因体力或脑力活动，消耗机体大量能量；而在睡眠时，体内基础代谢降低，能量合成大于分解，使机体能量储备充盈，组织器官功能增强，故适度睡眠可延缓衰老。那么，老年人适度睡眠每天几小时？过去认为老年人每天睡眠4—5小时即可。但近年来研究认为，60—70岁每天需睡9小时左右；70—90岁每天需睡10小时左右；90岁以上每天需睡10—12小时。从老年生理讲，大脑活动能力逐渐衰退，适当延长睡眠时间，有益机体及大脑能量储备。

二、睡眠生理研究

随着科技进步，并在实验研究基础上，现代生命科学、生理学、神经生理学，诠释睡眠发生机制和睡眠过程。

【问 8.65】人们睡眠深度，一般划分为几期？

现代生理研究表明：人们睡眠深度，一般划分为四期：Ⅰ.入睡期；Ⅱ.浅睡期；Ⅲ.中等深度睡眠期；Ⅳ.深度睡眠期。Ⅰ、Ⅱ期易被唤醒，Ⅲ、Ⅳ期处于熟睡状态。

【问 8.66】何谓睡眠周期？一夜有几个睡眠周期？

从脑电波（EEG）观测，又把睡眠分为两种：即快波睡眠或快动眼睡眠（rapid eye movement sleep；REM）和慢波睡眠（slow wave sleep；SWS）或慢动眼睡眠（NREM）。开始入睡时是慢波睡眠，持续90分钟后，转入快波睡眠；快波睡眠持续15—30分钟。整个睡眠过程，是这两种活动状态交替，两者交替进行一次，即称一个睡眠周期。一夜睡眠大约有4—5个睡眠周期。当睡眠接近觉醒时，慢波睡眠相对缩短，快波睡眠则相对延长。人可以从慢波睡眠和快波睡眠中直接醒来，却不能从觉醒状态直接入睡。因此，要使人体很快进入快波睡眠，就应避开昼夜生理兴奋期，以利于进入甜美梦乡。由此可见，睡眠质量至关重要。

【问 8.67】睡眠发生机制有哪些学说？

现代生理学研究，睡眠发生机制有三种学说：

1. 睡眠抑制扩散学说：生理学家巴甫洛夫，以大脑兴奋与抑制学说，论述睡眠与觉醒两种生理现象。认为睡眠是人体一种保护性抑制扩散状态。

2. 睡眠中枢学说：神经生理学家从动物实验，发现控制调节睡眠组织结构，有延髓、脑桥、孤束核、蓝斑和中缝核等，五个特定组织结构与睡眠有关，故称为睡眠中枢。

3. 睡眠物质学说：通过对激素和神经递质研究，发现人体很多激素分泌，有昼夜节律变化，与睡眠有因果性关系。如激素中有生长激素、生殖类固醇等；神经递质有乙酰胆碱、多巴胺、去甲肾上腺素、五羟色胺等，均可通过激发对神经控制而影响睡眠。20 世纪 80 年代，有人从尿中提取"尿核甙"，有引发睡眠作用，称为睡眠因子。这种睡眠因子，既能促进睡眠，又能增强人体免疫功能。实践证明：人在发烧时，睡眠因子分泌增加，睡眠质量也随之改善。人体白细胞数量增加，吞噬细胞功能活跃，免疫和肝脏解毒功能均见明显增强，体内代谢速度加快，从而提高机体抗病能力，故有人称睡眠是治病"良药"。

三、睡眠质量评估

【问 8.68】睡眠质量怎样评估？

睡眠质量评估标准，可依据睡眠时间、睡眠质量、醒后精神状态、胜任工作和学习能力等，划分为五个等级：

Ⅰ．优：睡眠时间可达 6—8 小时，睡眠质量，深沉香甜，醒后全身轻松，疲劳消失，头脑清晰，精神饱满，能很好胜任工作和学习。

Ⅱ．良：睡眠时间虽然能达 6—8 小时，但睡眠质量一般，有时做梦，醒后没有疲劳感，头脑尚清醒，精神状态一般，能一般胜任工作和学习。

Ⅲ．中：睡眠时间仅有 5—6 小时，睡眠质量欠佳，易醒多梦，醒后有轻度疲劳感，头脑稍感昏沉，精神状态较差，勉强胜任工作和学习。

Ⅳ．差：睡眠时间不足 5 小时，睡眠质量明显欠佳，易被做梦惊醒，有中度疲劳感，头脑轻度昏沉，精神状态明显不振，对工作和学习感到厌倦。

Ⅴ．极差：睡眠时间不足 3 小时，睡眠质量极差，常被做梦惊醒，有重度疲劳感，头脑明显昏沉，精神极度不振，不能胜任工作和学习。

【问 8.69】怎样用睡眠质量自测表测量睡眠质量?

这个测量表由中国睡眠研究会,根据世界卫生组织有关标准制定。用于进行睡眠质量自我评估,内容概括性强,方法较为简便,具有一定参考价值。请按下列各项填写:

1. 入睡时间:(关灯到睡着时间)

0 分:马上入睡。

1 分:年轻人超过 30 分钟以上不能入睡。

2 分:到半夜 12 点以后才能入睡。

3 分:老年人超过 40 分钟才能入睡。

2. 睡眠时间:

0:足够(睡眠 6—8 小时)。

1 分:轻微不足(睡眠 5—6 小时)。

2 分:显著不足(睡眠不足 5 小时)。

3 分:严重不足或没有睡觉(睡眠不足 3 小时)。

3. 夜间苏醒:

0 分:睡眠深沉,中途不易惊醒。

1 分:醒后又入睡不超过 5 分钟。

2 分:夜里醒来时间超过 5 分钟以上。

3 分:夜里醒来时间超过 40 分钟以上。

4. 睡眠深度:

0 分:睡眠深沉,不易唤醒。

1 分:睡中易被惊醒。

2 分:感觉整夜都在做梦,对周围动静很敏感。

3 分:基本没睡着,像没睡似的。

5. 梦境情况:

0 分:被唤醒时没有做梦,感觉做过,但想不起来。

1 分:被唤醒时在做梦,内容很清楚。

6. 白天情绪:

0 分:情绪正常、稳定。

1 分:情绪不稳定,急躁,易怒。

2 分:情绪低落。

7. 白天身体状况:

0分：神清，精力充沛。

1分：无精打采，反应下降。

2分：记忆力下降、健忘。

8. 面部色泽（脸色）：

0分：脸色红润，有光泽。

1分：脸色苍白，或晦暗，或憔悴。

2分：眼睑松弛，皱纹增加。

结果评估：

总分小于4分，睡眠质量优或良好（属于Ⅰ—Ⅱ级）。

总分在4—6分，睡眠质量较差或差，（属于Ⅲ—Ⅳ级）。

总分在6分以上，则睡眠质量很差，严重影响身心健康（属于Ⅴ级）。

【问8.70】怎样用睡眠质量问卷自测评估睡眠质量？

睡眠质量问卷，内容较为详细，方法简便易行，可以自己填写，也可由医护人员代为填写，但情况必须真实，否则会影响评估结果。填写方法，请在a、b、c、d字符上打"√"。

1. 您睡眠状况怎样？

a. 睡眠不实，晨醒过早，不影响工作；（1分）

b. 偶有失眠，尚能坚持工作；（2分）

c. 睡眠不足4小时，影响正常工作；（4分）

d. 彻夜不眠，难以坚持正常工作及生活。（6分）

2. 您是否有健忘？

a. 偶尔有记忆力减弱；（1分）

b. 记忆力减弱，但可坚持正常工作和生活；（2分）。

c. 记忆力明显减弱，影响正常工作和生活。（3分）

3. 您是否经常感到精神疲惫、乏力？

a. 精神不振，但可坚持正常工作及生活；（1分）

b. 精神疲惫，勉强坚持正常工作及生活；（2分）

c. 精神极度疲惫、乏力，不能坚持正常工作及生活。（3分）

4. 您是否经常感觉腰膝酸软？

a. 活动后腰膝酸软，但可坚持正常工作及生活；（1分）

b. 经常出现腰、膝酸软，勉强坚持正常工作及生活；（2分）

c. 腰、膝酸软，不能坚持正常工作和生活。（3分）

5. 您是否经常头晕、耳鸣？

a. 偶有头晕、耳鸣；（1分）

b. 经常头晕、耳鸣，但能坚持正常工作和生活；（2分）

c. 头晕、耳鸣，影响正常工作和学习。（3分）

6. 您是否经常出现少气懒言？

a. 不喜多言，不问则不答；（1分）

b. 懒于言语，多问少答；（2分）

c. 不欲言语，表情淡漠。（3分）

7. 您是否有心悸现象？

a. 偶有心悸；（1分）

b. 经常出现心悸，但能坚持正常工作；（2分）

c. 心悸明显，影响正常工作。（3分）

8. 您是否经常感到心烦？

a. 有时心烦，自我劝慰后能安静下来；（1分）

b. 经常心烦，难以自我劝慰，但休息后可以平静；（2分）

c. 心烦意乱，影响工作和休息。（3分）

问卷结果评估：

Ⅰ级（0—3分）：睡眠质量"优"，健康状况良好，应一直保持这种良好状态。

Ⅱ级（4—7分）：睡眠质量"良"，健康状况一般，应引为重视，注意饮食起居，适当加强运动，可以改善睡眠。

Ⅲ级（8—12分）：睡眠质量"中"，健康状况不太理想，要特别注意饮食起居，加强睡眠功能训练，必要时咨询医生。

Ⅳ级（13—17分）：睡眠质量"差"，睡眠不足5小时，导致健康状况恶化，勉强应付工作，情绪不稳定，应咨询医生。

Ⅴ级（18分以上）：睡眠质量"极差"，睡眠不足3小时，导致健康状况严重恶化，失去工作能力，情绪烦惶不安，应咨询医生。

【问8.71】怎样用腕带式睡眠仪监测评估睡眠质量？

腕带式Watch-PATREM睡眠监测仪，是一种用来分析睡眠时相及呼吸功能紊乱设备，由Technion以色列技术学院研制，在美国哈佛医学院附属睡眠中心，进行临床观测研究和应用。这套设备能够检查快速动眼运动睡眠时相（REM）、评估睡眠质量、睡眠功能紊乱，对睡眠呼吸暂停诊断和治疗，是一种重要辅助工具。腕带睡眠监测，操作简便，不像脑电图、心电图、眼动电图那样，需要在患者头部和胸部，贴附黏胶电极。

【问 8.72】怎样用多导睡眠仪监测评估睡眠质量？

多导睡眠仪（Polysomnography，PSG）是电脑化产品，是在脑电、心电、肌电、脑地形图等仪器基础上研制成功的。多导睡眠监测仪与人体连接用电极、电极组合转换器、差分放大器、A-D 转换器等，存储在一个检查盒内；数据存储在检查盒或软盘中，给数字化存储、采集和数据分析带来方便，可对睡眠质量和睡眠疾病进行正确评价。

四、睡眠功能训练方法

【问 8.73】何谓睡眠功能训练？

1. 睡眠功能训练（sleep function training），是指应用科学方法，训练或培养良好睡眠习惯，是增强人体本能一种有效方法。

2. 通过睡眠功能训练，可以达到顺应自然，遵循生物节律变化，选择最佳睡眠时间，优化睡眠方法和睡眠效果。其目的在于提高睡眠质量，保护大脑，恢复体力，促进健康，延缓衰老。

3. 睡眠功能训练与睡眠疗法之区别，在于前者训练人体本能，维护身体健康，属于预防医学范畴；后者在于诊断疾病和治疗疾病，属临床治疗学范畴。

4. 何谓睡眠功能训练理想目标？用形象语言说：相似在大脑里，安装一个睡眠开关。当你躺到床上，闭合眼睛，关闭睡眠开关，立刻进入甜美梦乡；睡一觉醒来（6—8 小时），又好像打开睡眠开关，头脑清醒，疲劳消失，精神饱满，全身轻松，而富有活力。

【问 8.74】睡眠功能训练要点是什么？

1. 调整心态，笑口常开，树立对睡眠功能训练信心。
2. 精神集中，排除杂念，全神贯注，一丝不苟，认真做好每一次训练。
3. 坚持天天训练，月月训练，年年训练，长年坚持，持之以恒。

【问 8.75】睡眠功能训练有哪些训练程序？

程序 1：睡眠环境。

精心营造一个良好睡眠环境，这是提高睡眠质量第一步。睡眠要求，环境安静，空气清新，温度适宜，光线暗淡。睡觉不要开灯、开电视，以免光线、噪声污染，并可节省能源。

程序 2：睡眠用具。

睡眠卧具选择，床铺软硬适度，南方可用棕床，因其弹性大小适宜，可使全身肌肉放松。睡眠枕头，可选稻壳枕、木棉枕等。枕头高度应与肩平为宜。

程序3：睡前准备。

①睡前不吸烟，不饮酒，不饮浓茶、咖啡；②忌食辛辣刺激食物，睡前饥饱适度。有条件时，可在睡前饮热牛奶半杯，有助于安静睡眠；③睡前做温水浴或热水泡脚，经验证明对睡眠有益。全身36℃—38℃温水浴，具有调节、镇静、安眠作用；热水泡脚古书说："春天洗脚，生阳固脱；夏天洗脚，湿邪乃除；秋天洗脚，肺腑润育；冬天洗脚，丹田暖灼。"

程序4：按时入寝。

生活规律要顺应自然变化，按生物节律，早睡早起，顺应自然，益寿延年。晚上9—11时；中午12—1:30；凌晨2—3:30，为最佳睡眠时间。古书说："日出而作，日落而息，昼动夜静，乃阴阳一定之理。"这是古人根据昼夜变化，总结出来的"生物节律"。

程序5：睡眠姿势。

常见睡眠姿势有三种：侧卧、仰卧、俯卧。

右侧卧位是最佳睡眠姿势。因为：①心脏位于胸腔左侧，右侧卧位心脏受压较小，可减轻心脏负担，有利于心脏功能活动；②胃通向十二指肠、小肠通向大肠，均向右侧开口，右侧卧位有利于胃肠内容物顺利通过；③肝脏位于右上腹，右卧位时处于低位，对肝脏"藏血"有利；④由于脊柱向前弯曲，四肢容易放置舒适位置；⑤有利于全身肌肉放松，提高睡眠质量。这5点简要说明右侧卧位姿优点。当然，人们睡眠姿势，并非固定不变，而是要根据个人感受，不断变换睡眠体位，但总的原则是以睡得安然舒适为宜。

程序6：睡眠诱导。

诱导方法Ⅰ：意念放松法。①躺在床上，轻闭双眼，自然呼吸，放松全身；②把注意力集中在双手或双脚上，想象肢体沉重感觉，体验肌肉松弛程度；③自我默念暗示语句：我手越来越沉重，我上肢越来越沉重；我脚越来越沉重，我下肢越来越沉重；我全身都越来越沉，慢慢地默念，你就会在舒适、沉重感觉体验中，进入甜美梦乡。

诱导方法Ⅱ：呼吸调节法。①躺在床上，全身放松，先深呼吸几次；②一呼一吸为一息。呼气叫出息，吸气叫入息；③开始数息，可以数入息，也可以数出息，从第一息一直数到第10息。目的在于通过计数呼吸，来达到心理放松、平静入睡；④如果在计数过程中，发现自己"思想走私"，就得从头数起。如此反复循环，便可不知不觉进入梦乡。

程序7：睡眠时间：

一个人，每天生理睡眠几小时？要根据不同年龄、性别、体质、环境，以及生活习惯而定。一般地说，女性比男性嗜睡，年龄越小睡眠时间越长。新生儿睡眠时间，可达20—24小时；成人睡眠时间需要6—8小时。过去认为：老年人只需睡眠4—5小时即可。但近年来研究发现，60—70岁者，平均每天需睡8—9小时；70—90岁需睡10小时左右；

90 岁以上需睡 10—12 小时。

程序 8：睡眠苏醒：

老年人睡醒后，最好休息片刻再起床。然后入厕、洗漱、做操活动关节，再进行其他活动。

【问 8.76】睡眠功能训练是否有疗程？是否有疗程间歇期？

睡眠功能训练疗程设置，有两种方法：

1. 设置疗程与间歇期：睡眠功能训练疗程设置，一般为 20—30 次，疗程间隙 2—3 周。
2. 不设置疗程与间歇期：根据睡眠功能训练理想目标和要点，坚持天天训练，月月训练，年年训练，长年坚持，持之以恒，形成习惯。

五、睡眠功能训练注意事项

【问 8.77】睡眠功能训练应注意些什么问题？

1. 做好心理精神准备：好心情与睡眠有密切关系。欲求提高睡眠质量，首要是调节心理状态，每天都要营造一个好心情，好心情能提高睡眠质量。

2. 走出"越怕失眠越失眠"、失眠"无法可医，无药可救"误区。树立对睡眠功能训练信心。

3. 减轻工作压力，采用一套有效时间管理系统，进行步行、慢跑、体操等活动，持之以恒，坚持运动训练。

4. 入睡前半小时到 1 小时，应该做一些使自己放松事情，如聆听速度缓慢、力度较弱、节奏平稳《摇篮曲》等催眠乐曲、或在适度灯光下安静阅读，均有助于进入睡眠状态。

5. 按睡眠功能训练程序上床后，可依次做意念放松训练，意守丹田呼吸训练，全神贯注数数法等，以减少大脑兴奋，诱发进入睡眠状态。

6. 如果上床 40 分钟之后，仍然不能入睡，就索性起来做点其他事情，直到有睡意再去上床睡觉。

7. 疲劳是最好安眠药。白天要努力工作，让大脑充分兴奋，使身体有适度疲劳感，就会更容易入睡。

六、适宜与不适宜人群

【问 8.78】睡眠功能训练，适宜或不适宜哪些人群？

1. 适宜进行睡眠功能训练人群：
（1）生活方式不良，健康状态属于Ⅱ级以上者。
（2）每天睡眠时间在 5—6 小时以下者。
（3）生理性失眠、睡眠障碍及睡眠质量欠佳者。
（4）大脑兴奋过程占优势者。
（5）免疫功能低下，身体虚弱，经常罹患感冒者。
2. 不适宜进行睡眠功能训练人群：
大脑抑制过程占优势，嗜睡、心理障碍、精神异常等。
注：健康评估分级，参见第 2 章第 5 节 A 级问卷健康评估法。

第 5 节　免疫功能训练

一位研究健康问题专家说：无论是青年、中年、还是老年人，坚持做免疫功能训练（Immun function training），可以使你取得意想不到的效果。对于真正健康者，将会变得更加健康；对于藐视健康者，实则体内危机四伏，将会变得真正健康；而对于那些在病痛中挣扎者，健康状况也将得到改善；即使那些徘徊在生命边缘者，也可期待在他生命中出现奇迹。

一、免疫基础知识

【问 8.79】何谓免疫？

"免疫是指机体防御疾病的一种能力"，这是人们最初对免疫的认识。

近年来人们认为，机体对病原体免疫能力，是由于机体不仅具有识别"自己"，而且还有识别"非己"功能。因此，免疫确切定义是：指机体"识别自身，排斥异己"，维持生理平衡，保持身体健康的能力。

【问 8.80】何谓免疫系统？

1. 人体免疫系统，像人体其他器官系统一样，是一个独立完善体系。从宏观角度讲，免疫系统有中央免疫器官：骨髓和胸腺。也有周围免疫器官：淋巴结、扁桃体、肝、脾和肠道淋巴组织。从微观角度看，免疫细胞有 T 淋巴细胞、B 淋巴细胞、巨噬细胞、中性粒细胞和自然杀伤细胞等。

2. 对健康人来说，人体免疫系统就好像一个国家之国防军，一旦病原微生物入侵，免疫系统就动员起来，抵御外界入侵之敌。病原微生物侵入人体，首先要通过一道道防护屏障。在人体表层屏障里，含有多种生物活性酶和黏液物质，能直接黏附和抵御微生物入侵；病原微生物一旦突破保护屏障，又将遇到先天免疫和获得免疫两层防御体系，展开顽强抵抗和殊死搏斗。人体免疫系统战胜病原微生物，就可免患疾病或恢复健康；反之，人体不仅发生疾病，乃至导致死亡。

【问 8.81】免疫有哪些种类？

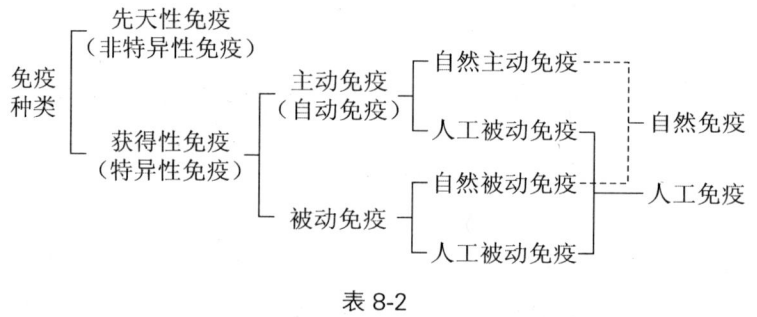

表 8-2

【问 8.82】何谓先天免疫和获得免疫？

1. 前面我们讲免疫系统的功能，可以概括成一句话："识别自身，排除异己"。

先天免疫是人类生来就有的，又称非特异性免疫。它在免疫调节中起着关键作用，是人体防御系统的主力军，是防御体系的第一道防线。例如完整的皮肤和黏膜，是防御病原体入侵的良好屏障；黏液、唾液、汗液内含的溶菌酶，是一种杀死细菌的有效武器。如果它的结构或功能缺陷，就必然导致疾病发生。先天免疫中绝大多数效应细胞，都具有识别受体结构，识别病原微生物，迅速动员先天免疫系统起来应战，并派出吞噬细胞、自然杀伤细胞和一些"分子成分"积极参战，围剿入侵的病原微生物。

2. 获得性免疫又称特异性免疫，是人体防御系统中另一个方面军。它由特异性淋巴细胞去识别、分辨。确认是外来入侵之敌后，便动员淋巴细胞，采取增生和分化瓦解方式，来抵御入侵的病原微生物。

3. 先天免疫对获得免疫起着调控作用。免疫系统不仅与神经内分泌系统有关，而且与血液、消化、呼吸、泌尿和生殖系统，均有密切联系，形成复杂的免疫网络系统。

【问 8.83】何谓细胞免疫和体液免疫？

1. 细胞免疫 T 细胞负责细胞免疫。在抗原刺激作用下，T 细胞变成致敏 T 细胞，它除了直接作用于抗原之外，还能产生多种免疫物质，使淋巴细胞转化为免疫细胞的转移因子，激活巨细胞吞噬功能。

2. 体液免疫 B 细胞负责体液免疫。B 细胞能分泌一种免疫球蛋白，作为特异性抗体，进入体液，迅速清除细胞外的病原微生物，发挥免疫作用，因此称之为体液免疫。这时的细胞，一方面帮助 B 细胞动员力量，抗击入侵之敌；另一方面，还通过巨噬细胞的功能，来驱赶或清除细胞内的病原微生物，杀伤敌人，保护机体。

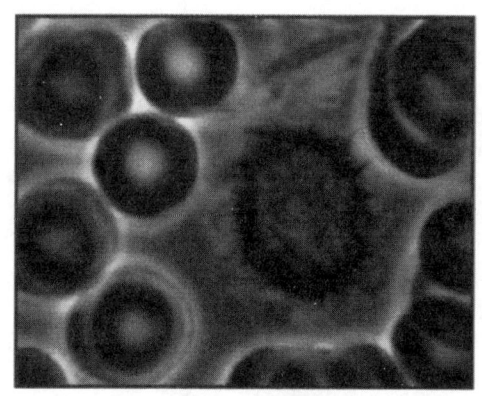 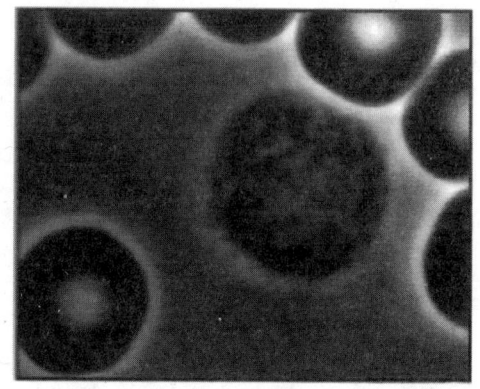

B 淋巴细胞图像　　　　　　　　　　T 淋巴细胞图像

【问 8.84】免疫缺陷能导致哪些疾病？

1. 免疫缺陷病：由于基因变异导致编码蛋白质功能丧失，发生免疫缺陷者，称为免疫缺陷病。免疫缺陷病分为原发性免疫缺陷病（PID）和继发性免疫缺陷病（SID）两种。前者病因及临床表现极为复杂，但其共同特点则表现为反复或慢性感染，主要是呼吸道感染，其次是消化道和皮肤感染，也可以发展为全身性感染，如败血症和脓毒症；后者是由于出生后环境因素损伤免疫功能，导致免疫功能低下，发生反复感染。儿童时期最常见的 SID 是营养紊乱，如维生素 A、微量元素锌、铁亚临床缺乏症和肥胖症。这些营养紊乱的情况得到纠正后，免疫功能即恢复正常。

2. 感染性疾病：感染的过程是病原微生物侵入人体，激发机体免疫反应，并将病原微生物消灭的过程。因此，可以认为，感染性疾病实际上是免疫反应的临床表现，任何感染

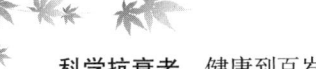

均可导致暂时性免疫功能低下。免疫缺陷时，易于造成感染，而且感染特别严重。

3. 过敏性疾病：过敏性疾病如哮喘、过敏性鼻炎、接触性皮炎和异位性皮炎等，为预防形成过敏性体质，在一定阶段的时间内，应尽可能减少与致敏原物质——花粉、尘螨、动物皮毛和被动吸烟等接触。

4. 基因癌变：人体细胞基因突变，使基因被活化，这是发生肿瘤细胞分子遗传学的基础。在正常情况下，癌变细胞能被免疫系统识别和清除，但在免疫功能缺陷、或癌细胞生物学特性改变，以至发生免疫耐受时，癌细胞就不能被免疫系统清除，因而导致癌症发生。由此可见，研究改变或增强人体免疫功能，对癌症的预防和治疗具有实际意义。

二、免疫功能评估

【问 8.85】何谓免疫功能评估？

免疫功能评估（试验室生化检查）一般包括体液免疫、细胞免疫和补体免疫三大范畴。即体液免疫学检查、细胞免疫学检查、免疫血清学检查、病毒免疫学检查和自身抗体检查等。

【问 8.86】免疫生化评估有哪些主要项目、参考值及临床意义？

免疫生化检查评估，包含生化免疫 12 项主要指标。

1. C- 反应蛋白测定（CRP）

【参考值】68μg/L—8200μg/L（0ng/dl—0.8ng/dl）

【临床意义】C- 反应蛋白增高：常见于一些感染性疾病、菌血症、恶性肿瘤、活动性结核病、急性风湿、类风湿、系统性红斑狼疮等。

2. 免疫球蛋白 G 测定（IgG）

【参考值】6.0g/L—16.0g/L（600mg/dl—1600mg/dl）

【临床意义】IgG 增高：常见于 IgG 型多发性骨髓瘤、类风湿性关节炎、系统性红斑狼疮、慢性肝炎活动期及某些感染性疾病。IgG 降低：常见于肾病综合征、自身免疫性疾病、原发性无丙种球蛋白血症、继发性免疫缺陷及某些肿瘤（淋巴肉瘤、何杰金氏病）。

3. 免疫球蛋白 A 测定（IgA）

【参考值】700mg/L—3900mg/L（70mg/dl—390mg/dl）

【临床意义】IgA 增高：常见于 IgA 型多发性骨髓瘤、类风湿性关节炎、系统性红斑狼疮、肝硬化、湿疹、血小板减少症及某些感染性疾病。IgA 降低：常见于自身免疫病、输血反应、原发性无丙种球蛋白血症、继发性免疫缺陷及吸收不良综合征。

4. 免疫球蛋白 M 测定（IgM）

【参考值】400mg/L—3450mg/L（40mg/dl—345mg/dl）

【临床意义】IgM 增高：常见于类风湿性关节炎、系统性红斑狼疮、肝病及某些感染性疾病。M 蛋白血症：主要见于浆细胞恶性病变、包括多发性骨髓瘤、巨球蛋白血症。

IgM 降低：常见于原发性无丙种球蛋白血症，继发性免疫缺陷。

5. 血清总补体活性测定（CH50）

【参考值】70U/ml—160U/ml

【临床意义】CH50 增高：见于皮肌炎、心肌梗死、伤寒、多发性骨髓瘤时。CH50 降低：常见于急性肾小球肾炎、系统性红斑狼疮活动期、类风湿性关节炎、慢性肝病、亚急性细菌性心内膜炎。

6. 血清补体 Iq（CIq）

【参考值】0.18g/L—0.19g/L（18mg/dl—19mg/dl）

【临床意义】Clq 增高：见于骨髓炎、类风湿性关节炎、红斑狼疮、血管炎、硬皮病、痛风、过敏性紫癜活动期、肿瘤。Clq 降低：常见于先天性Clq缺陷病、混合性结缔组织病。

7. 血清补体 C_3 测定（C_3）

【参考值】0.85g/L—1.93g/L（85mg/dl—193mg/dl）

【临床意义】C_3 增高：见于急性炎症、传染病早期、肝癌、组织损伤；C_3 降低：在肾小球肾炎、活动性红斑狼疮、溶血性贫血、肝脏疾病、类风湿性关节炎等。

8. 血清补体 C_4 测定（C4）

【参考值】0.12g/L—0.36g/L（12mg/dl—36mg/dl）

【临床意义】C_4 增高：见于风湿热急性期、结节性动脉周围炎、皮肌炎、心肌梗死、肝癌、关节炎；C_4 降低：在系统性红斑狼疮、慢性活动性肝炎、IgA 肾病、胰腺癌晚期等疾病时，补体 C4 降低。C_3 与 C_4 水平同时升高，加之 C- 反应蛋白（CRP）升高，可见于急性炎症性疾病。

9. 肿瘤免疫测定

肿瘤免疫测定有：血清癌胚抗原测定（CEA）、血清甲胎蛋白测定（AFP）、前列腺特异性抗原测定（PSA）、糖类抗原 19-9 测定（CA19-9）、糖类抗原 50 测定（CA50）、糖类抗原 72 测定（CA72）、鳞癌相关抗原测定（SCC）、糖类抗原 125 测定（CA125）、糖类抗原 15-3 测定（CA15-3）、组织多肽特异性抗原测定（TPS）、细胞角质素片断 19 测定（Cyfra21-1）、神经元特异烯醇化酶测定（NSE）、肿瘤基因 P53 自身抗体测定（P53-Ab）。

10. 血清癌胚抗原测定（CEA）

【参考值】<5μg/L 或 <5ng/ml

【临床意义】CEA 常用于筛选肿瘤的实验。CEA 增高：常见于结肠癌、胃癌、肺癌、胆管癌等，显著性增高。肝癌、肾癌、乳腺癌、卵巢癌、胰腺癌也可引起此增高。肺癌胸水中的 CEA 往往高于血清。硬化性胆管炎时亦可见 CEA 增高。吸烟者血清中的 CEA 略高于健康人。CEA >10μg/L 提示有恶性肿瘤的可能，应作进一步检查。CEA >20μg/L，已确诊恶性肿瘤的患者，提示复发可能性极大。

11. 血清甲胎蛋白测定（AFP）

【参考值】 <25μg/L 或 <25ng/ml

【临床意义】 原发性肝癌有 80% 病人血清中 AFP 升高，常以大于 400μg/L 作为肝癌诊断的临界值。其他消化道肿瘤，如胃癌、胰腺癌、结肠癌、胆管细胞癌等，也可引起 AFP 升高，但肝转移癌时却极少增高。妊娠妇女 12—14 周时，血中 AFP 开始上升，32—34 周达高峰，一般为 380μg/L—500μg/L，以后下降。羊水中 AFP 在 13—16 周时为 $2 \times 10^4 \mu g/L$，40 周时下降到 20μg/L—30μg/L。异常妊娠，如胎儿有脊柱裂、无脑儿、脑积水、十二指肠和食道闭锁、肾变性、胎儿宫内窒息、先兆流产和双胎等，会引起母体血中和羊水中 AFP 升高。

12. 前列腺特异性抗原测定（PSA）

【参考值】 <10μg/L 或 <10ng/ml

【临床意义】 PSA 是前列腺癌的诊断和前列腺良性肿瘤鉴别诊断的重要检查项目。在前列腺癌的早期，可见 PSA 轻度增高（2.7ng/ml—10ng/ml 之间），晚期 PSA 则明显升高；术后急剧下降。前列腺炎等良性疾患 PSA 可有轻度升高。

【问 8.87】除了上述生化检查评估，还有哪些评估方法？

现代医学，一日千里，发展迅速，除了上述生化检查评估以外，还有如下方法可供参照对比：

1. 免疫功能低下成因采集与分析。
2. 细胞成像检测分析。
3. TTM 检测分析。
4. 量子共振检测分析。
5. 微循环检测分析。

三、免疫功能训练方法

【问 8.88】免疫功能训练的目的是什么？

1. 通过免疫功能训练，强化良性应激反应，提高机体对环境适应能力，最终达到增强机体免疫功能，促进机体组织再生与"自愈力"目的。

2. 消除恐惧心理，减少紧张状态，抑制愤怒情绪，有助达到"宁静以致远"，身心和谐统一目的。

【问 8.89】免疫功能训练有哪些要点？

1. 调整心态，笑口常开，树立乐观主义精神，强化对免疫功能训练信心。
2. 精神集中，排除杂念，全神贯注，一丝不苟，认真做好每一次训练。
3. 贵在坚持，天天训练，月月训练，长年训练，持之以恒。

（一）空气浴训练

【问 8.90】何谓空气浴训练？

人们"赤身裸体"，或半裸体，或部分裸体，直接与周围大气接触，利用空气物理特性和化学成分，训练身体或预防、治疗疾病方法称为空气浴或空气浴疗法。

【问 8.91】空气浴训练有哪些医疗保健作用？

空气浴是利用大气温度、气压、气湿、气流，散射光线和空气中化学物质等，综合作用机体。这些因素，可以影响机体所有感受器，从分子、细胞，到器官与整个机体；从周围神经组织，乃至精神情绪，都可以产生反应。

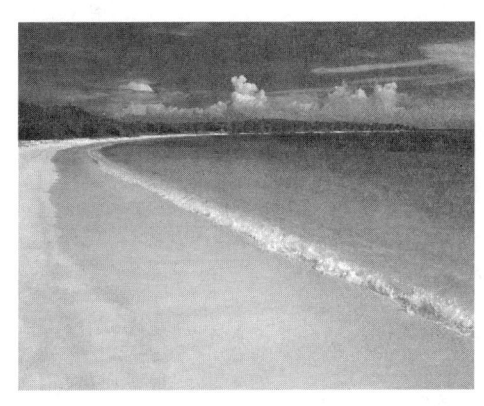

海滩空气浴场

1. 训练体温调节能力：是机体对空气浴作用主要反应之一。在进行空气浴时，气温通常低于体温。当裸体皮肤接受低温空气刺激，皮表热量大量散失，通过体液和神经反射活动，使大脑皮层体温调节中枢、血管运动中枢，发生一系列改变，引起皮肤血管收缩，汗液分泌减少，同时体内产热过程积极活跃，增加产热补偿丧失热量，借此维持体内热平衡，以防止体内过度散热受寒。当气温增高时，则通过反射性作用，引起皮肤血管扩张，排汗增多，呼吸加速，增强散热、减少产热，以维持机体温度恒定。

2. 提高机体适应性反应：空气浴温度刺激，对机体体温调节机能产生积极影响。体温调节机能、血管运动中枢反射活动，可以得到训练。还可提高神经兴奋性，增强机体对外界环境适应能力。人们接受空气浴训练后，常常表现朝气勃勃、精神振奋、食欲大增、睡眠良好，易激动情绪和头痛很快消失。

3. 增强肝脏解毒功能：研究发现在空气浴治疗影响下，蛋白质与脂类代谢转为正常，与肝功能有关代谢过程正常化，表明肝脏解毒功能增强，以及糖原生成功能恢复。所以，医生建议糖尿病、肥胖病患者，接受空气浴治疗。

4. 皮质醇类激素增加：在空气浴作用下，糖皮质醇分泌增多，并被组织利用增强。肾上腺皮质功能尚可患者，血中17羟皮质类固醇升高，对健康具有重要意义。

5. 血氧含量增高：在空气浴作用下，呼吸动作加深、呼吸容积增大，致使肺泡通气加强，肺泡内氧分压增加，因而血液摄氧、输送给组织氧增加。在空气中含有一系列萜、臭氧，及其他活性物质，均能提高氧之氧化性质。还可使大脑缺氧减轻，导致脑功能改善，并可产生呼吸与氧化过程正常化。

6. 心肌供血改善：在循环器官方面，可见到代偿功能增强，首先表现在患者临床状况改善。脉搏缓慢、心搏出量增加，血压变为正常。例如，86%—96%高血压患者，动脉压降低，心电图指标变化，说明心脏功能、心肌代偿过程、心肌血液供应状况改善。

7. 综合体能增加：中枢神经系统功能状况改善。60%—70%大脑生物电有障碍患者，得到一定程度改善。系统空气浴疗法，可训练机体对外界环境适应能力，恢复已被破坏生理功能，对增强体质、提高抗病能力，有着重要作用。

【问8.92】怎样进行空气浴训练？

1. 实施方法：裸体状态，是接受空气浴主要形式。在浴场床榻或躺椅静卧，亦可在凉台，或露天以睡眠方式训练；在寒冷情况下，可采用自我进行身体摩擦、体操活动或散步活动方式。有时根据气候条件和个体耐受性，采取半裸体或非裸体逐步过渡。

2. 温暖空气浴：即在夏季气温20—30℃时，患者裸体卧于空气浴场床榻或躺椅上，第一次10—15分，以后每次增加15分，逐渐增加到1—2小时，每日1次，1—2月为1疗程。

3. 凉爽空气浴：是在春秋季节，或气温14—20℃时，让浴者逐渐脱去上、下衣，裸体或半裸体，在床榻或躺椅上，或作轻微活动，第一次5分，以后每次增加5—10分，逐渐增加至1—2小时，每日1次，1个月为1疗程。

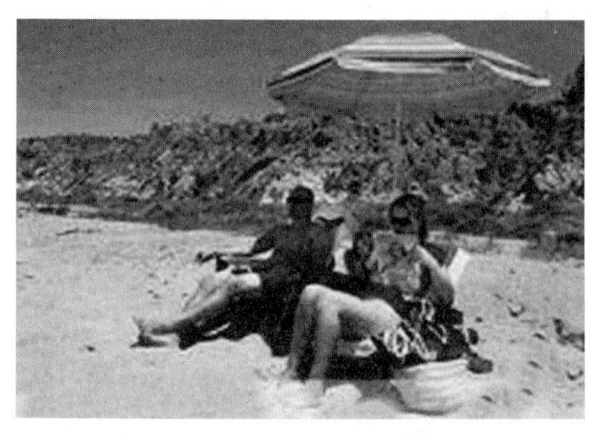

空气浴训练

4. 寒冷空气浴：是指在冬季，或气温 6—14℃时，先让浴者身着单衣，先在室内接受流通寒冷空气作用，然后到室外冷空气处散步，活动训练一定时间，使机体逐渐适应后，再脱掉外衣进行裸体或半裸体空气浴。时间由每次数分，逐渐增加至 20 分，每日 1—2 次，半个月至 1 个月为 1 疗程。

【问 8.93】进行空气浴训练，应注意哪些问题？

1. 空气浴训练，必须坚持循序渐进原则，时间逐渐延长，温度逐渐降低，衣着逐渐减少。

2. 随时注意大气变化，如气温、气流、大风急剧变化时，应在设有蔽风装置条件下进行，避免大风直接吹向身体。在室内进行空气浴，避免敞开窗户直接对着浴者头部和口鼻。

3. 在空气浴治疗过程中，若患感冒或其他疾病，待治愈后再继续进行。

4. 空气浴训练贵在坚持，持之以恒，不可半途而废。

【问 8.94】空气浴训练，有哪些适应与禁忌？

1. 空气浴除了适应于健康者增强体质训练之外，还适应于亚健康状态之"六高一低"症和"三大疾病"预防，治疗风湿病、糖尿病、肥胖病、高血压病、动脉硬化等心血管疾病；非特异性肺疾病、支气管哮喘、慢性气管炎、稳定性肺结核；植物神经功能紊乱、睡眠障碍等。

2. 对于体质严重虚弱、重症心血管病、肾脏病、严重高血压动脉硬化，应视为禁忌证。

（二）日光浴训练

【问 8.95】何谓日光？它有哪些物理特性？

1. 日光，绰号叫"太阳光"。日光是地球光线和热能主要来源。日光辐射，是一种电磁波，光谱包括紫外线、可见光和红外线。2. 日光辐射到地面，由于地理位置、大气污染情况不同，所获得之能量也不一样。即使同一地区，不同季节、不同气象条件，所接受之能量也不尽相同。海拔越高，大气透明度越好，太阳辐射强度也随之增加。所以，在高山气候条件下进行日光浴，可以得到较强日光照射。若大气污染，空气中烟雾、尘埃、臭氧、碳酸气和水蒸气增多，对光能量和光谱成分，都产生一定影响。所以，在进行日光浴训练时，应选择大气透明度高之地区，如郊区、山地、海滨等地方。

2. 日光辐射能量，在通过大气层时候，有 14% 被大气层吸收，43% 被云彩和地面反射，又折回到宇宙空间，只有 43% 到达地面。这其中 27% 为直射光，16% 为散射光。日光辐射通过大气，不仅有能量改变，而且光谱也有改变。变化最大是紫外线，它通过大气层时，紫外线波长不到290nm，它几乎全部被臭氧吸收了。日光这些颇有趣味的变化，大为减少了日光辐射对人体伤害。

【问8.96】何谓日光浴训练？

凡是应用日光辐射人体，用来达到锻炼身体、预防和治疗疾病目的之方法，称为日光浴训练或日光浴疗法。

【问8.97】日光浴训练有哪些医疗保健作用？

1. 日光对皮肤作用

（1）光投射到人体皮肤，对光吸收多寡，是日光对机体作用大小的决定因素。日光波长不同，对皮肤穿透深度也不一样，穿透作用最深是红光，其次是近红外线，最浅是紫外线。

（2）投射人体之紫外线，部分被反射和散射，部分被吸收穿透组织。长波紫外线较短波紫外线反射率大。波长越短，散射越强。由于散射的存在，减少短波紫外线进入皮肤，对人产生伤害。

（3）人体吸收紫外线后，通过光化效应引起皮肤红斑反应、色素沉着、维生素D形成等一系列变化，成为防治疾病生物学作用基础。

2. 日光对视觉作用

（1）人眼视觉范围大致在380nm—780nm、少数人范围可稍大。视觉效应有赖于眼球、视神经及大脑皮质三部分功能。把光线刺激转变成为神经冲动，是视网膜感光细胞。感光细胞有锥状细胞和杆状细胞两种，锥状细胞较少，多集中于视网膜中心凹处，司明处的视觉；杆状细胞数目较多，多分布于视网膜外周，司暗处视觉。

（2）红光具有兴奋、刺激作用；黄光、绿光具有镇静作用；蓝光、紫光可降低神经兴奋性。兴奋占优势的神经衰弱病人处于蓝色光线室内，可使之安静；高血压患者戴蓝、绿色眼镜1小时可使血压下降。强烈光线可使癫痫发作。波长在475nm—600nm可见光，通过视觉通路和神经通路，可影响松果体内分泌功能。

（3）不同波长可见光，投入于眼内可产生不同色觉效应。人眼分辨颜色灵敏度很高，在可见光范围内，人眼可分辨近百种不同颜色。不同波长光波，引起人眼色觉不同，使人们充分感受到五光十色、绚丽多彩的大自然的美丽风光。

3. 日光中紫外线有杀菌、脱敏、改善钙磷代谢、调节机体免疫功能，促进组织再生等作用；红外线热作用可使皮肤充血，增加局部血液循环，促进组织再生，缓解肌肉痉挛等。

【问 8.98】怎样进行日光浴训练？

日光浴训练场地

1. 普通光浴场：修建日光浴场，应选择露天空气能自由流动之场所，最好远离其他建筑物，以免热光线的反射，使日光浴场热晒过度。日光浴可在集体使用棚架下进行，棚架应有鱼鳞状或蜂窝状之顶，以避免过强日光直射浴者，但能使弥散射线和空气自由通过。日光浴场方位，应向南或东南，集体治疗时每人所需面积不少于 4m—5m。

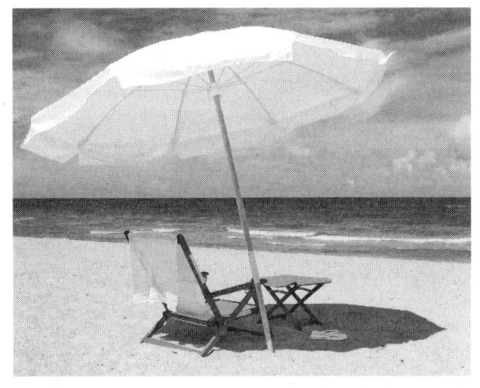

海滨日光浴场

2. 海滨日光浴场：修建海滨日光浴场，因浴者需要，可分全阴区、散射性太阳区和日光直射区。①全阴区：全阴区一般是由木棚构成，前面敞开朝向海，其顶须无孔、无缝、不透光线，后面和两侧最好栽植缠绕绿色植物，如葡萄、豆科等，或挂上布帘。在棚的前面若能设立花坛或喷水池则更好，棚内放置躺椅和小桌，可用来喝茶、读报。②散射区：此区是让散射性太阳辐射作用于浴者。浴者躺在由帆布顶投射出的阴影下面，以免受到日光直射。帆布顶高度为 4m—5m，四周散开，这样能保证有充足散射紫外线。测量结果表明：于同一时间，在散射性太阳辐射区紫外线强度为 75%—80%，无遮盖紫外线辐射强度为 100%。此区不仅能降低紫外线强度，也能降低热辐射强度，浴者不会感到过热。弱化太阳辐射区，也可采用格子顶型日光浴场。其顶部有很多格子构成，每一格子大小为 25cm×25cm，格子顶高为 4m。制格子木板需厚 15cm，宽 25cm，各条木板相互交叉横叠，即形成格子顶，顶棚漆成淡青色或白色，这样可给人一种"天顶一色，心旷神怡"的感觉。③直射区：日光直射区又称总辐射区，有两种：

A. 简单型日光浴场：是海边的一块无顶、无墙、地面平坦的场地，放有一定数量的日光卧榻，每一卧榻上有一枕头和可转动的头部遮阳盾。

B. 灌溉型日光浴场：在海边一块地方，设一个或两个灌溉装置，由其喷出雾样海水，从而湿润日光浴场空气。在灌溉型日光浴场上，由于人工造成的海水喷雾和空气离子流，所以更具有治疗意义。此时，空气温度比旁边的无灌溉区要低 2℃—3℃，而湿度更高些。

3. 水上日光浴场：是将木板固定在混凝土桩或其他桩上，将桩打在海里，但应注意：涨潮时，海水不会淹没日光浴场；而退潮时，日光浴场木板下面仍有海水。在一般情况下，海上日光浴场气温比岸边日光浴场低 4℃—5℃，而湿度要高 15%。

（1）日光辐射强度：日光辐射强度怎样表示？日光辐射强度用辐射强度表来测定，以每平方厘米接受焦（Jonle）数表示，一个剂量单位为 20920mJ/cm2。另一种表示是根据不同季节，日光辐射对某一个体皮肤，能引起红斑反应生物剂量，即最小红斑量（MED）

为标准。

（2）全身日光照射法：开始全身照射，适用于身体较健壮者，方法是采取卧位，从一个照射剂量单位（20920mJ/cm2）开始，第一天以1/2个照射剂量单位，分别照射身体前、后面，以后每日增加1/2—1个照射剂量单位，逐渐增至6—10个照射剂量单位，7日为1疗程。小儿应用时，上述标准剂量要小些。

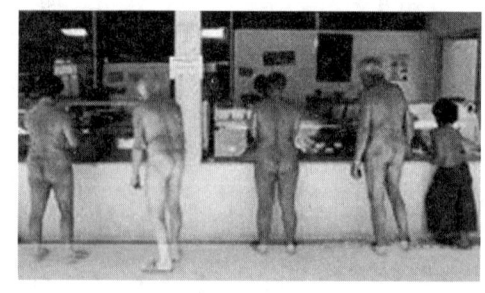

图8-13 集体日光浴

（3）顺序全身照射法：是一种逐渐增加照射剂量和照射面积方法。第一天只照射足部，一个照射剂量；第二天先照射足部，一个照射剂量。然后露出小腿，再连同足部一起，照射一个照射剂量，依次类推至第七天照射全身，方法见表8-3。

表8-3 日光浴全身顺序照射法

照射部位	每日照射剂量单位（个）						
	1	2	3	4	5	6	7
足部	1	2	3	4	5	6	7
下肢		1	2	3	4	5	6
上肢			1	2	3	4	5
腹部				1	2	3	4
胸部					1	2	3
背部						1	2

（4）间歇全身照射法：是一种较缓和的照射方法。第一次从一个照射剂量单位开始，逐渐增加到3个，后每次照射3—4个剂量单位，让患者到遮阴处休息5—10分钟后，再回到日光下照射，如此反复，达到规定剂量。

（5）局部照射法：在日光浴卧榻上，用框和白布做成活动遮阴棚，挡住不照射部位，只照射患病部位。局部照射很少产生全身反应，开始照射可用2个照射剂量单位，以后逐渐增加到6—12个。局部照射法除可做局部照射治疗之外，还可做全身照射之补充方法。

【问8.99】进行日光浴训练，应注意哪些问题？

1. 在日光浴过程中，对病人应严密观察。每次治疗后精神饱满，睡眠良好，食欲正常，则为正常反应。如出现食欲减退、头痛、头昏、恶心、心悸、失眠、烦躁、体力下降、体温增高等，则为不良反应，此时应减少照射剂量或暂停治疗。

2. 治疗应遵守渐进原则，由小量开始，逐渐增至规定的最大剂量。在治疗过程中，若皮肤出汗明显，则表示超过治疗剂量，若皮肤显著红肿，则为烧灼特征，应中止治疗。

3. 气温低于 20℃，或获得一个照射剂量单位需 10 分以上，以及风速大于 3m/s 时，不宜进行治疗。

4. 每次日光浴前，在遮阴处做空气浴 8—10 分，日光浴采取卧位施行，为防止直射头部发生日射病，头部必须有遮断直接阳光照射设备。

5. 不得在饭前或饭后即刻施行日光浴，一般在饭后 30 分至 2 小时后进行。

6. 每次日光浴后，在遮阴处休息 5—10 分，然后可做水浴。

7. 在直射型日光浴时，禁止睡眠和阅读。

【问 8.100】进行日光浴训练，有哪些适应与禁忌？

1. 适应证：日光浴除了适于健康者训练身体、增强体质之外，还适应于亚健康状态之"六高一低"症和"三大疾病"预防。体质虚弱、营养不良、神经官能症、高血压、心脏病代偿期、糖尿病、肥胖病、佝偻病、贫血、痛风、骨关节炎、外伤性肌炎、皮肤脓皮病、银屑病、慢性湿疹、多发性疖肿和慢性溃疡等。

2. 禁忌证：对于发热、浸润型肺结核，严重动脉硬化、高血压Ⅱ—Ⅲ期、冠心病、心力衰竭、心动过速、出血倾向、疾病的急性期、甲状腺机能亢进、血液病应视为禁忌证。

（三）海水浴训练

【问 8.101】何谓海水浴训练？

利用自然界海水，按一定方式和要求，用于训练身体和防治疾病目的之方法，称为海水浴或海水浴疗法。

【问 8.102】海水有哪些主要成分？

海水是一种成分复杂液体，溶剂是水，溶解质是无机盐类和有机物。

1. 无机盐类：海水中含有 80 多种元素，有钾、钠、钙、镁、氯、溴、硫、碳、锶、硼、硅、氟等无机盐类，主要以溶解形式存在。

2. 有机物质：以溶解状态存在于海水中之有机物，可分为无氮有机物、含氮有机物、类脂化合物和复杂有机物等。无氮有机物，主要是由死亡海洋植物，在分解过程中形成的，其中主要是碳水化合物及其分解产物。无氮化合物是低分子量酚类和醌类，在维生素形成中有重要意义。含氮有机物，主要是海洋植物和动物蛋白及其分解产物。类脂化合物是由脂肪酸和甘油及其脂族醇碳水化合物，含氮碱、胆固醇等形成的化合物。复杂有机物，主要包括腐殖酸在内腐殖质，性质较复杂。海水中各种成分含量分布因地区纬度、气候条件、入海中雨水、河水以及污染程度而有不同。

3. 溶解气体：海水中溶解气体主要有氧气、二氧化碳和氮气。还有少量惰性气体：如氦、氖、氩、氪、氙等。其来源一是大气中气体溶于海水；二是由海洋中某些物理及生化反应产生的。

【问8.103】什么是海水理化性质？

1. 海水盐分：我国海水含盐度约为30‰。在近海，特别是河口的海水盐度变动较大。各大洋海水盐度差别不大，一般为33‰—37‰，平均35‰。

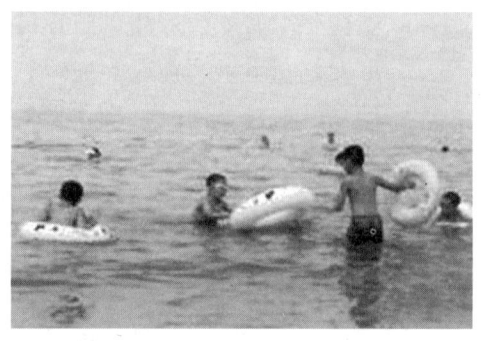

海水泳浴

在1kg海水中，将所含碳酸盐转变为氧化物，所有溴和碘以氯代替，一切有机物完全氧化后所含全部固体物质克数，即为海水盐度（S‰）。通常在确定海水盐度时，常先测氯度，这是因为海水溶解盐类中氯离子约占55%。测定方法多采用硝酸银滴定法。氯度定义是：在1kg海水中将溴和碘以氯代替，所含氯、溴、碘总克数称为氯度（Cl‰）。

2. 海水温度：海水温度主要取决于太阳辐射。在太阳正射时，辐射热大部分被吸收，只有4%的被反射。一般随海水深度加大，水温降低。

3. 海水压力：随水深增加，海水压力也加大，每增加10m水深，约增加一个大气压（1大气压=101.325kPa=10.03m水深），单位体积海水所具有之质量称海水密度。海水的密度均大于1。比重是单位体积所具有海水重量，海水比重与密度在数值上相等，海水的密度和比重因海水的温度、盐度和压力的不同而不同。

4. 海水渗透压：在相同外压下，溶质与溶剂由半透膜隔开，此时溶剂通过半透膜使溶液变淡现象叫渗透，阻止溶剂分子通过半透膜压力称渗透压。渗透压与溶液浓度成正比。海水渗透压随温度、盐度、氯度不同而变化，温度、氯度越高，渗透压越大。海水浴时，皮肤与海水接触，因体液与海水渗透压不等，皮肤与黏膜又具有半透膜某些性质，于是便通过皮肤和黏膜产生离子和水交换，影响人体生理或病理过程。

5. 黏滞性和摩擦力：流体各部分以不同的速度运动时，各部分的动量可进行交换，在此过程中产生一种速度趋于一致的切应力，使速度趋于一致的性质即为黏滞性，切应力即流体的摩擦力。摩擦力是海水浴对人体产生摩擦挤压之力学基础。海水摩擦力大小，除了与海水流速有关外，还与海水的黏滞性有关，海水黏滞性越大，摩擦力就越大。海水黏滞性受温度和盐度的影响，温度增高，黏滞度变小，盐度增高而黏滞度变大。

【问8.104】海水浴训练有哪些医疗保健作用？

海水浴对人体作用除了水本身直接作用之外，海水之盐类、太阳辐射、空气流动、浴场景观、空气离子，均起一定作用，但主要是温度、化学和机械作用。

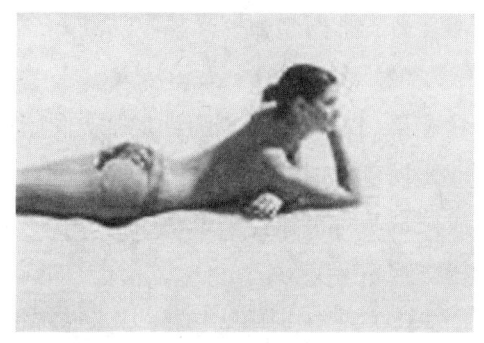

个体沙滩日光浴

1. 温度作用

（1）温度作用是海水浴主要作用，海水对皮肤、黏膜感受器之化学刺激作用，皮肤盐类代谢，都受海水温度影响。海水温度对机体刺激强度，取决于海水与体温之温差大小。温差愈大，刺激强度愈强。

（2）海水浴反应过程，一般分为两个阶段：

①第一阶段：也叫初发性寒冷阶段，是皮肤感受器表现之反射性活动，是物理性体温调节机制产生效果。一般来说，皮肤对海水温度相差<5℃时，反应良好。突然寒冷刺激，皮肤苍白，血管痉挛，使血液趋向内脏。继之，身体发抖、心率减慢、血压升高、呼吸变慢加深。这种表现，多发生在海水浴刚开始，特别是无海浴经验的人。为降低其发生程度，在海水浴前，先做些冷水浴和冷空气浴。初发性寒冷阶段很短，生理适应性和代偿机制，很快就转为第二阶段，即反应性温暖阶段。

②第二阶段：是反应性温暖阶段，此阶段较长，机体为维持体温平衡，被迫开始产热，参加体温代谢之皮层内脏机制活动也在加强。皮肤血管扩张，血压恢复正常。此时，感觉舒适温暖、精神愉快。此阶段时间长短，主要取决于海水与机体温差。若海水浴时间过长，温差过大，机体可能再次出现寒战、皮肤苍白、口唇青紫表现，说明已超过机体适应阈限，不宜继续训练或治疗。

2. 化学作用：

在进行海水浴时，海水中化学元素可附着于体表，对皮肤产生刺激作用；有的经皮肤吸收进入体内，有的附着皮肤表面，刺激皮肤神经末梢，通过神经-体液调节，对人体生理活动、物质代谢发挥作用。通过皮肤进入体内之元素，可作为酶、激素、维生素、核酸成分，在生物化学过程中起着一定作用。海水还具有一定的杀菌作用，现已知海水中有230种海藻可提取抗生素。

3. 机械作用

海水的机械作用包括静水压、水流的冲击和浮力作用。

（1）静水压力：静水压是指周围水对水平面以下的物体所施加的压力。据测定：1m深处海水静水压为10kPa，水深每增加1m，压力就增加10kPa，这种压力对人体周围静脉、淋巴系统产生轻度压迫作用,具有促进静脉回流,增强心血管功能作用。海水静水压对呼吸系统也有影响,可压迫胸廓、腹壁,使横膈上升,胸内压升高,肋间肌收缩,呼吸加深,改善肺组织弹性和膈肌活动度,增加肺活量,促进气体交换。

(2)水流冲击:人体浸入海水中,海浪冲击,形成摩擦力,作用于体表,使血管舒缩功能得到加强,血管弹性增加;血压低者,可使其升高;血压高者,又可使其降低。这些双相调节作用,使海水浴发挥很好训练作用。与此同时,调节大脑皮层功能,引起神经系统兴奋,对机体各系统,如心血管、呼吸、泌尿、内分泌、免疫功能、运动系统等产生积极影响。

(3)浮力作用:根据阿基米德定律,浮力大小等于人体在海水中排出同体积水之重量。据此计算,人体在水中所受浮力约等于体重的9/10。海水浮力较大,有些人甚至可漂浮在海面上。在海中,由于浮力的作用,肌肉、骨骼负荷减轻,肌张力降低,可有效解除肌肉疲劳。

【问8.105】海水浴有哪些训练方法和注意事项?

1. 训练方法:

(1)全身游泳法:浴者在海水中漫步、划水,或进行游泳训练。适用于健康人或无禁忌证体力好之浴者。

(2)半身浸入法:浴者站在齐腰深水中,或用手舀水冲洗未浸入体表,该方法适用于身体较弱浴者。

(3)浅水站立法:浴者站在膝关节以下水中,用手舀水冲洗腿部、躯干和上肢,适用于体质更为虚弱者,或对病人作试验性海水浴训练。

(4)浅水坐浴法:浴者坐在海边浅水中,用水冲洗身体各部,适用于老年体弱者。

(5)训练时间及次数:开始进行海水浴训练,时间宜短,每次3—5分,以后逐渐增加,每次不宜超过20分。对体弱者,每次5—10分,可每日1次或隔日1次,身体情况好者,每日也不要超过2次。两次间隔时间应大于4小时。

(6)冷热水交替浴:

①海水浴后可进行冷热交替浴,这是一种刺激作用较强训练方法。冷热交替浴可以是淋浴,也可以是盆浴。冷热交替浴是直喷浴一种变形,是用两个不同温度水,直接交替喷射方法。施术者用操纵台两支水枪,一个调制水温40℃—45℃,另一个为20℃或更低。两支水枪的水压相同。患者站在操纵台前2.5—3m处,开始先用热水喷射15—

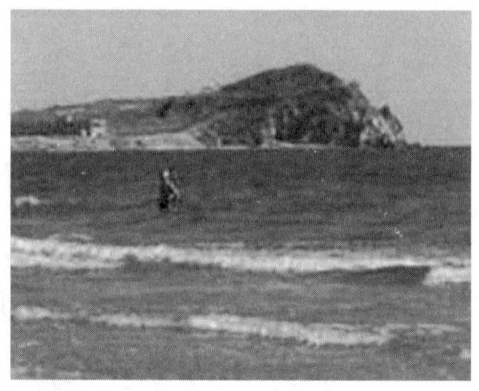

沙滩海水浴场

30秒，然后用凉水喷射 10—20 秒。如此重复 3—4 次，最后用热水结束治疗。治疗完毕，皮肤应有明显的充血反应。时间为 3—5 分，隔日治疗 1 次，12—15 次为 1 疗程。②冷热交替浴刺激作用强烈，适用于肥胖病，肌肉萎缩或不全麻痹，慢性多发性神经根炎等。有心脏机能不全，动脉硬化、动脉瘤、高血压病患者禁忌。

2. 进行海水浴训练，应注意哪些问题？

（1）海水温度高于 20℃，气温高于海水温度 2℃以上，风速 4m/s 以下方可进行海水浴。

（2）空腹或过饱时不宜进行海水浴，餐后 1—1.5 小时入浴为宜。

（3）入浴前应做准备活动，可进行 5—10 分日光浴或空气浴，并作轻度活动，使机体适应海水，防止肌肉痉挛。如体表出汗多，应拭干后稍休息再入浴。

（4）入浴时，先在浅水用手舀水冲洗颈、胸、腹和头部，然后再进行全身游泳浴。在水中若发生肌肉痉挛，最好到岸上按摩处理。在深水中，可深吸一口气，用对侧手扳住患脚背，侧手下压患膝盖，使患下肢慢慢伸展，这样可使痉挛缓解。(5) 为防止海水进入外耳道引起耳疾，入浴前可用清洁棉花沾少许凡士林油塞入外耳道。

（5）海水浴后，应在空气浴处躺卧休息 15 分。

【问 8.106】进行海水浴训练，有哪些适应与禁忌？

1. 海水浴除了适应于健康者进行身体训练之外，还适应于患有植物神经功能紊乱、胃肠功能失调、慢性支气管炎、哮喘缓解期、肺结核静止期，轻度肺气肿早期高血压、高血脂、动脉硬化，贫血、骨性关节炎、颈椎病、下腰痛、痛风、肥胖病、术后恢复期患者等。

2. 对于身体极度虚弱，严重高血压，心、脑、肾功能不全，重症动脉硬化，化脓性中耳炎、急性结膜炎、癔症、癫痫，及各种精神病者应视为禁忌证。

（四）海滩沙浴训练：

【问 8.107】何谓海滩沙浴训练？

人们将海滩海沙作为介质，传导热刺激机体皮肤感受器，达到训练身体、预防疾病和治疗目的之方法，称为海滩沙浴训练或海滩沙浴疗法。

【问 8.108】什么是海沙理化性质？

海沙中含有钠盐和镁盐，因此海沙吸湿性大，干燥得慢。海沙热容量为 0.921J—1.339J，导热系数较大，为 1.296J/℃.cm.s—1.346J/℃.cm.s，所以

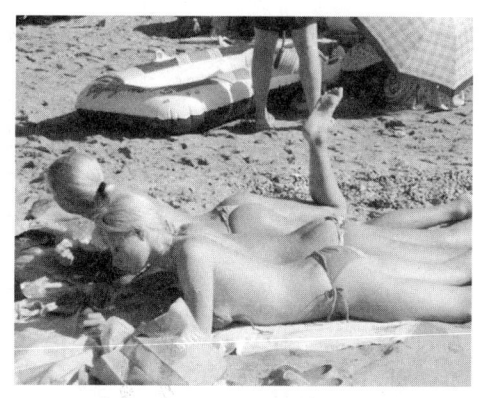

集体沙滩日光浴

机体接触热海沙时，有明显温热感。由于海沙热容量大、导热性好，很容易被太阳加热。5月晴天，到中午时，海沙可被太阳加热至40℃—50℃，而在盛夏还要高。

【问8.109】海滩沙浴训练有哪些医疗保健作用？

海沙对机体的作用表现为温热作用和机械刺激作用。

1. 温热作用：

太阳加热海沙，其温热有明显排汗、增强机体代谢作用。又因海沙有很强的吸附特性，所以可将排出代谢产物及时吸附清除。从这个意义上说，太阳加热式海沙浴，是一种有效的温热治疗。

2. 机械作用：

（1）赤脚走在海滩上，细小沙粒刺激脚部或穴位，可迅速传至全身，身体其他部位皮肤，对沙粒刺激也较敏感。这种刺激可使皮肤血管，有节律地收缩和扩张，通过神经反射活动，调节机体心脑血管、内分泌、免疫系统功能。

（2）海沙另一机械作用，是海沙压力作用，它可促进机体血液和淋巴液循环。在胸部和腹部施行沙浴，沙粒压力直接作用，可加强腹式呼吸，增加肺活量。

【问8.110】怎样做海滩沙浴训练？

1. 海滩沙浴场：在海滨浴场，划分出一块专门沙浴场，最小面积不小于4m×6m，周围用矮小绿化植物或绳子围上，即可构成海滨浴场。用于训练或医疗沙粒，直径最好为0.25mm左右，这种沙子能避免微小颗粒形成之沙尘，或大颗粒引起皮肤损伤。阳光加热海沙温度，一般在40℃—45℃，即可用于训练或治疗。

2. 海沙浴方法：训练者或患者，躺卧在经日光

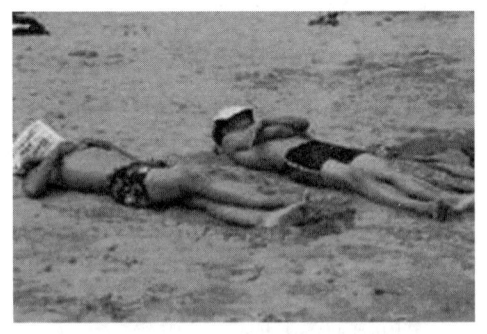

全身沙滩浴

加热海沙上，并把热海沙撒在除了面、颈、胸部以外之全身其他部位。海沙厚度10cm—20cm为宜，腹部宜薄些，6cm—8cm。生殖器用布遮盖，头部应有遮光设备。开始训练为10分，然后可逐渐增加到30—40分。训练结束后，可用海水或淋浴冲洗，在阴凉中休息10分。

首次训练温度，可为46℃—47℃，以后加到48℃—49℃，视浴者或病人反应，可加到50℃—55℃，但不可高于55℃。训练或治疗时间，最长不超过40分。全身沙浴隔日1次，15次为1疗程。

海滩沙浴可在海水浴前和海水浴后进行。海滩沙浴可和海滩散步、健身体操及医疗体

育配合治疗。

【问 8.111】进行海滩沙浴训练，有哪些适应与禁忌？

1. 海滩沙浴除了适应于健康者进行身体训练之外，还适应于亚健康状态之"六高一低"症和"三大疾病"预防，患有扭伤、骨折愈合迟缓、骨性关节炎、肌筋膜炎、下腰痛、神经痛、神经炎、盆腔炎、佝偻病、慢性肾炎、肥胖病患者。

2. 对于急性炎症、化脓感染、心力衰竭、高热、肿瘤、活动性肺结核及有出血倾向者应视禁忌证。

（五）森林浴训练

【问 8.112】何谓森林浴？

1. 森林浴有两种含义：一种是"到山区去！"、"到森林去！"，现代都市人一种新"时尚"，目的在于陶怡情操，放松身体，增进健康。在人们进入山区之后，跋山涉水，心身均沐浴在森林"香气"之中，人们称之为"绿之淋浴"；另一种是利用森林气候之特殊作用，用于增强体质，预防和治疗疾病，称之为"森林浴疗法"。

2. 有些国家较早开展森林浴疗法。原苏联最早建立森林疗养院，现在法国设立有森林康复中心，美国、德国、日本等国，亦专门开设了"森林医院"。森林医院一般不用药物，只在林荫底下设一些摇床，让患者躺在床上进行空气浴疗法，并配合日光浴和健身疗法，促进身心健康。我国浙江天目山和福建武夷山亦兴建森林医院，开展森林浴健身医疗活动。

【问 8.113】森林区气候有哪些特征？

1. 亚寒带原始森林区：大陆性气候，冬季天气状况稳定，持续 5—5.5 个月。太平洋沿岸冬季多云、降雪也多，北风带来北极地带的冷空气。年降水量 500mm—600mm，夏季在 1.5—2 个月时间内，太阳提供足够热量，促使叶林木本植物繁衍、生长。紫外线照射不足时间，长达 5—6 个月。

2. 中纬带林区：中纬度气候特征，冬季寒冷干燥，夏季温暖潮湿，中等以上日照度，大气环流不稳定，多云有风，平原有大量森林群。在春末秋初这段温暖时期内，日光生物活性较强。年降水量在 400mm—800mm。夏天可行空气浴、日光浴，在水塘游泳；冬季可散步、滑雪，在阳台睡袋中睡眠。冬季从 11 月中旬开始，至 3 月初结束，紫外线不足时间少于 2.5 个月。9 月份夜间，有时出现霜冻，秋末就可结冰，但不是很快就被霜雪覆盖。所以，一年四季，该地区均适于进行森林浴训练和气候治疗。

3. 亚热带雨林区：气候特征是天气炎热，日光辐射强、雨量多。有时一天之内，降雨量可达 200mm，相对湿度达 80% 以上，高湿与高气温结合在一起，形成湿热天气。在这样炎热夏天施行森林浴，有许多不利因素，会降低训练和治疗效果。为避免引起机体过热，可在早晨进行森林浴，避开湿热高峰状态，或利用温和冬季进行气候治疗，森林散步或在阳台上施行空气浴。

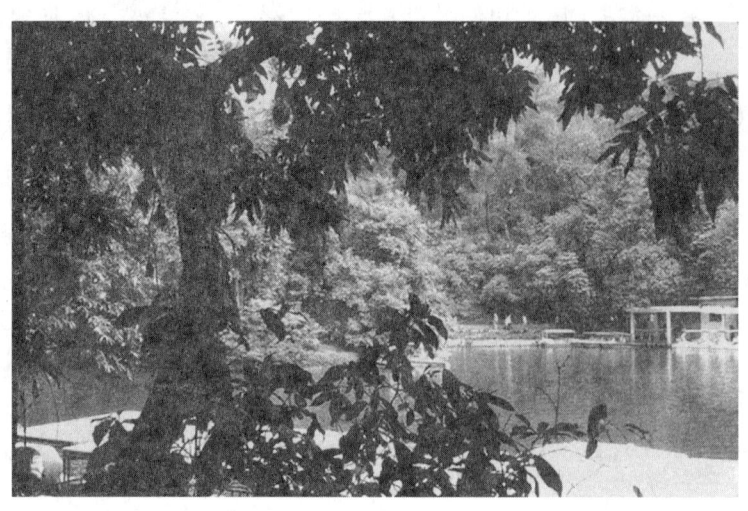

森林浴场地

【问 8.114】森林浴训练有哪些医疗保健作用？

1. 森林区气候特点：森林可改善微小气候条件，林木排出氧气、分泌松油精、植物杀菌素，使空气清新，尘埃和细菌数减少，含氧量充足。

2. 独特治疗作用：森林浴除具有一般空气浴，气温、气压、气流、湿度、散射光线之治疗作用以外，下列森林微气候发挥着独特治疗作用：

（1）空气含氧量充足：森林树木是最重要之氧气供应者。森林中空气成分改变，取决于昼夜时间、气象条件及树木种类。杨属树木排出氧气最活跃，1 公顷杨树林，比 1 公顷云杉林排氧量多 48 倍。

（2）尘埃、微生物少：大多数森林都远离城市，森林空气中的尘埃较少，微生物较城市少 200 倍。有人测定，阔叶林内微生物数量比针叶林多。在松树林内，$1m^3$ 空气中含有 170 个细菌，在白桦林内含有 1 800 个，在雪松林内 1 700 个。雪松林内 $1m^3$ 空气中含霉菌 840 个，在幼松林内含 480 个，在松树林内为 564 个。在选择森林浴疗时应考虑到此点。森林中含氧量高、微生物少，对呼吸系统疾病、心脑缺血性疾病、病后恢复期、慢性疾病及神经功能性疾患恢复非常有利。

（3）松油精和植物杀菌素：林木分泌松油精和植物杀菌素有机混合物，夏季较高，冬季较低。在松树、枞树、白杨、橡树林木中富含负离子。1 公顷松树林 1 昼夜分泌至大气中 4kg，1 公顷阔叶林约分泌 2kg。这些属有机物的天然气溶胶，不仅可改善空气性质，而且还作为生物活性物质，对呼吸、循环、血液等系统，一系列生理功能有益影响。精油类主要作用物质是萜烯，香精油氧化时产生臭氧，臭氧浓度随着气温升高而增高。在幼年针叶林中臭氧浓度，比老年林内高。臭氧具有明显杀菌作用。

【问 8.115】怎样进行森林浴训练？

1. 气温 20℃—30℃时森林浴：浴者可采取裸体、半裸体卧于床上，首次从 15 分开始，每次增加 10 分，最后达到 2 小时为止，每日 1 次，20—30 次为 1 疗程。亚热带或夏季过热时森林浴，可改在早上和有微风的地方进行，治疗时应少活动，以免产生多余的热量。

2. 气温 14℃—20℃时森林浴：浴者可逐渐由舒适温度，过渡到较低气温，训练时间可由 10 分开始，每次增加 3—5 分，最后可增加至 30 分，每日 1 次，20—30 次为 1 疗程。森林浴时病人可适当活动，摩擦皮肤或轻微体操活动。

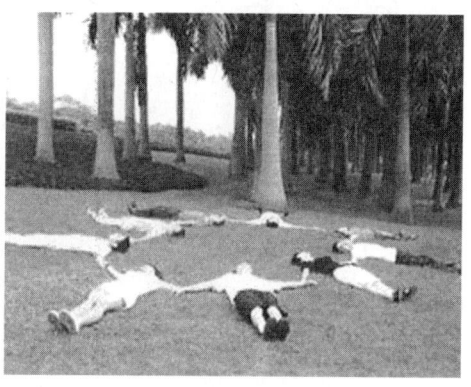

森林空气浴

3. 气温 4℃—14℃时森林浴：这种气候条件，因气温较低，浴者可先在室内、或凉台上进行适应性训练。头几次森林浴，可选气温较高时进行部分裸体训练，然后再逐渐进入低温森林浴，每次训练时间可缩短，从 1—2 分开始，然后慢慢增加至 20 分，每日 1 次，20—30 次为 1 疗程。

4. 低温森林浴可与体操活动结合，气温愈低，活动量宜愈大。进行低温森林浴训练后，浴者应很快穿上衣服，注意保暖。冬季锻炼，可适当着衣在森林中散步、体操、滑雪等，接受森林气候治疗。

【问 8.116】进行森林浴训练，有哪些适应与禁忌？

1. 森林浴除了适应于健康者进行身体训练之外，还适应于亚健康状态之"六高一低"症和"三大疾病"预防，患有慢性支气管炎、轻型支气管哮喘、植物神经功能紊乱、糖尿病、高血压病、动脉硬化、胃肠功能失调、血液系统疾病等。

2. 对于重症肺疾病，肾功能不全，心力衰竭，恶性肿瘤，出血性疾病等，应视为禁忌证。

（五）唱歌增强免疫：

【问 8.117】唱歌训练能增强免疫功能吗？

研究资料证明：唱歌不仅能让人心情愉快，缓解心理压力，增强心呼吸功能，加速新陈代谢，而且还能增强人体免疫功能，是让人保持身心健康的一剂"天然良药"。

【问 8.118】唱歌有哪些医疗保健作用？

1. 唱歌能缓解心理压力：唱歌对心理健康有益，这是人们用直觉就能感受到的：它可以释放悲伤，让人情绪变好。不过，越来越多科学研究表明，唱歌不仅对精神健康有益，而且对身体健康同样有好处。它能增强人体免疫系统功能，能让老年人减少吃药和看病次数；唱歌时使用横膈膜呼吸法，还能起到缓解压力作用。

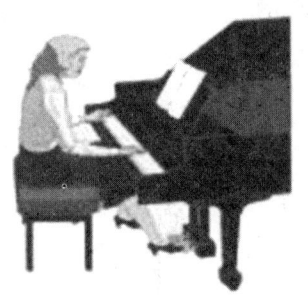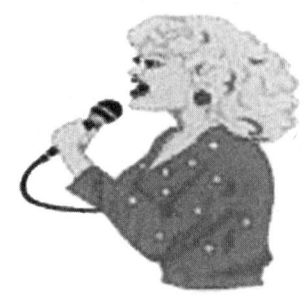

唱歌增强免疫

2. 唱歌能增强呼吸功能：呼吸功能降低，是人体老化重要标志之一。唱歌能提高呼气、吸气功能，增大胸廓扩张，使横膈运动加强。唱歌时意守"丹田"发声，与气功训练有着异曲同工之妙。唱几首歌曲下来，就像练过气功一样。

3. 唱歌能加速新陈代谢：唱歌时，肺内吸入大量新鲜空气，又排除肺内污浊气体，吐故纳新。这样，一方面起到强健心肺作用，又能使血液摄氧量大为增加。在唱歌时，由于胸腹部肌肉一张一弛运动，相似胸腹部肌肉按摩，刺激肠胃蠕动，增进食欲和提高消化吸收功能。

4. 唱歌有助延缓衰老：经常唱歌者，讲究发声和共鸣，这就加强脸部肌肉训练，尤其是口部肌肉训练。爱好唱歌者，大多数人都会有个好心情。老年人健康，包括要有一个完好的心理状态。由于种种原因，会使老年人的心理情绪恶化。要善于调节心理，心情不佳时，可通过变更不利环境、通过适度地唱歌宣泄等方式，改善心理状况。我们常常可以看到，当一个人在演唱一首迷人动听的歌曲时，他会在不知不觉中步入自我陶醉的境界，对老年人来说，无形中便摆脱了孤独、失落感，解除烦恼。

5. 唱歌有助防治老年痴呆：

（1）当学唱一首新歌时，要记住旋律和歌词，这时脑血管处于舒展状态。经常唱歌，脑筋就像做思维体操运动，有助预防老年痴呆。

（2）有人研究发现：业余唱歌爱好者，个人仪态仪表均较好。专家认为，艺术和学习之间，有着密切联系。音乐使用右脑，而语言则使用左脑，两者之间神经通路很强。所以大多数人,几乎每唱过一首歌,都能记住歌词。而对于孩子来说,有机会接触音乐、唱歌,非常重要。不仅是对艺术学习,而对其他领域知识学习,均能训练右脑左脑神经通路,这一点在开发大脑功能方面,具有非常重要意义。

【问8.119】怎样做唱歌训练,能增强免疫功能?

怎样用唱歌增强免疫功能?(1)要注意量力而行;(2)要掌握适度,不要太累,时间不要太长,所选歌曲音调不要太高;(3)唱歌时注意选择空气新鲜场所,不要在人多、空气浑浊室内唱歌。有条件时,最好去郊外、海滨、森林引吭高歌。

四、免疫功能训练注意事项

【问8.120】免疫训练应注意什么问题?

1. 选择适合自己身体健康训练方法,开始要有一个准备适应过程,注意从短时间、低强度开始,循序渐进,持之以恒。
2. 注意训练者营养合理摄入。在膳食中应该按照"食物金字塔"原则,以及能量需求,进食多样化等平衡膳食。同时注意训练项目特殊营养需求。
3. 避免过度训练,防患慢性疲劳。训练过程生活要有规律,保证睡眠充足,睡眠是最好的消除疲劳方法。破坏生活规律,可导致免疫功能下降。
4. 若为减肥,降体重速度不宜过快。过快降低体重,有可能导致免疫功能负性变化。
5. 训练过程中,避免与病人接触(尽量不去医院或家中看望病人),尽可能不到人多地方,减少感染机会。到异地训练,尤其是冬季,建议接种流感疫苗。
6. 训练期间患病,注意减量训练,甚至停止训练。

【问8.121】在免疫功能训练中,如果发生感冒是否停止训练?

轻微感冒,还可进行适度训练,待症状基本消失后,再进行中度训练比较安全。若感冒较重,兼有发烧、明显疲乏、肌肉疼痛,以及淋巴结肿大等症状,必须停止训练。

五、免疫功能训练适宜与不适宜人群

【问8.122】免疫功能训练适宜哪些人群?

除了适应于健康者进行身体训练之外,还适应于亚健康状态之"六高一低"症和"三大疾病"预防，患有慢性支气管炎、轻型支气管哮喘、植物神经功能紊乱、糖尿病、高血压病、动脉硬化、胃肠功能失调、血液系统疾病等。

【问8.123】免疫功能训练不适宜哪些人群？

对于重症肺疾病、肾功能不全、心力衰竭、恶性肿瘤、出血性疾病等，应视为禁忌证。

第6节 运动本能训练

古希腊名言：

如果你想强壮，跑步吧！
如果你想健美，跑步吧！
如果你想聪明，跑步吧！

一、运动本能训练解读

【问8.124】何谓运动本能训练？

运动是人体一种本能，受人们意识支配，可以通过本能训练，强化人体运动功能，使这些先天、原始、无意识之初级功能状态，上升到一种有意识，可调节可调控之高级功能状态，达到增强体质、防治疾病和延缓衰老目的。从一定意义上讲，运动功能训练与运动本能训练，在本质上没有原则不同，也可说两者是"同义语"。

【问8.125】运动锻炼与运动本能训练有何异同？

运动锻炼是指人们日常随意性运动，对运动目的、运动方法、运动剂量等，并无严格要求；但运动本能训练则不同，它是通过医生指导，训练目的明确，按照医生制定之训练方法，使运动本能训练受训者，通过一定训练计划，提升或掌握某种技能或能力，称为运动本能训练。

【问8.126】什么是"生命在于运动"，"生命在于科学运动"？

1."生命在于运动"。人的一生都要运动，生命不息，运动不止。从古到今，健康、长寿、智慧，是人类美好愿望。几千年来，人们苦苦探索，不懈追求，研究防御疾病、抵抗衰老和延长寿命秘诀，现代科学回答是——运动。

2."生命在于科学运动"。何谓科学运动？就是要注意选择适合自己的运动项目、运动方法、运动剂量，循序渐进，量力而行，不可疲劳，否则造成"事与愿违"，或"事倍功半"。

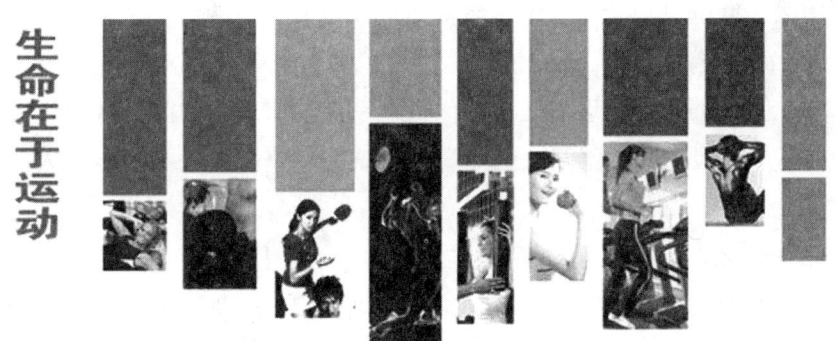

各种运动训练方法

【问 8.127】运动为什么能抗衰老?

1. 现代科学研究证明，有规律运动是科学抗衰老最有效的方法。近代发现，生物体在代谢过程中，可以产生多种自由基。自由基是一种反应能力很强的物质，可引起体内一系列连锁反应，从而造成细胞损伤，导致机体逐渐衰老。通过测定过氧化脂质（LPO），可以观察体内自由基水平，了解自由基损伤程度。机体为保护细胞免受自由基损伤，生物体内还存在着一个强大的自由基清除系统，SOD（超氧化物歧化酶）是该系统的"主力军"。测定 SOD 的含量和活性，可在一定程度上反映该系统的功能状态，反映人体衰老的状况。大量的观察结果表明，在人体的生长与衰老过程中，体内唯一能和 LPO 对抗的就是 SOD。SOD 和 LPO 这两种物质相互斗争，彼此消长。用运动的方式提高体内 SOD 的含量，才能有效地清除这致人衰老的自由基（LPO）。大量动物实验证明，有规律的运动之后，体内 SOD 水平升高。

2. 衰老的另一种现象，是血液流速减慢。壮年期后每过一年，心脏泵血功能就下降 1%，60 岁的人四肢血液流速放慢 30%—40%，一次深呼吸所吸入的空气数量减少，且胸腔壁亦日趋硬化，肺活量减少 40%。70 岁时神经信息传递速度减弱 10%—15%。以及老年人不常运动易患慢性病等。但若经常参加中等运动量的运动，可使人体年轻 10—25 年。

3. 运动能延缓衰老，美国加利福尼亚州退休者协会 200 多名 56—87 岁的男女退休人员，参加一项包括日常慢行、柔软体操及伸展运动在内的保健活动。仅 6 个星期，他们的血压下降，体内脂肪减少，肺活量最大值加大，神经与肌肉的紧张迹象消失。

4. 运动所以能推迟衰老过程，原因之一是运动可以使体内各器官功能保持相对年轻，这已为生理医学的不少研究资料所证实。联邦德国的医生对"老年长跑爱好者协会"的40—80岁的成员心脏功能进行检查，发现与不锻炼的20岁的年轻人相仿；苏联学者对50名41—50岁的男女经过一年体育锻炼的中年人进行肺活量检查对比，发现72%的人肺活量比锻炼前增大300毫升以上；日本学者浅野胜己让平均年龄41岁的中年男性，每周锻炼3次，16周后最大摄氧量增大22%。生理医学研究表明，经常锻炼，由于心肌营养状况及氧供改善，使心肌功能增强，推迟老化过程，锻炼可使肺泡张开率大大增加，而使肺泡弹性维持良好，减缓弹性的下降，因而学者们认为，坚持运动的中老年人，心肺功能可比他们实际年龄相对年轻20—30年。

5. 运动延缓衰老，还由于运动促进体内代谢过程，提高免疫功能，预防中老年常见病，使健康水平大为提高。25岁以后，人体内代谢活力每10年约递减7%—8%，因此当人过中年以后，抵抗力下降，各种慢性病就会随之袭来，一些地区统计，45岁以后的中年人各种慢性病发病率明显增加。而运动使体内新陈代谢旺盛，降低递减率，使体内细胞免疫和体液免疫功能提高，各种慢性病及常见病就不易发生，衰老过程将会减缓。对运动系统来说，运动促进肌肉骨骼血液循环，使肌肉骨骼老年性退行性变化减慢，因此两腿走路有劲，手臂、腿活动敏捷，一般从表面看上去，比实际年龄年轻的多。

6. 运动所以能延缓大脑的衰老，主要因为运动可改善大脑的血液循环，提高神经细胞的功能。美国调查发现，职业运动员神经细胞的衰老与其实际年龄不相一致。认为运动能推迟衰老。运动使神经细胞活跃，有效地排除老年人心理上的忧郁颓丧，悲观恐惧神态。

二、运动本能训练健身作用

【问 8.128】何谓运动本能训练 10 大好处？

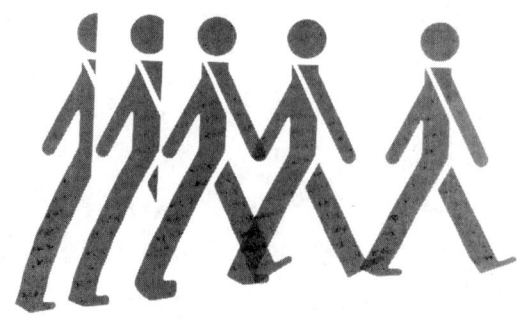

漫步行走好处多

1. 改善心情：运动有助于调节情绪，使你有个好心情，减少焦虑和抑郁。
2. 强壮肌肉：经常训练能使肌肉健壮、有力，活动轻松。
3. 提高应激能力：训练可以消除紧张，提高机体对各种挑战的应对能力。
4. 增强呼吸功能：经常运动训练，能增强心肌泵血能力，提高肺活量和气体代谢。
5. 减少肥胖：运动能加速新陈代谢，消耗体内多余热量和脂肪。
6. 增加灵活性：运动伸展肌肉、活动关节、能增加躯体和关节运动灵活性。
7. 增加体力：经常运动训练，能增强综合体能和工作持久力，使人精力充沛，富有活力。
8. 强健骨骼：经常性运动训练，特别是负重运动，能强健骨骼，防止随着年龄增加，缓慢丢失钙质。
9. 减少发病危险：经常运动能预防多种严重疾病发生，如高血压、脑中风、心肌梗死和某些恶性肿瘤。
10. 延缓衰老：经常运动训练，能延缓衰老进程，保持身体健康和旺盛活力。健康与长寿，对每个人的可能是均等的，问题关键在于当事者如何行事。

【问 8.129】增强体质，延缓衰老，为什么要讲适度运动？

研究资料说明，成年人经常进行适度运动，可增强体质，延缓衰老。

美国学者曾对 25 个州 100 多万中老年人，就运动训练程度和死亡率进行调查。见表 8-4。

表 8-4 运动训练程度和死亡率

年龄组	完全不运动	少量运动	中度运动	坚持运动
45—49	106	0.56	0.38	0.23
50—54	2.08	0.80	0.55	0.33
55—59	3.60	1.58	0.85	0.59
60—64	4.90	2.32	1.19	0.92
65—69	10.33	3.85	1.47	1.38
70—74…	11.02	4.92	2.60	1.56
75—79	16.05	6.55	3.46	1.96
80—84	16.43	8.49	3.96	2.49
80 岁以上	22.13	12.08	5.67	2.78

从上表可以看出，适度运动训练能降低死亡率和延长寿命。

三、运动本能训练项目

【问 8.130】怎样选择运动项目？

选择运动项目，除了根据自身体力条件之外，还要能体验运动"健身快乐"，按兴趣选择运动项目，这一点很重要。只有体验健身快乐，产生运动兴趣，才能天天坚持、长年坚持。运动项目按运动强度划分，可分为轻度运动量项目、中度运动量项目、大运动量项目三种。

【问 8.131】轻度运动量有哪些项目？

下列运动项目，身体耗氧量不超过休息时 3 倍，适于病后恢复初始运动，或老年人运动训练，对健康颇有益处。

1. 步行、体操。

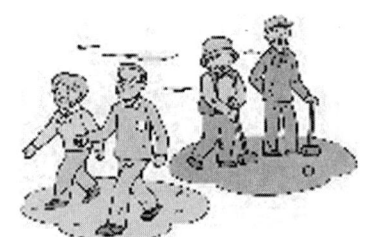 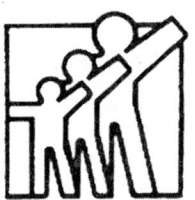

步行与体操训练

2. 骑固定脚踏车（低阻力、低、中速）。

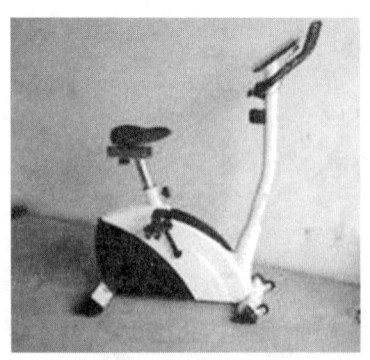

固定脚踏车

3. 练太极拳。
4. 坐着钓鱼。

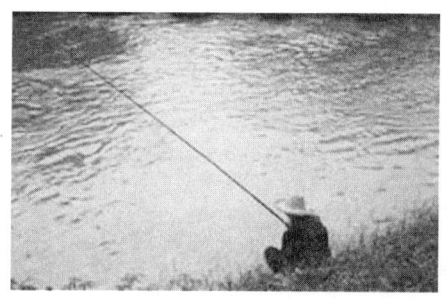

悠闲钓鱼

5. 机动小船

6. 家务劳动（扫地或扫地毯）。

7. 家庭修补（木工、油漆）。

【问8.132】中度运动量有哪些项目？

运动项目，身体耗氧量不超过休息时3—6倍，适于中青年人运动训练，每天最好在30分钟以上，有健身、延年益寿作用。

1. 快步走或慢跑（时速4.8—5.6公里）。

2. 骑脚踏车游玩或以车代步（时速16公里）。

3. 游泳、中度用力。

4. 健美操训练。

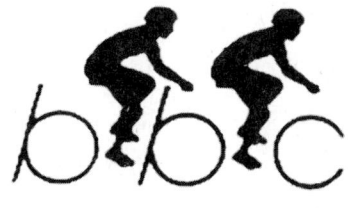

骑车

5. 乒乓球、羽毛。

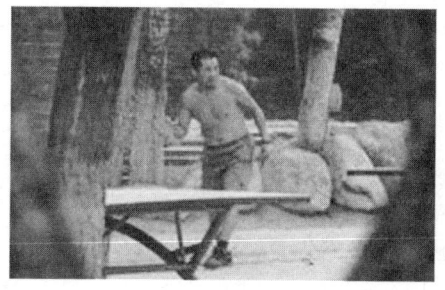

打乒乓球

6. 划船，轻松用力（时速3.2—6.3）。

7. 修剪花草。

8. 家务劳动（大扫除）。

【问8.133】大运动量有哪些项目？

下列运动项目，身体耗氧量超过休息时6倍的运动。适于青壮年人运动训练，一项研究证明，大运动量训练能明显降低死亡率。

1. 快步上山，或负重快步走，时速6—8公里，每天45分钟，每周5次。

2. 快速骑车或赛车，时速16公里以上，每天1小时，每周4次。

3. 划船，时速6.4公里。

快步蹬山

4. 游泳，快速踩水或击水，每周3小时。

5. 健身运动，贵在立志。对老年人来说，虽说"朝阳"可贵，但"夕阳"如善于健身运动，掌握科学方法，同样能"烧红晚霞一片，点亮满天繁星"，为自己换来最大欣慰和欢乐。

四、有氧运动本能训练

【问8.134】何谓有氧运动本能训练？

何谓有氧运动？是指运动强度相对较小，氧供给相对充分，人体能源物质氧化获得能量，此称有氧运动；当运动强度相对较大时，氧供给相对不足，人体可利用糖原酵解，生成乳酸获得能量，此称无氧运动。

【问8.135】有氧运动本能训练有哪些优点？

有氧运动训练优点在于：

1. 训练方法简便、易行，对运动形式和技巧要求不高。如步行、慢跑、跳绳、游泳、原地跑等；

2. 可以根据身体状况，最好在医生指导下，进行"自监自控"训练，方为安全、有效；

3. 有氧运动优点是强度低、有节奏、可连续、持续时间较长。特别是对于年龄较大者、脑力劳动者来说，就更为适宜。

4. 有人对两组中年人，进行心电图检查对照观察：步行上班组（走路20分钟以上）心电图"缺血性异常"发生率，为坐车上班组1/3。其原因在于，步行对内脏有间接按摩作用。步行时，为适应运动需要，心肌加强收缩，血输出量增加，血流加快，对心脏起到间接按摩作用，能防治老年人心功能减弱。

五、健身步行与慢跑运动训练

（一）健身步行运动本能训练

【问 8.136】健身步行运动本能训练有哪些基本要求？

健身步行运动本能训练一般要求如下：
目的：健身步行，调节心情，防病治病，延缓衰老。
时间：清晨、饭后或睡前半小时，一般时间20—60分钟。
地点：公园、河边、湖边、江边、海岸、林荫道、环境幽静，空气清新处。
方法：方式方法，因人而异。但中老年人常采用健身步行、慢跑运动方法。

【问 8.137】健身步行运动本能训练有哪些种类？

1. 消闲步行：慢速步行，闲情逸致，心旷神怡，闲庭信步，可放松躯体，呼吸新鲜空气，观赏花木风景。时间30—60分钟，可达到健身强体、延缓衰老功效。

2. 健身步行：步行速度和时间，决定运动量大小，一般快慢交替。其方法是：全身放松，挺胸抬头，目视前方，两臂自然摆动，步伐稳健，身体重心放足掌前部，呼吸自然或配合迈步节奏。一些科学研究认为，一般日行不少于60分钟或日行万步。

3. 竞技步行：按运动竞赛规则进行。

【问 8.138】怎样进行健身步行运动本能训练？

1. 步行要领

（1）步行前，首先要全身自然放松，调匀呼吸，然后再从容步行。

（2）步行时，步履轻松，从容和缓，犹如闲庭信步，百事不思。这样，悠闲愉悦心情，不仅能提高步行兴趣，而且有利于提高步行效果。

（3）步行要注意量力而行，循序渐进，不可造成疲劳，否则"事与愿违"，或"事半功倍"。

2. 步行速度

（1）快步：每分钟步行 120 步左右。快步行走，能兴奋大脑，振奋精神，使下肢矫健有力。但快步并不等于疾走，只是比缓步步履稍快一些。轻快步行 20 分钟，就可将脉搏速率提高 70%，效果正好与慢跑相同。

（2）慢步：每分钟步行 70 步左右。可使人稳定情绪，消除疲劳，有"健脾胃、助消化"作用。这种步行适于年老体弱者。

（3）消闲步行：是一种走走停停、快慢相间步行。因其随意自由，故有称"逍遥步行"。对于久病康复患者、年老体弱者，均为适宜。

3. 步行时间

（1）清晨步行：早晨起床，户外空气清新，在庭院中步行，或在环境宁静，林荫大道之处步行。时间从 20 分钟开始，逐日增加到 1 小时。

（2）饭后步行：饭后约半小时，缓步行走有助食物消化。人们常说："饭后百步走，能活九十九。"此说明饭后步行，有"健脾胃，助消化"功效，有助于延缓衰老，健康长寿。时间 20—30 分钟，也可达 1 小时。

（3）睡前半小时，健身步行 20—30 分钟，有助于改善睡眠，提高睡眠质量。

（二）慢跑运动本能训练

慢跑又称"有氧代谢运动之王"，是风行全球之健身运动。有人提出：抗衰老健身方法首推慢跑。慢跑运动本能训练有哪些好处呢？其一，适于中老年人健身和慢性病患者训练，随意自如，运动强度略大于步行；其二，慢跑运动安全、省时、运动量易于控制，健身效果亦较好。

【问 8.139】慢跑运动本能训练有哪些基本要求？

慢跑运动本能训练基本要求如下：
目的：调节心情，强身健体，防病治病，延缓衰老。
时间：清晨、饭后或睡前半小时，一般时间 20—60 分钟。
地点：公园、河边、湖边、江边、海岸、林荫道、环境幽静，空气清新处。
要领：身体正直，双目平视，上臂曲肘，双手半握拳，下肢后蹬前摆，以后蹬力推动身体向前迈进，自然、协调、放松。

【问 8.140】怎样进行慢跑运动本能训练？

1. 走跑交替法：适于体弱者，先走后跑，走 1 分，跑 1 分，交替进行。每隔 1—2 周增加运动量。慢跑时用鼻呼吸，或用鼻吸气，用口呼气。要注意掌握呼吸节律，一般采用2比2呼吸节律，即"二步一吸"，"二步一呼"方法，或3:3，或4:4呼吸节律。这样跑起来，会感到轻松自如。

表8-5 11:20分走跑交替运动处方

周次	每周跑2—4次	总时间（分钟）
1	跑1分钟+走1分钟，重复3次，再跑1分钟	7
2	跑1分钟+走1分钟，重复5次，	10
3	跑2分钟+走1分钟，重复4次，再跑2分钟	14
4	跑3分钟+走1分钟，重复4次	16
5	跑4分钟+走1分钟，重复4次	20
6	跑5分钟+走1分钟，重复3次，再跑2分钟	20
7	跑6分钟+走1分钟，重复3次	21
8	跑7分钟+走1分钟，重复2次，再跑2分钟	20
9	跑8分钟+走1分钟，重复2次，	22
10	跑20分钟+走1分钟（要求不休息地连续跑）	20

2. 间歇健身跑：是慢跑和行走交替，跑30秒，行走30—60秒，逐渐增加跑步时间，以提高心脏负荷。如此反复进行10—20次，时间12—30分钟，每日或隔日训练一次，第二周以后，根据体力增加运动量。

表8-6 间歇健身慢跑处方

周次	慢跑（秒）	行走（秒）	重复次数	总时间（分）	总距离（米）
1	30	30	开始8次，以后每一天增加1次，加至12次	8—12	500—800
2	60	30	开始6次，以后每天增加1次，加至10次	9—15	1200—2400
3	120	30	同上	15—25	2400—4000
4	240	60	开始4次，以后加至6次	20—30	3200—4800

3. 原地健身跑：适于身体健康状况较差，或因气候突变不适于进行室外训练者。方法是：先做好放松准备，原地跑要求抬高腿，足尖轻轻落地，利用反弹力量，动作要有节奏，两臂屈肘，前后自然摆动，抬头、挺胸、收腹。一般采用3比3呼吸节律，即"二步

一吸"、"三步一呼"方法，即吸—吸—吸，呼—呼—呼。或采取4∶4呼吸节律。鼻吸口呼，吸气要匀细，呼气要充分。速度初学者宜慢，一分钟140—180步，每次跑时间5—15分钟。

4.短程健身跑：适于身体健康状况较好，或有训练基础者。从50米开始，渐增至100米、150米、200米、400米。一般速度30—40秒跑100米，每3—7天增量一次。当距离达1000米时，不要再随便增加，可加快跑速增加运动强度。

六、中年人运动本能训练

人到中年，正是一生中鼎盛时期，无论在事业或身体，均被称为"风华正茂"或"年富力强"最佳阶段。中年人，尤需注意健康投资，讲究健康生活方式，预防"早衰"和"英年早逝"。虽说运动花费一些时间，但却能换来高效率工作，终生受益于强壮体魄。

表 8-7　不同年龄跑步前预备运动处方

年龄	周次	1	2	3	4	5	6
30岁以下	距离（米）	1600	1600	1600	1600	1600	1600
	时间（分、秒）	13' 30"	13'	5	10	1600	15' 30"
	每周次数	5	5	5	5	5	5
	每周得分	10	10	10	15	15	15
30—39岁	距离（米）	1600	1600	1600	1600	1600	1600
	时间（分、秒）	17' 30"	15' 30"	14' 15"	13' 30"	11'	11' 45"
	每周次数	5	5	5	5	5	5
	每周得分	5	5	10	10	15	15
40—49岁	距离（米）	1600	1600	1600	1600	1600	1600
	时间（分、秒）	18'	16'	15'	14'	13' 45"	12' 45"
	每周次数	5	5	5	5	5	5
	每周得分	5	5	5	10	10	10
50岁以上	距离（米）	1600	1600	1600	1600	1600	1600
	时间（分、秒）	18' 30"	17'	16'	15'	14' 15"	13' 45"
	每周次数	5	5	5	5	5	5
	每周得分	5	5	5	5	10	10

【问 8.141】中年人运动本能训练目的何在？

运动目的是根据训练者性别、年龄、职业、身体健康状况之不同，运动目的有运动健身、运动防病、运动减肥、运动健美、运动抗衰老、运动消遣娱乐及提高运动成绩等。

【问 8.142】中年人运动处方包涵哪些内容？

中年人运动处方包括：①运动目的；②运动种类；③运动强度；④运动时间；⑤运动频度；⑥注意事项及微调等 6 项。

【问 8.143】中年人运动本能训练有哪些种类？

运动训练有有氧运动、无氧运动、混合运动，见表 8-8

表 8-8 运动训练项目示例

有氧运动	无氧运动	混合运动
步行	短距离全力跑	足球
慢跑	举重	橄榄球
自行车	拔河	手球
网球	跳跃项目	篮球
排球	投掷	冰球
高尔夫球	肌力训练	间隙训练
远足	潜泳	

【问 8.144】中年人怎样选择运动本能训练项目？

训练项目选择，要根据自身健康状况、兴趣爱好、训练目的等，将训练项目分为首选与次选两种。首选训练项目有：步行、慢跑、远足、太极拳、迪斯科等；次选训练项目有：游泳、滑冰、登山、球类、自行车等。

【问 8.145】中年人怎样计算运动强度？

按运动科学要求，中年人运动强度应达到最大心率 70%—85%，或最大摄氧量 50%—70%，目标靶心率范围。可参照下列要求：

年龄 30—39 岁，运动心率 140—165 次/分钟；

年龄 40—49 岁，运动心率 123—146 次/分钟；

年龄 50—59 岁，运动心率 118—139 次/分钟；

健康人年龄 30—60 岁，运动心率最低应达到 130 次/分钟，但不要超过 160 次/分钟。

【问 8.146】中年人运动时间怎样计算？

中年人每周运动，应不少于 3—5 次。每次运动 30—60 分钟，如晨练 30 分钟，先做暖身运动或广播操 5—10 分钟，再慢跑 10—20 分钟，最后做太极拳或肌力训练 15—30 分钟结束。

【问 8.147】中年人运动训练应注意什么？

中年人运动训练，要注意循序渐进，长年坚持，运动量适可而止。每周运动量、运动时间和距离，增加幅度不超过 10%，每次运动量、运动时间和距离，增加也不要超过 10%。

表 8-9 中年人运动训练处方

训练目的		①增强体质，提高抵抗力和适应能力
		②维持心呼吸功能，预防心血管疾病
		③活跃新陈代谢，预防代谢疾病
		④保持关节灵活性，预防骨关节疾病
运动强度		从小强度逐渐过渡到中等强度，运动时最高心率控制在 110—130 次/分钟
运动项目及时间	晨练 时间	15—20 分，起床后进行
	晨练 项目	健身操（任选广播操、太极拳、练功十八法）、慢跑（如条件限制，可原地慢跑）
	工间操 时间	15—20 分钟，上下午各一次
	工间操 项目	任选广播操或俯卧撑，双手撑墙或桌，进行次数适中，并做眼保健操（眼部按摩或望远）
	晚练 时间	晚上，工作前/或临睡前进行，15 分钟
	晚练 项目	气功（练静功）、步行或太极拳以及保健按摩
	周末至星期日 时间	60 分钟
	周末至星期日 项目	慢跑 20 分钟（每 30—40 秒跑 100 米）和其他健身活动。不跑步时，可用相当运动量之游泳、爬山、羽毛球或乒乓球等运动来代替

七、老年人运动本能训练

随着年龄增长,特别是老年人,不愿运动或运动不足,是较为普遍现象。因此,老年人尤其应当注意运动本能训练,选择适合运动项目,讲究有效运动训练方法,做到长年坚持,持之以恒。

【问 8.148】老年人怎样做运动本能训练?

1. 运动阈值评估法:运动对身体功能刺激,如达不到某种水平,常认为是无效运动。这个运动水平,称为运动阈值。心率是表示运动阈值一个指标。计算公式为:

$$（最高心率 - 安静心率）\times 40\% + 安静心率。$$

根据上述公式推算,年龄 60—69 岁,心率为 98 次/分钟;70—99 岁,心率为 95 次/分钟,为运动阈值心率。通常老年人需要以心率强度 100—120 次/分钟,持续步行 30—60 分钟,方能达到运动效果。

2. 计步器评估法:计步器又称万步记数表。欲了解日常活动量,可利用计步器进行活动量评估。早晨起床,带上"万步记数表",晚上就寝时,把它摘下来,记录一天活动总步数,并养成一种生活习惯。根据统计资料,经过 40 周(280 天),对身体活动量进行如下分析:

Ⅰ级活动量(少活动型):4000 步以下;

Ⅱ级活动量(普通型):4001—7000 步;

Ⅲ级活动量(活动型):7001—10000 步;

Ⅳ级活动量(多活动型):10001—13000 步;

Ⅴ级活动量(超活动型):13000 步以上。

统计资料显示,Ⅲ级活动量(活动型)以上者,占全体 43%。仅做家务活动,一天至少要走 5000—6000 步。一般地讲,每天 6000—10000 步活动量,比较适宜。

附:如何选择合适计步器?

1. 基本功能:一般具有时间显示、跑表功能、步数显示、距离显示,以及个性化步幅设计等。另外,还有自动收台 FM 收音机、目标距离、目标时间、响闹提醒功能、自动设置步幅、10000 步提示、速度显示、卡路里功能、手指感应心率、自动浏览数据等功能。

2. 品牌选择:大家可以根据自己喜好,计步器本身功能来进行选择。一般来讲,除卡西欧部分型号外,跨国品牌计步器,均在我国寻找 OEM 厂家代工生产。日系品牌设计,也一般外包给国内公司进行。所以,从一定意义上讲,各品牌家用计步器,质量差别是微乎其微。

3. 价格选择：价格对于选购者来说，也是一个很大因素。不同计步器，因其功能不同、设计不同，而有不同价格。例如在中部六省市场，跨国品牌中销量最大者，为日本欧姆龙计步器。单功能型号价格，在78元—128元区间内，多功能型号，可高达到168元—398元。而在中部六省市场，国产品牌中销量最大者，为绿森林计步器。多功能型号价格，也仅为78元—98元。由此见得，如果是一般家用计步器，在质量感觉相差不大时候，国产品牌有相当价格优势。

【问8.149】运动本能训练强度怎样测算？

用心率确定运动本能训练强度，常用方法有：

1. 年龄换算法：即运动适宜心率 =180（或170）− 年龄；
2. 净增心率计算，以体质强弱划分：

强体质：运动后心率 − 安静时心率≤60次/分钟；
中体质：运动后心率 − 安静时心率≤40次/分钟；
弱体质：运动后心率 − 安静时心率≤20次/分钟；

3. 靶心率（target heart rate：THR）或称宜心率

THR 指获得最佳效果，并能确保安全运动心率。一般认为：

最大心率 =220− 年龄

运动最佳心率范围如下：

男31—40岁（女26—35）：140—150次/分钟；
男41—50岁（女36—45）：130—140次/分钟；
男51—60岁（女46—55）：120—130次/分钟；
男60岁以上（女55以上）：100—120次/分钟；

【问8.150】运动本能训练时间多少为宜？

以健身为目的运动，宜强度小、而时间长处方效果好。青少年以短时间剧烈运动，反复多次处方，对增进健康有很好效果。据研究报告，有氧运动每次进行20—60分钟耐力性运动比较适宜。

【问8.151】运动本能训练频度怎样掌握？

每周运动训练几次好？回答是3次为好。一周运动训练3次，即隔日一次，不仅效果可以充分蓄积，而且也不易发生疲劳。如果每周运动训练4或5次，运动效果也相对提高。

表 8-10 老年人运动训练处方举例

Ⅰ、项目：步行与跑步交替	
Ⅱ、步行与跑步程序（15—20 分钟），每周 3 次	
1. 跑步（50 步）、走 50 步	
（1）第 1 日反复 5 次	
（2）以后每日增加一次，直至 1 日 10 次	
（3）以下跑步加步行，按同样节奏进行	
2. 跑 50 步　走 50 步	8. 跑 125 步　走 10 步
3. 跑 50 步　走 30 步	9. 跑 150 步　走 10 步
4. 跑 50 步　走 30 步	10. 跑 175 步　走 10 步
5. 跑 50 步　走 10 步	11. 跑 200 步　走 10 步
6. 跑 75 步　走 10 步	12. 整理活动
7. 跑 100 步　走 10 步	
Ⅲ、为提高关节活动度及预防肌肉疼痛，作伸展动作 15—20 分钟	

【问 8.152】运动本能训练有哪些注意事项？

1. 老年人运动本能训练 5 项原则

根据老年人生理、心理特点，身体健康状况，选择适合运动项目，坚持 5 条运动锻炼原则：

（1）运动锻炼，贵在自觉。

（2）运动时间，由短到长。

（3）运动速度，宜慢宜缓。

（4）运动负荷，自我监控。

（5）循序渐进，持之以恒。

2. 根据老年医学专家建议

老年人运动本能训练注意有 6 要：

一要进行医学检查：在开始运动或增加运动强度之前，要进行全面医学检查，最好由运动医学专家开出运动处方。

二要缓慢进行运动：从低而适宜运动量开始，逐渐增加运动强度和时间。

三要讲究运动规律：欲达到最佳运动效果，要经历数周、乃至数月时间，若是 1—2 周不活动，便会导致健康水平下降，故要坚持每周运动不得低于 3 次。

四要掌握运动限度：运动后感到过度疲劳，肌肉酸痛，睡眠不安，则需调整，适当减少运动量。

五要做好运动准备：年龄越大，准备运动越重要。10分钟准备运动，可保护心脏、肌肉和关节，以免损伤。

六要做好运动调整：跑步运动之后，再慢走2—3分钟，不要突然停止运动。

3. 每次运动前后，要做好活动准备和整理活动。运动一讲安全，二讲有效，两者缺一不可。如何把两者统一起来？

（1）运动训练要符合生理原则，动静结合，劳逸适度。

（2）合理饮食，注意运动营养。

（3）选择适宜运动项目，进行有氧运动。

（4）循序渐进，常年坚持，持之以恒。

4. 运动中出现不良反应，应视为停止运动标准。

5. 健康与长寿，对每个人可能都是均等的，问题关键在于当事者如何行事。

八、运动本能训练适宜与不适宜人群

【问8.153】运动本能训练适宜哪些人群？

适宜于健康者、亚健康状态之"六高一低"症和"三大疾病"预防，进行运动本能训练；对患有慢性支气管炎、轻型支气管哮喘、植物神经功能紊乱、糖尿病、高血压病、动脉硬化、胃肠功能失调、血液系统疾病等，进行运动本能训练。

【问8.154】运动本能训练不适宜哪些人群？

对于重症肺疾病，肾功能不全，心力衰竭，恶性肿瘤，出血性疾病等，应视为运动本能训练禁忌证。

第7节　怎样进行心理调节

【问8.155】何谓心理调节？

1. 心理调节（mental adjustment），又称心理调适，是指用心理技巧来改变个体心理状态之方法。即通过对自己、对环境的正确认识和评价,理智接受现实,并且适应现实,消除不良情绪,保持良好心态,达到心身健康目的。

2. 学会善于掌握自我,善于控制和调节情绪,对适应社会发展、维护心身健康均至关重要。良好情绪,可以成就事业,成为生活动力;而恶劣情绪,则会对身心健康,产生破坏性作用和影响。

3. 善于把不良情绪,升华到有利于个人、有利于社会高度认识,乃是明智良策。在情绪剧烈波动时,应该保持清醒头脑,告诫自己严防偏激,严防不良情绪爆发。从生理学角度讲,情绪受大脑皮层调节和控制,人有能力用理智驾御情绪,并做情绪主人。

【问 8.156】自我心理调节有哪些方法?

自我心理调节方法有:

1. 暗示调节:心理学研究表明:暗示对人们心理活动和行为,具有显著影响和作用。自我暗示即是通过"内部语言"(internal languane),来提醒和安慰自己。如提醒自己不要灰心,不要着急等等,以此来缓解心理压力,调节不良情绪。暗示是一个正常心理现象,人群中约有 1/3 的人,有较强暗示和自我暗示效应,他们容易无条件、非理性地接受一些观念和说法。

2. 放松调节:用放松方法,可调节因挫折引起紧张和不安。放松调节,是通过对身体各部肌肉进行放松练习。抑制伴随紧张而产生之血压升高、头痛,以及手脚冒汗等生理反应,从而减轻心理压力和紧张焦虑情绪。

3. 呼吸调节:呼吸是情绪调节的一种方法,.通过深呼吸可解除精神紧张、压抑、焦虑和急躁等。例如:紧张时进行深呼吸,可以减缓紧张和不安。平时休闲,到森林、海滨、河边等,到大自然中去,在空气清新环境中,做深呼吸训练,使情绪得到良好调节。

4. 想象调节:想象调节,既是指在想象中,又是对现实生活中,在受到挫折情况下,和使自己感到紧张、焦虑事件预演,学会在想象意境中放松自己。想象基本做法,首先是学会有效放松,其次把挫折和紧张事件,按紧张程度排列,从低级到高级,制成等级表格。然后,由低级向高级进行想象训练,就能达到改善情绪效果。

【问 8.157】心理治疗有哪些调节方法?

心理医生应用心理调节方法,常用者有如下 7 种:

1. 回避法

"耳不听,心不烦",正是说这个道理。比如,家里琐事使您"勃然火起",或"郁闷不乐",就到公园散步,或到单位上班;身患绝症者,不妨去医院看望垂危病人;面对一份无望恋情深深困扰,以一种大智大勇来逃避,这都是有效心理自救。再者,最简便易行办法，就是注意力转移。即在您痛苦时，集中精力去干一件有意义事情，自然就回避心理困境。

2. 转视法

相传，有这样一个故事："一位老太太有两个儿子。大儿子卖伞，二儿子晒盐。为两个儿子，老太太差不多天天愁。愁什么？每逢晴天，老太太念叨："这大晴天，伞可不好卖哟！"于是为大儿子愁。每逢阴天，老太太嘀咕："这阴天下雨，盐可咋晒？"于是为二儿子犯愁。老太太愁来愁去，日渐憔悴，终于成疾。两个儿子不知如何是好。幸一智者献策："晴天好晒盐，您该为二儿子高兴；阴天好卖伞，您该为大儿子高兴。"这么转变个看法，就不会为儿子发愁喽！这么一来，老太太果然变苦愁为欢乐，从此心宽体健起来。

3. 自慰法

（1）伊索寓言说："一只狐狸吃不到葡萄，就说葡萄是酸的；只能得到柠檬，就说柠檬是甜的，于是便不感到苦恼。"心理学常以某种"合理化"理由，来解释生活中一些困惑事实，变恶性刺激为良性刺激，以求心理自我安慰，称为"酸葡萄与甜柠檬"心理。不错，在自慰时所谓理由，不过是"自圆其说"，但确有维护心理平衡，实现心理自救之效果。

（2）生活中常有一些困惑不解事：① 单位里评职称，不能每人一份，为此茶饭不思，实在太不值；这次定不上，还有下次。再说，没有职称，有实实在在业绩，同样不掉价，何必为个虚名玩命？② 两百块丢了，就当年终奖没发，何况"去财免灾"，全家平安，还不是大福？恋人分手，也好，跟这样无情无义人真成婚，说不定要倒大霉，早跟她"拜拜"，岂不是免去后患？这不是"精神胜利法"吗？正是。精神胜利法，有何不好？有些事不如意，摆在那里，若能改变，那当然好，应该向好处争取；若成定局，无法挽回，就该承认现实，宽慰自己，这比垂头丧气好！痛不欲生，又有何用？事到头来，受伤害者，还是自己，岂不是冒傻气？

4. 幽默法

（1）据说，大哲学家苏格拉底，有一位脾气特暴太太。一天苏格拉底正当与客人谈话，太太突然跑进来大闹，并随手将脸盆中水，泼在苏格拉底身上。局面何其尴尬？只要是稍有血性男子汉，都是无法忍受。苏格拉底却笑了一笑，说："我早知道，打雷之后，一定会有大雨。"一句幽默，逗得他妻子也禁不住笑出声来。

（2）英国首相威尔森，在一次演说进行一半时，台下有人喊："狗屎！垃圾！"这分明是指责他演讲内容。但威尔森这位干练政治家，却微笑以对装糊涂："狗屎？垃圾？公共卫生？各位先生，我马上就要谈这个社会问题。"就这样，他不仅没陷入困境，反倒赢得一片喝彩。 笑是精神消毒剂，幽默是走出心理困境的阶梯。

5. 宣泄法

（1）压抑与宣泄，都是心理调节方法。但由于社会文化影响，人们对压抑自我情绪，似乎给予更多肯定，而对宣泄自我情绪，则给予过多否定。其实，过于压抑有违心理科学。

（2）心理学认为：当一个人受到挫折后，用意志力量压抑情绪，表现出正常情况下的谈笑自若。这种做法，虽可以减轻焦虑，但这只能缓解表面紧张，却按捺不住内在情绪纷扰，不仅不能解决根本问题，还会陷入更深心理困境，带来更大身心危害。例如：① 愤怒时强加抑制，就像一颗定时炸弹，时刻有毁灭自己或他人的危险；② 悲痛时强加抑制，不随泪水宣泄出来，不仅会危害身心健康，甚至会气绝身亡。③ 夏天闷热，唯有一场大雨，才能使空气一新；心理重压，也只有宣泄出来，才能赢得心理平衡与宁静。

2. 宣泄按社会效果说，有合理与不合理之分。善于心理自救者，总是选择合理方式，宣泄心中痛苦。其方法有二：一是理智性地合理宣泄。例如：①对自己至亲好友，诉说心中委屈和痛苦；②或者自己跟自己倾吐，或诉诸文字。让心中苦水，顺水流泄出来。二是情感性合理宣泄。在适当场合，在森林中，在大海边，哈哈大笑，大哭一场，大叫一番，任怒火喷发宣泄。这也是智者和强者所为，因为这是陷入极度心理困境，即时性最佳自救策略。

6. 补偿法

（1）一个人在生活中，或者在心理上，难免有这样或那样的不足或缺陷，因而影响他去实现既定目标。人们便会采取种种方法，补偿这些不足或缺陷，以减轻或消除心理上的困扰。这在心理学上称为补偿作用。

（2）一种补偿是以另一个目标，来代替原来尝试失败之目标。据说：希腊政治家狄塞西怪斯，因发音不良和轻度口吃，使他不能超常人演讲。后来他下决心练习口才，把小卵石放在嘴里，练习发音、练习讲话，并面对大海高声呼喊。最终，他在语言上之劣势，得到补救和超常，成为一位闻名大演说家。他内心紧张焦虑，也自然得到消除和自愈。

（3）面对自身某些弱点或缺憾，如果只是徒叹奈何，只会品味苦涩，积极对策是迎接挑战，另辟蹊径，必能走出心理困境。"失之东隅，收之桑榆"，是对这条自救之路的最好诠释。

7. 升华法

（1）何谓升华？凡是把不符合社会道德规范，或法律本能冲动、意愿和欲望，转化为符合社会道德规范要求，来表达心理自卫的方式称为升华。升华能使自己行为被社会接受，甚至对社会有利，是一种十分合理的心理防卫方法。

（2）文豪歌德年轻时，曾遭受失恋痛苦，几度企图轻生自杀。但他没有那么做，而是把破灭感情，当做创作素材，从爱情灰烬中，得到灵感和启迪，写出震惊世界的名著——《少年维特之烦恼》。歌德的思想感情，通过升华作用，使自己情感得以宣泄，消除内心焦虑痛苦，化挫折失败为动力，从心理困境中奋起，做生活中强者。

（3）有人遇到挫折时，一味憋气愁闷，或颓唐绝望，都无济于事。荒唐者，做出反

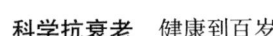

社会报复行为，那是下下策。何必拿别人错误惩罚自己？善于心理自救者，却能把这种情绪，升华为一种力量，引向对己、对人、对社会都有利的方向，在获得成功满足时，也清除心理压抑和焦虑，达到积极心理平衡，这是上上策。

8.怎样做肌肉放松训练？

肌肉放松训练，又称渐进性肌肉放松训练，是免疫功能训练基本方法，可以较容易获得身心放松，调节或增强免疫功能。

程序1：训练卧姿。仰卧在床上，全身放松，手臂置于躯干两旁，两腿伸直，足部外翻，双眼轻闭，眉头舒展。

程序2：呼吸练习。精神集中，排除杂念，轻轻、缓慢、均匀地呼吸；想象空气怎样慢慢进入肺内，随之将空气呼出体外。

程序3：重力练习。想象自己四肢变得很沉重，而且越来越沉重。

首先想象上肢。依次：右侧上臂——右侧前臂——右手；左侧上臂——左侧前臂——左手。

再想象下肢。依次：右侧臀部——右侧大腿——右小腿——右足；左侧臀部——左侧大腿——左小腿——左足。

程序4：温暖练习。想象有一股温暖血流，从心脏涌入全身。这股温暖血流。依次：右侧上臂——右侧前臂——右手；左侧上臂——左侧前臂——左手。再想象从手臂进入胸腔。

再想象下肢。依次：右侧臀部——右侧大腿——右小腿——右足；左侧臀部——左侧大腿——左小腿——左足；再想象从腿部进入腹腔。

然后再想象这股暖流布满全身，体验全身有一种非常愉悦、温暖感觉。你会不由自主说："我心里面感到非常温暖"。

程序5：丰富想象：精神集中，想象积极、愉悦事情。"今天对我来说是一个好日子"；"一切都将顺心如意"；"一切都会水落石出"……

程序6：慢慢苏醒：训练结束时，也像开始时一样，态度认真，一丝不苟：我现在正慢慢苏醒，沉重感正在消失；我现在又变得全身轻松，手臂和双腿开始活动；最后，双脚绷紧脚尖，十指交叉，同时从上朝下伸展躯体，从指尖到足趾，都尽力拉伸；然后，睁开双眼，此时感到比训练前，全身轻松，头脑清醒，心境平和，工作能力也大为提高。

第 9 章 "六高一低"症预防与康复
——构筑人体科学抗衰老第二道防线

有效防治"六高一低"症,
即是控制"三大疾病"源头。

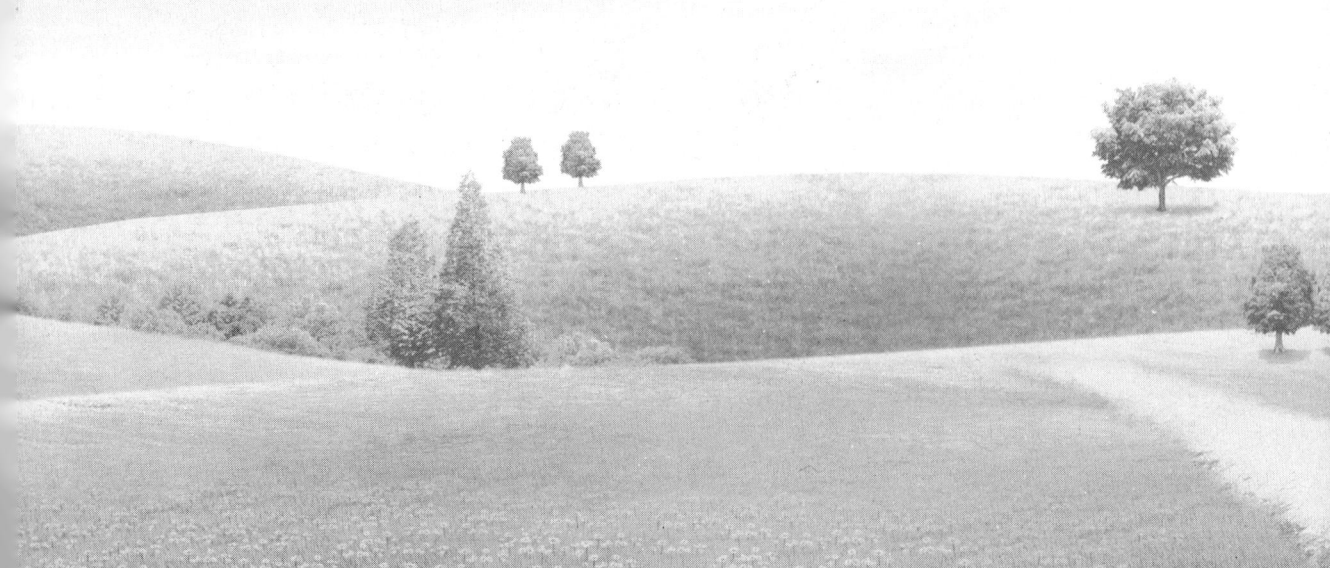

第1节 怎样构筑人体抗衰老第二道防线

构筑人体抗衰老第二道防线,主要内容是强调防治"六高一低"症。"六高一低"症,是导致"过劳死"、"英年早逝"主要原因;"六高一低"症是发生"三大疾病"(心血管病、脑血管病和肿瘤)源头;"六高一低"症,是造成我国"三大疾病"死亡"元凶"。因此我们说:坚持预防为主方针,加强对"六高一低"症防治,不仅可以防止突发性疾病"过劳猝死",而且还可控制"三大疾病"发生和发展。俗话说"擒贼先擒王",控制发生"三大疾病"源头,就可以有效控制或减少"三大疾病"发生率、复发率、致残率和死亡率。因此,我们意将"六高一低"症,列为专门章节进行讨论。

第2节 "六高一低"症预防与康复

一、"六高一低"症概述

【问9.1】何谓"六高一低"症?

何谓"六高一低"症?"六高"是指高血压、高血脂、高血黏、高血糖、高体重、高度疲劳症;"一低"是指机体免疫功能低下。此两者合称"六高一低"症。"六高一低"症,是临床心、脑血管病常见症状。也是人体亚健康状态最突出、最集中、最主要临床表现。"六高一低"症防治,是构筑人体科学抗衰老第一道防线,健康是人们事业成败的基础、是根本,其重要性显而易见。

【问9.2】为何强调"六高一低"症防治?其临床意义何在?

这里强调"六高一低"症防治原因有三:

第一,"六高一低"症在临床上,因不具备某些疾病诊断条件,而常被临床医生忽视,

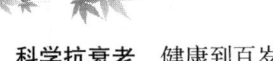

造成误诊、漏诊；

第二，"六高一低"症所表现出来的临床症状和特征，大多处于正常值的最高限，有患病征兆和潜在发生某些疾病危险因素；

第三，还因为："六高一低"症是导致"猝死"或"过劳死"、"英年早逝"的主要原因；"六高一低"症是发生"三大疾病"（心血管病、脑血管病和肿瘤）源头；"六高一低"症是造成我国"三大疾病"死亡的"元凶"。因此我们说：坚持预防为主，加强"六高一低"症防治，不仅可以防止突发性疾病"猝死"或"过劳死"，而且还可控制发生"三大疾病"源头，控制"三大疾病"发生和发展。俗话说："擒贼先擒王"。 控制发生"三大疾病"源头，就可以有效控制或减少"三大疾病"发生率、复发率、致残率和死亡率。

【问9.3】为什么说"六高一低"症是"三大疾病"源头？

现代临床医学研究证明，"六高一低"症，与"三大疾病"（心血管病、脑血管病和肿瘤）发生和发展，有明显因果关系。前者为因，后者为果。大多数"三大疾病"患者，均患有"六高一低"症。因此，加强对中老年"六高一低"症防治，不仅可以防止突发"猝死"和"过劳死"，而且还可控制"三大疾病"发生和发展。俗话说："擒贼先擒王"。控制"六高一低"症，就可以有效控制"三大疾病"源头，有效控制"三大疾病"发生，减少疾病复发率、致残率和死亡率。下面我们重点讲"六高一低"症预防与康复调理。

二、高血压预防与康复调理

【问9.4】怎样识别、评估临界高血压？

1. "六高一低"症所说高血压，是指临界高血压。即收缩压130mmHg—139mmHg，舒张压89mmHg为正常高限，或称谓临界高血压。

2. 识别、评估临界高血压，重要临床意义在于：

（1）临界高血压发展为高血压之可能性比血压正常者要大。

（2）临界高血压处于亚高血压水平者，发生心、脑血管之风险也随之增高。研究结果表明：血压水平高低，与靶器官（心、脑、肾）损伤和并发症发生有密切关系。

3. 有糖尿病和心、脑、肾损害者，如果血压处于临界水平，此时就需要进行降压治疗，将血压降至正常或理想水平。

4. 血压是一个情绪"器官"，愤怒、焦虑、恐惧和忧郁等，均可导致血压波动或居高不下，故临界高血压者，保持心态平衡、情绪稳定十分重要。

【问 9.5】何谓高血压预防策略？

高血压预防策略有三：

1. 早期发现：早期发现高血压，并进行合理、充分康复治疗，在社区宣传健康生活方式，戒烟、限酒、减肥、少食盐、增加体育活动等。

2. 有效控制：有效控制高血压，包括明确诊断、对心、脑、血管病危险性评估、药物治疗和非药物治疗等，把高血压控制在理想水平或正常水平。

3. 预后评估：是以脑血管病、急性心肌梗死发病率、死亡率是否减少为依据。

4. 研究资料表明：健康生活方式可使高血压发病率下降 55%；脑血管病下降 75%；脑肿瘤下降 1/3；糖尿病下降 50%，并使生活质量大为提高，人均寿命延长，而且所需医疗费用，不足医疗费用 1/10。此项研究说明，高血压不但可以预防，而且还可以延长人均寿命，可使医疗费用大幅减少。

【问 9.6】高血压常用哪些药调理？

1. 6 类抗高血压药物：

（1）利尿剂。

（2）α-受体阻滞剂。

（3）β-受体阻滞剂。

（4）钙拮抗剂（CaA）。

（5）血管紧张转换酶抑制剂（ACE1）。

（6）血管紧张素 Ⅱ 受体拮抗剂。

2. 药物治疗原则：

（1）从小剂量开始。

（2）合理组合（两种药物都使用小剂量），尽可能减少不良反应。

（3）如一个药物疗效反应差，可改换另一类药物，而非加大第一个药剂量或加用第二个药物剂量。

（4）使用一天一次，具有 24h 降压疗效长效制剂。

3. 抗高血压药联合应用：

有许多患者，单用一种降压药物，很难控制血压，且副作用明显，所以建议联合用药。

（1）β-受体阻滞剂与钙通道拮抗剂，联合使用效果良好。

（2）利尿药与其他药物（除补钙通道拮抗剂），可以联合使用。

（3）α-受体抑制剂与大部分抗高血压药物，联合应用更为有效。

4. 高血压处方举例：

（1）利尿降压药：

①双氢克尿塞（Hydrochlorothiazidum）25mg，1—2次/日

②速尿（Furosemidum）20 mg，1次/日

用利尿降压药，为防止用药引起低血钾，加服氯化钾1g，3次/日

（2）α-受体阻滞剂：

①哌唑嗪（Prazosin）0.5 mg—1 mg，3次/日

②吲哚拉明（Indoramine）1.25 mg—50 mg，2次/日

（3）β-受体阻滞剂：

①心得安（Propranololum）或安酰心安50 mg，3次/日

②倍他乐克（Betaloc）50 mg—100 mg，1次/日

（4）钙拮抗剂（CaA）：

①络活喜（Amlodipine）5 mg—10 mg，1次/日

②异搏定（Verapamilum）40 mg—80 mg，3次/日

③尼卡地平（Nicardipine）20 mg—40 mg，3次/日

（5）血管紧张转换酶抑制剂（ACE1）：

①甲巯丙脯酸（Captopril）25 mg—100 mg，3次/日

②优降宁（Pargyline）10 mg—20 mg，1次/日

【问9.7】怎样进行高血压运动调理？

大量事实证明，适当体育运动对防治高血压颇为有益。可指导患者或老年人进行如下运动：

1. 散步：对各种高血压患者均可采用。在较长时间步行后，舒张压可明显下降，症状也可随之改善。散步可在早晨、黄昏或临睡前进行，时间一般为15-50分钟，每天1—2次，速度可按个人身体状况而定。到户外空气新鲜地方散步，对防治高血压是简单易行运动方法。

2. 慢跑：慢跑和长跑，运动量比散步大，适用于轻症高血压患者。高血压患者慢跑时最高靶心率，每分钟可达120—130次。长期坚持锻炼，可使血压下降，脉搏平稳，消化功能增强，症状减轻。跑步时间以15—30分钟为宜，速度宜慢，不宜快跑。患有冠心病者则不宜长跑，以免发生意外。

3. 太极拳：适用于各期高血压患者。太极拳对防治高血压有显著作用。第一，太极拳动作柔和，全身肌肉放松，能使血管松弛，促进血压下降。第二，在打太极拳时，用意念引导动作，思想集中，心境宁静，有消除精神紧张，使血压下降的作用。第三，太极拳包

含着平衡性与协调性动作,有助于改善高血压患者动作平衡性和协调性。太极拳种类繁多,有繁有简,可根据每个人状况自己选择运用。

【问 9.8】怎样进行高血压饮食调理?

1. 限盐补钾:盐即氯化钠,食之过多,易导致高血压,每人每天食盐摄入量 3—5g 较适宜;限盐补钾,钾有助降低血压,多食海带、紫菜、木耳、蘑菇、山药、马铃薯、鱼类等,有助补钾,也有助于防治高血压。

2. 宜食蔬果:宜食用含植物纤维较多的蔬菜、水果,如芹菜、菠菜、白菜、香蕉、苹果等。

3. 适量饮酒:一些学者研究发现,饮酒多者或过量,高血压发生率,较不饮酒者明显增高。饮酒只能适量,不可多饮,多饮有害。

4. 限制脂肪:体重超过正常标准者,可以导致高血压。节制饮食,减轻体重,限制脂肪摄入量,是降低血压有效方法之一。

5. 传统食疗:如山楂粥、桃仁粥、胡萝卜粥、莲肉粥等,有经验认为对防治高血压有一定益处。

【问 9.9】怎样进行高血压康复调理?

巧妙地将自然疗法、物理疗法与药物疗法,综合应用防治高血压,能取得比单一药物治疗,更为显著临床效果。方法举例:

1. 高压电位治疗

目的:镇静、降压、调节植物神经功能。

方法:全身法,坐位治疗,一次 15—20 分钟,15—20 次为 1 疗程。

2. 电离子导入疗法

目的:调节、镇静、降压、改善微循环,抗动脉硬化。

方法:全身法,导入镁及碘离子,一次 20—30 分钟,15—20 次为 1 疗程。

3. 神经反射疗法(颈交感神经节等)

目的:镇静、降压、调节植物神经功能。

方法:用干扰电疗仪,单通道输出,作用于颈交感神经节,一次 15—20 分钟,15—20 次为 1 疗程。

4. 其他医疗方法:如全身镇静性水浴、生物反馈疗法、空气浴、海滩浴等,均可因地制宜、因人制宜选用。

请注意,上述治疗一般应综合指导性运动疗法。

三、高血脂预防与康复调理

【问9.10】何谓高血脂?

高血脂是指血中胆固醇(TC)、低密度脂蛋白胆固醇(LDL-C)、极低密度脂蛋白胆固醇(VLDL-C)、甘油三酯(TG)过高,高密度脂蛋白胆固醇(HDL-C)过低。依据临床症状,参考生化检查结果,评估与诊断高血脂症。请参见表9-1。

表9-1 人体血脂含量

名称	正常 mmol/L(mg/dl)	临界值 mmol(mg/dl)	高血脂 mmol(mg/dl)
总胆固醇(TC)	≤5.20(200)	5.2—5.69(201—219)	≥5.72(200)
低密度脂蛋白胆固醇(LDL-C)	≤3.12(120)	3.15—3.61(121—139)	≥3.64(140)
高密度脂蛋白胆固醇(HDL-C)	≥1.04(40)		≤0.91(35)
甘油三酯(TG)	≤1.70(150)	1.75—2.25(150—199)	≥2.26(200)

【问9.11】高血脂常用哪些药物调理?

1. 他汀类

(1)舒降之(辛伐他汀 simvastatin)

作用:有显著降低胆固醇(TC)、升高密度脂蛋白(HDL)和降低甘油三酯(TC)作用,安全、有效,副作用少。

用量:5mg—10mg,Bid,或每晚1次顿服,疗程8—12周。

(2)普拉固(普伐他汀 pravastatin)

作用:强效降脂药,是治疗高脂血症和预防冠心病较理想药物。

用量:10mg—20 mg,qd,睡前服,副作用很少,疗程4—6周。

2. 贝特类:以降低甘油三酯为主,如诺衡、力平脂等

(1)诺衡(吉非罗齐 gemfibrozil)

作用:降低甘油三酯。血清TG下降,生成更多HDL;降低胆固醇是激发于极低密度脂蛋白(VLDL)在肝脏合成减少。

用量:300mg—600mg,Bid,早晚餐前半小时服用。疗程6—8周。一般认为诺衡治疗高甘油三酯血症,疗效显著,安全可靠。

（2）力平脂（Fenofibrate）

作用：主要降低 TG 和 VLDL-C，降低 TC 及 LDL-C 作用较弱。

用量：一次 100mg，tid。因常引起胃肠道反应、皮疹等副作用，已不常用。

3. 烟酸类：如烟酸、阿西莫司。主要用于高甘油三脂血症

（1）烟酸（尼古丁酸、尼克酸 Nicotinic Acid）为维生素 B 族之一

作用：大剂量能降低 TC 及 VLDL。

用量：一次 3—6g，TID 或 QID，于饭后服用。

（2）阿西莫司（乐脂平 Acipimox）

作用：能降低 LDL-C，升高 HDL-C，还可降低 TC 及 TG，防止动脉粥样硬化。

用量：一次 0.5g，Bid 或 tid。

4. 血脂康

作用：有人研究血脂康降低 TC、TG 总有效率为 96.67% 和 76.67%，升高 HDL-C 总有效率 76.67%。副作用小，疗效可靠，长期服用安全。

用量：一次 0.6g，Bid，8 周为一疗程。

【问 9.12】怎样进行高血脂饮食调理？

1. 节制饮食训练：参见第 8 章第 3 节，节制饮食训练。

2. 食疗推荐食谱：具有降脂作用食物有：香芹、紫菜、海带、胡萝卜、魔芋、山楂、玉米、芝麻等。高血脂食疗方法很多，可依据饮食爱好选择。

（1）桂圆莲子茶

主治：对高血脂伴有头昏眼花、心慌气短、神疲乏力、烦躁失眠者。

配方：桂圆肉 10 克，莲子 15 克，银耳 6 克。

用法：将莲子煮熟炖烂，再加桂圆肉和泡开洗净的银耳，于汤内稍煮，尔后投入冰糖适量食之。早晚各饮一次。

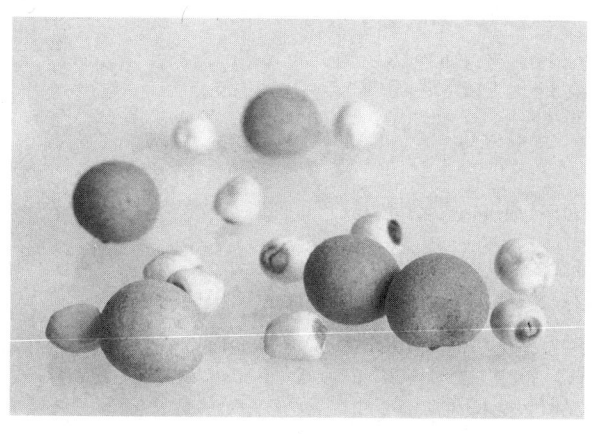

（2）山楂枣糖酒

主治：高血脂。

配方：山楂片 3000 克，红糖、大枣各 30 克。

用法：以上三味可用米酒 1000ml，浸半月即可服用，浸时每天摇动 1 次。每天 1—2 次，每次 30ml—50ml。

（3）山药大枣羹

主治：对血脂增高伴有倦怠乏力、胸闷纳差、烦热多汗、大便稀薄者。

配方：山药 60 克，大枣 10 枚（去核）。

用法：共炖烂为羹，再加入白砂糖适量，搅匀后即可食之。每日 1—2 次。

（4）玉米粉粥

主治：高血脂症。

配方：粳米 100 克，玉米粉适量。

用法：煮粥，作早、晚餐食用。

（5）山楂首乌饮

主治：高血脂症。

配方：山楂 20 克，何首乌 20 克。

用法：山楂与何首乌加水煎煮 20 分钟，滤去药渣，代茶饮，每天 1 剂。

（6）芹菜苹果粥

主治：高血脂、动脉硬化。

配方：芹菜 300 克，苹果 400 克，粳米 100 克。

用法：先将芹菜、苹果加水煎煮成汁，去渣留汁，然后将粳米煮至将成粥时兑入芹菜、苹果汁，供早餐食用。

【问 9.13】高血脂怎样进行运动调理？

参见第 8 章第 6 节，运动本能训练。

【问 9.14】高血脂怎样进行康复调理？

1. 人工海水浴

目的：增强机体脂质代谢，减轻体重。

方法：全身人工海水浸浴法，仰面卧于水中，水面不宜超过胸部剑突，水温 39℃—42℃，一次 15—20 分钟，15—20 次为 1 疗程。

2. 高电位治疗

目的：调节机体植物神经功能，增强脂质代谢。

方法：全身法，坐位治疗，一次 15—20 分钟，15—20 次为 1 疗程。

3. 日光 - 空气浴或海滩日光浴

目的：锻炼机体、增强对环境适应能力。

方法：参见《亚康复状态评估与康复》第九章"自然疗法"。

四、高血黏预防与康复调理

【问 9.15】何谓高血黏？

血黏是血液黏滞度简称。它包括全血黏度、全血还原黏度、血浆黏度、红细胞压积等，多项血液流变测定指标。血液黏滞度主要指标，高于正常范围者，称为高血黏。

【问 9.16】高血黏常用哪些药物调理？

1. 高血黏药物调理，基本同高血脂药物调理。
2. 临床常用下列防治高血黏药物

（1）茶色素：茶色素是从绿茶中提取的生物活性物质，具有抗凝、促纤溶、降低血黏度作用，并能增加纤维蛋白原裂解产物含量。

（2）蝮蛇抗栓酶：将蝮蛇抗栓酶 1.0u 加入葡萄糖 250ml 中静滴，qd，15d 为 1 疗程。

（3）葛根素注射液：葛根素注射液 300mg 加入 5% 葡萄糖中静滴，qd，10—14d 为 1 疗程。

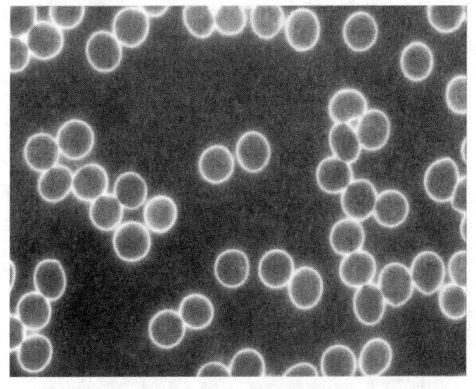

微镜下观察正常红细胞

（4）脉络宁注射液：将脉络宁注射液 30ml，加入 5% 葡萄糖或生理盐水中，静滴，qd，15d 为 1 疗程，治疗高黏血症，患者全血黏度、血浆黏度、相对黏度、全血还原黏度、纤维蛋白原总量、总胆固醇、甘油三酯、红细胞压积、高密度脂蛋白均疗效显著。

（5）灯盏花注射液：将灯盏花注射液 20ml，加入生理盐水或 5% 葡萄糖 250ml 中，静滴，qd，疗程 30d，治疗高黏血症。全血比黏度、血浆比黏度、纤维蛋白原、红细胞压积、血小板聚集率，均较治疗前显著降低（$P<0.01$），红细胞滤过指数无显著

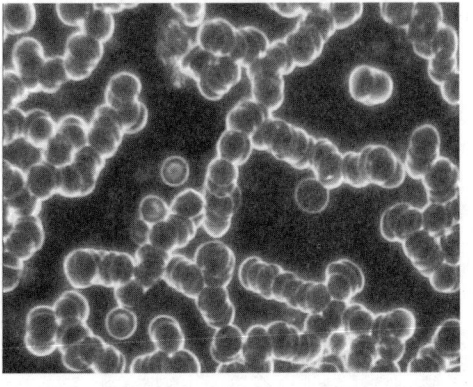

高倍显微镜下观察红细胞呈串状

降低（P >0.05）。

【问9.17】高血黏怎样进行饮食调理？

饮食调理注意适当多喝水，多吃具有稀释血液功能食物。如抑制血小板聚集、防止血栓形成食物有：黑木耳、洋葱、香菇、草莓、菠萝、柠檬、柿子椒、等水果；具有类似阿司匹林抗凝作用食物有：番茄、橘子、生姜、红葡萄；再者，多食用一些含有丰富维生素C及粗纤维食物。维生素C能降低血脂，粗纤维可以在肠道阻止胆固醇吸收，有利于降低血液黏稠度。

【问9.18】高血黏怎样进行运动调理？

参见第8章第6节，运动本能训练。

【问9.19】高血黏怎样进行物理因子康复调理？

1. 高电位治疗
目的：调节机体新陈代谢，降低血液黏滞度。
方法：全身法，坐位治疗，一次15—20分钟，15—20次为1疗程。
2. 电离子导入疗法
目的：调节植物神经、消化系统功能，促进消化吸收及代谢。
方法：全身药物离子导入法，VB1及VC离子，一次20—30分钟，15—20次为1疗程。
3. 日光-空气浴或海滩日光浴
目的：锻炼机体、增强对环境适应能力和综合体能。
方法：参见第8章第5节日光浴、空气浴、海水浴等自然疗法。

五、高血糖预防与康复调理

【问9.20】何谓高血糖？

血液中含有糖分（葡萄糖）多少，称为血糖。空腹血糖水平在4.48mmol/L—6.7mmol/L或80mg/dl—120mg/dl范围之内，为正常值；大于或等于6.7mmol/L为高血糖；大于或等于11.1mmol/L可诊为糖尿病。一般而言，血糖水平达到8.8mmol/L，尿中即可检出葡萄糖，尿糖化验呈阳性，尿糖阳性是诊断糖尿病重要线索。

【问 9.21】高血糖常用哪些药物康复调理？

1. 双胍类

（1）二甲双胍：（Metformin，甲福明、降糖片）

作用：二甲双胍除了具有降低血糖作用外，还能降低甘油三酯和胆固醇，有改善纤维蛋白溶解和减轻血小板凝集作用。

用量：一次 0.25g—0.5g，tid，于进餐时服用。

（2）苯乙双胍：（Phenformin，苯乙福明、降糖灵）

作用：Ⅱ型糖尿病对饮食、运动疗法效果不佳者。

用量：一次 25mg—50mg，tid。

2. α 糖苷酶抑制剂

（1）阿卡波糖：（Acarbose，拜糖苹）

作用：延缓糖在肠道的吸收速度，起到降低餐后高血糖作用，基本上不被肠道吸收而进入血液，只降低血糖，而不增加胰岛素分泌。用于肥胖型糖尿病。

用量：一次 25mg—50mg，tid。

（2）伏格列波糖：（Voglibose，倍欣）

3. 噻唑烷二酮

（1）罗格列酮：（Rosiglitazone）

作用：适用于Ⅱ型糖尿病患者，特别是对胰岛抵抗者可以单独使用，也可以与其他降糖药或胰岛素联合应用。

剂量：4mg 和 8mg，每天服一次或分二次服用。与食物一起服用可降低该药吸收率。

（2）派格列酮：（Pioglitazone）

作用：用于肥胖型糖尿病。与胰岛素合用，可降低胰岛素用量。

用量：一次 2mg—4mg，tid。

【问 9.22】怎样进行高血糖饮食康复调理？

1. 定时、适量，适度控制碳水化合物，中等劳动者每天摄入 200 克—300 克。
2. 可吃食物有粗细粮、豆制品、瘦肉、蛋、奶、鱼、绿色蔬菜等。
3. 多吃纤维素食品。筱麦、燕麦、玉米、绿豆、白云豆等。
4. 空心菜、胡萝卜、洋葱、黑芝麻等有助于降低血糖。

【问 9.23】怎样进行高血糖运动康复调理？

参见高血脂预防与调理。

【问 9.24】怎样进行高血糖物理因子康复调理?

1. 全身紫外线照射

目的:调节神经功能,调节糖代谢。

方法:全身紫外线照射,按缓慢图表进行,每日或隔日一次,每年 2、11 月各照射 1 疗程。

2. 高电位治疗

目的:调节机体神经功能,新陈代谢,降低血糖。

方法:全身法,坐位治疗,一次 15—20 分钟,15—20 次为 1 疗程。

3. 其他疗法

森林浴、日光浴、空气浴、海水浴、海滩沙浴等,均有调节血糖作用。其方法参见第 8 章第 5 节相关部分。

六、高体重预防与康复调理

【问 9.25】何谓高体重?

1. 何谓高体重?体重超过正常标准者,称为高体重。超重和肥胖,只是程度不同,但本质上没大差别,因而我们将超重和肥胖一起讨论。

表 9-2 亚洲成年人体重划分建议

类 别	BMI± (kg/m²)	肥胖并发症危险性
低于正常体重	≤ 18.5	低(有发生其他临床问题危险)
正常体重	18.5—22.9	一般
超重	23—24.9	增高
肥胖 I	25—29.9	轻度增高
肥胖 II	≥ 30	严重增高

2. 根据世界卫生组织(WHO)亚太区办事处,2000 年 2 月发布亚洲人种使用体质指数(BMI)判断标准。BMI ≥ 23 超重,BMI ≥ 25 为肥胖(指单纯性肥胖)。(见表 9-3)

3. 肥胖是指身体有多余脂肪状态,一般使用体质指数(BMI)和腰围(Waist circumerence;WCM),作为肥胖与超重判断指标。根据亚太人种特殊性,结合各国流行病学调查,WHO 重新划定亚太区肥胖界值。男性 90cm,女性 80cm。腰臀比(Ratio of waist

to Hip circu merence；WHR）为另一种腹部脂肪测量标准。（见表 9-3）

表 9-3 不同体重指数与腰围等级成年人中肥胖并发症危险性

类别	BMI（Kg/m²）	腰围（cm）	
		男 >90 女 <80	男≥ 90 女≥ 80
低于正常体重	<18.5	低（有发生其他临床一般问题危险）	
正常体重	18.5—22.9	一般	增高
超重	23—24.9	增高	轻中度增高
肥胖 I	25—29.9	轻度增高	严重增高
肥胖 II	≥ 30	严重增高	非常严重增高

【问 9.26】怎样预防超重和肥胖？

1. 增强自我保健意识

在超重和肥胖人群中，不少人保健意识观念淡薄，没有定期做康复检查，因而随着体重增加，患高血压、心血管病、糖尿病、胆囊病危险性增加。

2. 指导走出减肥误区

从调查研究分析结果看，尽管肥胖发生原因有多种，如遗传、内分泌失调等，但主要原因是热量过剩。大约有 70% 对食物品种、数量，不加选择和控制；另有 17.9% 每天进餐在 4 次以上；还有 9.1% 误认为不吃早餐可以减肥、喝牛奶可以使人发胖等，其实这种观点是不可取的，要指导患者走出减肥误区。

3. 预防肥胖三个层面

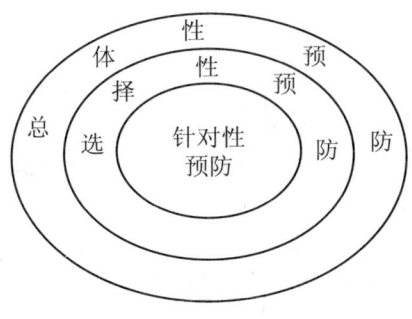

预防肥胖三个层面

从总体方面讲，开展预防肥胖有三个层面：

（1）总体性预防：是预防工作面向各个人群全部群体。

（2）选择性预防：就是有针对性预防。如选择高危人群、有高血压家族史、II 型糖尿病及其他危险因素人群；选择 BMI≥23 的某学校或企事业单位；或选择某地区、某县市等。

（3）针对性预防：是指 BMI≥25 人群。

4. 减肥指导方案

（1）减肥指导要点：①指导认识当前肥胖程度和危险状态。②每天要测量体重、腰围（脐水平），了解其变动。③以标准体重为目标进行减肥，了解检查数值是否正常。

【问 9.27】怎样进行超重和肥胖饮食康复调理？

1. 饮食指导要点

（1）避免急剧限制能量：实行分阶段减量，长期坚持（标准体重 × 2025 kcal/日）。

（2）纠正饮食模式：①早饭吃得少（八分饱），不要吃得太快，慢慢咀嚼。②不吃零食和夜宵。③有紧急行动时，不要用多吃来代替，空腹时慢慢品味，喝些微温无糖饮料。④为分散注意力，可以散步代替吃欲望，减少在外吃饭次数（在外吃饭时，可选择定餐）。

2. 纠正饮食内容

（1）指导平衡营养：可多食蔬菜，如冬瓜、黄瓜、红薯、萝卜、白菜、竹笋、菠菜、油菜等，避免吃浓厚调味品、油炸、炒煎食品，代之以水煮和烧烤。

（2）明确摄取食量：为明确摄取量，应用小盘分出，一人一份进步（改用小号食器）。

（3）先吃蔬菜和汤：饭前喝汤，苗条健康。饭前先喝汤，先吃蔬菜，边说话边慢慢品味，饭后立刻收拾碗筷，不吃残汤剩饭。

【问 9.28】怎样进行超重和肥胖运动康复调理？

（1）指导养成运动习惯。

（2）进行有氧运动，快步走、轻量运动、水中行走、游泳。

（3）每次运动至少要持续 20 分钟以上。

（4）最低限度也应每两日运动 1 次。

（5）可利用计步器，以每日一万步为目标。

（6）在日常生活中建立运动习惯，以步代车，不乘电梯，爬楼梯，在乘车时不坐而站立，饭后进行散步。或轻量级运动。

【问 9.29】超重和肥胖常用哪些药物康复调理？

1. 超重

一般不需要药物治疗，按上述指导患者进行自我调节，调整饮食结构、调整饮食习惯，采取科学运动方法即可康复。

2. 减肥药物应用

保健品市场减肥药,品种繁多,良莠难辩,一些减肥药机理不清,疗效及安全性,无可靠科学资料查考,应当慎重选用,不可轻信和滥用。目前临床应用减肥药物有如下几种,可参考药物说明书作用、剂量使用:

(1) 作用中枢神经药物:①交感神经能作用药物:有芬特明(phentermine)、吲哚(mazindol)、安非拉酮(diethypropin)。其作用特点:作用于中枢,抑制食欲,有成瘾性(类似安非他明类药物),与中枢神经系统不良反应密切相关。②血清素能作用药物:有芬氟拉明(Fenfluramine)、右旋芬氟拉明(dexfenluramine)、西布曲明(sibutramine)等。这些药物作用特点:为部分性抑制血清素或去甲肾上腺素的摄取,与中枢神经系统不良反应密切相关。与芬特明联用可能发生心脏瓣膜病,西布曲明可使血压升高,心跳加快,有心血管病因素的人禁用。

(2) 非作用中枢神经药物:是唯一胃肠脂肪酶抑制剂,在我国已上市的有赛尼可(xenical),即奥利司他(orlistat),肥胖的糖尿病人首选。其最佳治疗剂量,口服为120mg,一日三次(360mg/d)。配合适当低热量饮食,可使肥胖患者体重显著减轻,并可防止体重反弹。

七、高度疲劳康复调理

【问9.30】何谓高度疲劳?

高度疲劳又称过度疲劳、严重疲劳,是按疲劳程度区分的。运动医学将疲劳程度划分为:轻度疲劳、中度疲劳、高度疲劳。此举运动性疲劳为例。具体内容见表9-5:

表9-5 疲劳程度评估

内容	轻度疲劳	中度疲劳	高度疲劳
自我感受	无任何感觉	疲乏、腿痛、心悸	头痛、胸痛、恶心甚至呕吐
面色	稍红	红	十分红或者苍白,有时呈紫兰色
排汗量	较少	甚多	非常多,尤其是整个躯干部分
呼吸	中等速度加快	显著加快	加快,且表浅,有时呼吸节奏紊乱
动作	基本稳定	动作协调性下降	稳定性、速度大幅度下降,接受信号缓慢
注意力	较为集中	易分散	不能集中,意志难以控制

【问 9.31】何谓疲劳康复流程？有哪些消除疲劳方法？

1. 康复流程：疲劳康复流程有 3 个部分组成，可概括为：

（1）疲劳成因采集；

（2）分析评估；

（3）消除疲劳处理。

3 者之间关系如下图：

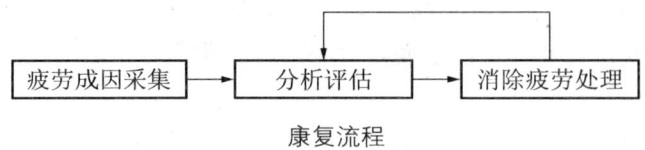

康复流程

2. 消除疲劳方法：消除疲劳方法有两种：一种是静止性休息；另一种是活动性休息（亦称积极性休息）。两种消除疲劳方法，动静结合，巧妙应用，可以产生出意想不到效果。一般根据疲劳性质、程度和评估结果，采取有针对性"对症下药"与"整体观念"相结合治疗方法。消除疲劳方法，按下列小括弧处方序列数字，编制成康复调理综合处方，其特点是优选多种因子、采取不同方法，进行综合康复调理。

【问 9.32】怎样消除生理性体力疲劳？

目的：调节机体，促进代谢，消除疲劳，恢复体力。

方法：消除生理性疲劳调理方法，按序号排列：

（1）要改善不规律生活方式，讲究康复生活方式。

（2）减轻过大体力、脑力工作负荷或运动量。

（3）注意充分休息和睡眠。对睡眠障碍者，用适量舒乐安定等药物，进行调整性治疗。

（4）进行天然或人工矿泉水浴，按水疗法盆浴技术操作常规，水温 39℃—40℃，以 40℃消除疲劳最为理想，时间 12—20min1/日，疗程安排以疲劳程度而定。

（5）芳香松脂-盐水浴，按水疗法盆浴技术操作常规，投入协定处方药：50g—80g；海盐 2kg—4kg，水温 39℃—40℃，时间 12—20 min，1/d，疗程安排以疲劳程度而定。

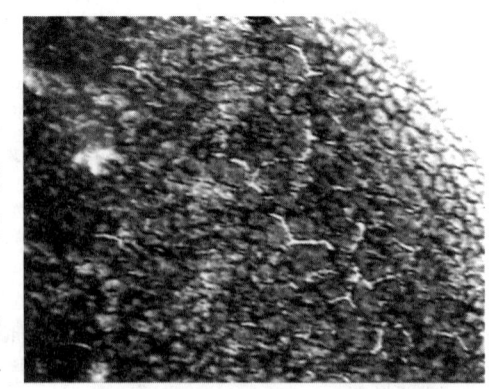

高倍显微镜下观察疲劳症图像

（6）保健按摩，全身或局部，轻柔手法按摩效果最佳，于水疗法后进行能提高消除疲劳效果。

消除生理性体力疲劳处方：

1号处方：疲劳调理方法（1）、（2）、（4）、（6）。

2号处方：疲劳调理方法（2）、（3）、（5）、（6）。

【问9.33】怎样消除生理性脑力疲劳？

目的：调节神经，消除紧张，放松肢体，镇静安眠。

方法：

（1）健身运动：在医师指导下进行电动跑台运动或其他运动锻炼。运动量要求达到身体轻度疲劳程度。

（2）芳香松脂—安眠浴：按技术操作常规或在医生指导下进行治疗。

（3）全身漂浮浴：按技术操作常规或在医生指导下进行治疗。

（4）音乐疗法：A组、B组乐曲，旋律舒展，优美动听，用于解郁、镇静，"清头醒脑"，放松身体。F组乐曲，节奏平稳，速度缓慢，调性模糊，用于催眠。

（5）生物反馈疗法，采用额部诱导放松技术。按技术操作常规或在医生指导下进行治疗。

（6）高压电位疗法：按技术操作常规或在医生指导下进行治疗。

（7）精神抑郁者，可应用抗抑郁药或镇静剂，新药有萘法唑酮（Nefazodone），可以一试。

消除生理性脑力疲劳处方：

1号处方：疲劳调理方法（7）、（9）、（6）、（10）。

2号处方：疲劳调理方法（7）、（9）、（6）、（10）。

【问9.34】怎样消除心理性疲劳？

目的：调节心理状态，消除紧张和焦虑，达到"安定内守"，即所谓"恬淡虚无，真气从之，精神内守，病安从来"。

方法：

消除心理性疲劳处方：

1号处方：疲劳调理方法（8）、（6）、（10）、（12）。

2号处方：疲劳调理方法（7）、（8）、（6）、（10）、（13）。

【问9.35】怎样消除综合性疲劳？

目的：调整机体、对症治疗，提高机体适应能力。

方法：

（1）病毒感染采用抗病毒药物治疗。

（2）免疫系统异常，应用免疫调节剂治疗。

（3）内分泌功能失调，则需用调整内分泌药物治疗。

八、免疫功能低下康复调理

【问 9.36】何谓免疫功能低下？

所谓免疫功能低下，就是由各种原因导致免疫系统，不能正常发挥保护作用，因而极易招致细菌、病毒、真菌等感染。一般表现有体质虚弱、营养不良、精神不振、疲乏无力、食欲降低、睡眠障碍等。常见感冒、扁桃体炎反复发作；支气管炎、哮喘、肺炎反复发作；肠炎、腹泻反复发作等，甚至引发肿瘤。

【问 9.37】怎样增强"心理免疫"？

爱心能使人康复，有一定科学道理。因为，人们情绪是由神经系统，特别是中枢神经系统所支配，大脑皮层对情绪起着控制作用，下丘脑、边缘系统及临近部位存在着"快乐"和"烦恼"情绪中枢。当爱心给患者温暖，可在下丘脑、垂体作用下，使人们兴奋性增强，肾上腺分泌增加，各器官彼此协调，心理平衡恢复正常。因此，充满爱心，能使自己免疫系统得到加强，这是被临床实践反复证明的。参见第 8 章第 5 节免疫功能训练。

【问 9.38】怎样进行免疫功能低下运动康复调理？

参见高体重预防与调理（3）运动指导要点。

【问 9.39】怎样进行免疫功能低下饮食康复调理？

1. 摄取高蛋白质、高维生素、矿物质等营养素食物，全面均衡营养，改善营养状态，有助于提高免疫能力。

2. 经验证明：以下食物具有增强免疫作用。

（1）新鲜萝卜：因其含有丰富的干扰素诱导剂，因而具有增强免疫作用。

（2）蘑菇类：香菇、草菇、猴头菇、黑木耳、银耳等，都有明显增强免疫功能作用。

【问 9.40】怎样进行免疫功能低下，自然因子康复调理？

请参见第 8 章第 5 节免疫功能训练。

【问 9.41】怎样进行免疫功能低下,物理因子康复调理?

巧妙地将自然疗法、物理疗法与药物疗法综合应用,用于提高机体免疫功能,可取得比单一药物治疗更为显著的临床效果,方法举例:

1. 高压电位治疗

目的:镇静、催眠、调节免疫功能。

方法:全身法,坐位治疗,一次 15—20 分钟,15—20 次为 1 疗程。

2. 电离子导入疗法

目的:调节、强壮、增强机体适应能力。

方法:全身法,导入钙及氯离子,一次 20—30 分钟,15—20 次为 1 疗程。

3. 日光-空气浴或海滩日光浴

目的:锻炼机体、增强对环境适应能力。

方法:参见《亚康复状态评估与康复》中的"自然疗法"。

4. 全身紫外线照射

目的:增强机体代谢,调节免疫功能。

方法:按缓慢图表进行,每日或隔日一次,每年 2、11 月各照射一疗程。

5. 其他如全身镇静性水浴、生物反馈疗法、自然疗法、气候疗法等,均可因地制宜、因人制宜选用。

请注意,上述治疗一般应综合指导性运动疗法。

【问 9.42】免疫功能低下,常用哪些药物康复调理?

据研究及临床证明:免疫调节剂中转移因子、胸腺素、干扰素、左旋咪唑、免疫核糖核酸等,对正常免疫功能不产生影响,但可增强低下免疫功能,调节免疫反应。

1. 左旋咪唑功能主治

(1)对正常人和健康动物免疫功能,影响极小或无影响,但在低免疫应答病例中,能增强各类抗原皮肤迟发性变态反应;并增强淋巴细胞介质产生。当吞噬细胞和 T 细胞功能低下时,左旋咪唑可使其恢复正常。

(2)左旋咪唑涂布剂,是一种非特异性免疫调节剂,它可提高乙型肝炎患者细胞免疫功能,可预防乙型肝炎患者肝细胞癌变,与保肝药物和其他抗病毒药物联合应用,可提高其恢复肝功能和清除肝炎病毒疗效。左旋咪唑涂布剂疗效优于口服制剂,且无明显毒副作用。

用法用量:用量:5ml(500mg)/次,每 3 天 1 次,涂于大腿内侧皮肤,半年为 1 个疗程。规格:5ml(500mg)×6 支。

2. 核糖核酸功能主治

临床适应证与转移因数相似。目前主要用于恶性肿瘤，如肾癌、肺癌、消化道癌、神经母细胞瘤和骨肉瘤等辅助治疗，也曾试用于慢性乙型肝炎和流行性乙脑，可使部分细胞免疫功能低下患者恢复正常。

用法用量

（1）治肿瘤：用法尚不统一，一般多采用皮下注射或静滴。剂量仍在探索中。皮下注射：多注射于淋巴引流区的皮下，如腋下或腹股沟，可每周注射3—5次，连续2—3个月。静滴：溶于5%葡萄糖液中，滴注。

（2）治慢性肝炎：每周注射1次，每次1支（正常人周围血白细胞免疫核糖核酸，每支含量3mg；正常人脾血白细胞免疫核糖核酸，每支含量2mg）；疗程一般为4—6个月。6个月以上者改为2周注射1次，最长为1年。

3. 胸腺制剂功能主治

（1）胸腺肽在临床上主要用于治疗免疫缺陷病及免疫功能失调而引起的一系列疾病，预防感染，防治癌症及延缓衰老。胸腺肽（又称胸腺素、胸腺激素）是一种由动物胸腺中提取而得蛋白质激素。目前国外应用主要是由小牛胸腺纯化而得胸腺肽F5（Thymosin Fraction5），含12种主要的多肽和20种次要的多肽。是一种主要增强细胞免疫功能的药物，对体液免疫的影响很小。

（2）对防治感冒、呼吸道感染、对免疫功能低下有防治效果，有人报导对60例患儿用人脑胸腺素2毫升，每周一次肌肉注射，10次1疗程，1-2疗程后，细胞免疫学指标显著提高，临床总有效率达90.2%。

用法用量：胸腺肽性状为白色或微黄色粉末，易溶于水，水溶液为无色或微黄色澄明液体。制剂：粉针剂（2毫克、4毫克、5毫克）；针剂（1毫克/毫升，2毫克/2毫升，5毫克/5毫升）等，有效期1年半。

4. 转移因子功能主治

（1）转移因子（Transfer Factor；TF），又称传输因子。转移因子携带有致敏淋巴细胞的特异性免疫信息，能够将特异性免疫信息递呈给受体淋巴细胞，使受体无活性的淋巴细胞，转变为特异性致敏淋巴细胞，从而激发受体细胞介导免疫反应。转移因子具有广泛免疫学调节活性，一方面可诱导免疫细胞活化，增强机体非特异性免疫能力。另一方面能够将特异性免疫能力，传递到其他动物，激发动物产生特异性免疫。

（2）临床用于免疫缺陷患者，如细菌性或霉菌性感染、病毒性带状疱疹、乙肝、麻疹、流行性腮腺炎。对恶性肿瘤可作为辅助治疗剂。

用法用量：转移因子是小分子物质，不会被胃蛋白酶、胰蛋白酶分解，也不会被胃酸破坏，可以口服。无毒副作用，无过敏反应，无抗原性。使用剂量小，起效快，药效持续时间长。皮下注射，2ml/次，1—2周1次，慢性病以1—3个月为1疗程。对带状疱疹，一般只需注射1—3次即可。

5. 干扰素功能主治

（1）干扰素（IFN）是一种广谱抗病毒剂，并不直接杀伤或抑制病毒，而主要是通过细胞表面受体作用，使细胞产生抗病毒蛋白，从而抑制乙肝病毒复制；同时还可增强自然杀伤细胞（NK细胞）、巨噬细胞和T淋巴细胞的活力，从而起到免疫调节作用。

（2）新型干扰素长效干扰素α-2b，半衰期为40个小时，可以在体内持续作用168小时，刚好满足一周一次给药。长效干扰素α-2b保留30%肾脏清除率，这样，当干扰素治疗期间，发生严重不良反应时，撤药快速，便于对干扰素不易耐受患者调整剂量，大大提高长效干扰素治疗安全性。

用法用量：用重组集成干扰素α注射液，治疗慢性HCV感染推荐剂量，是一次皮下注射9ug，每周3次，每次1支，连续24周。2次重组集成干扰素α注射液注射之间，至少相隔48小时。

第10章 "三大"疾病预防与康复
——构筑人体科学抗衰老第三道防线

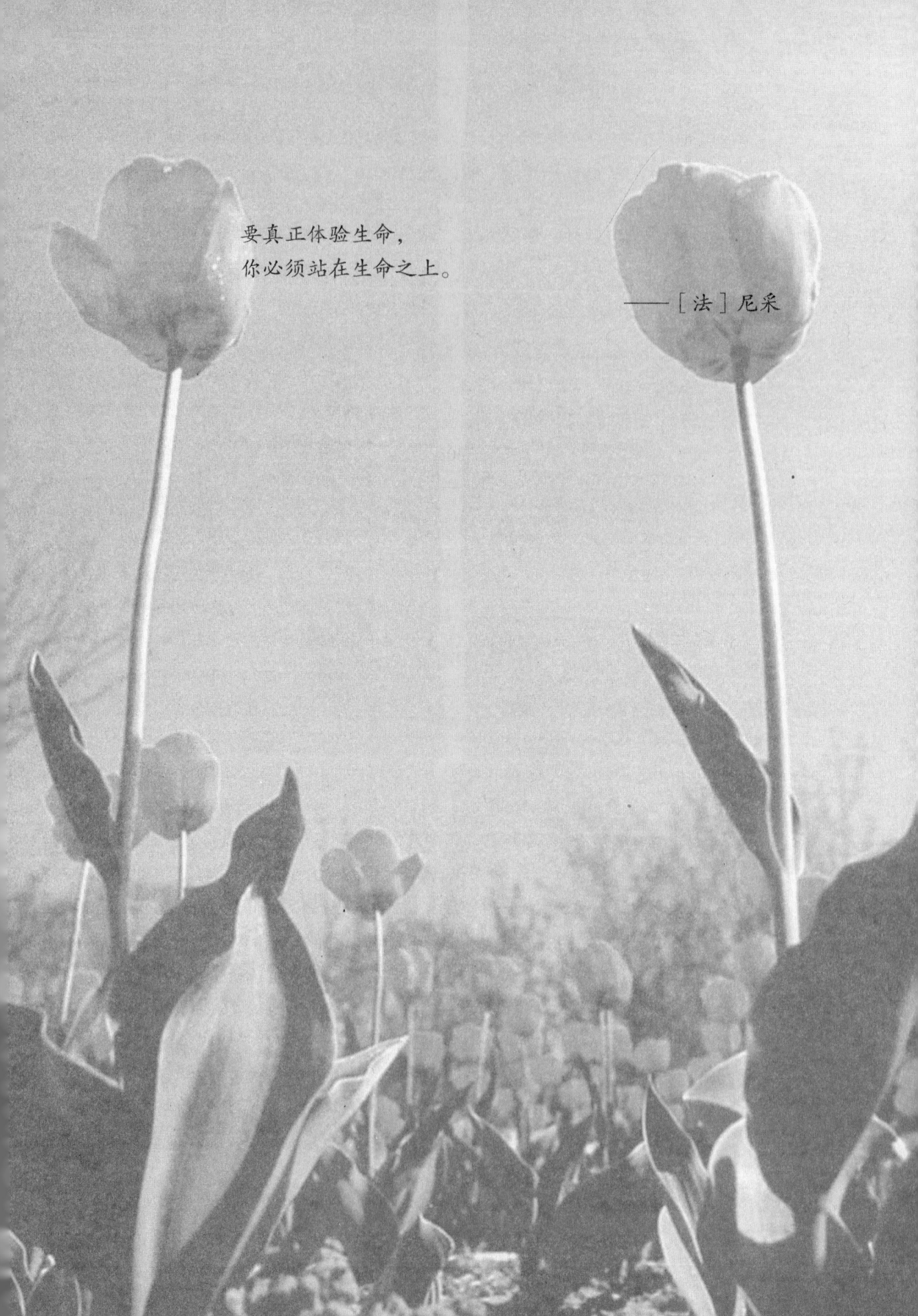

要真正体验生命,
你必须站在生命之上。

——［法］尼采

"三大"疾病预防与康复。何谓"三大"疾病?"三大"疾病是指心血管病、脑血管病和肿瘤。这是人类患病死亡率最高的三种疾病。因此,我们特意将"三大"疾病,列为专门章节提出讨论。

第1节 心血管病预防与康复

一、心血管病概述

【问10.1】何谓心血管病?

1. 心血管病是一组心脏和血管疾患,包括心内科和心外科。冠心病(心肌和血管)、周围末梢动脉血管疾病、风湿性心脏病、先天性心脏病、深静脉血栓和肺栓塞等。

2. 心脏病发作和中风通常是急性事件,主要是由于血管堵塞,血液不能流入心脏或脑部,导致心血管病或脑血管病。中风也可能是因脑血管或血栓出血造成。

3. 心血管病是全球范围造成死亡最主要原因:与其他任何原因相比,心血管病每年造成的死亡最多。2005年估计有1750万人死于心血管病,占全球死亡人数30%。

【问10.2】心血管病康复预防有哪些策略?

1. 预计到2020年,冠心病将成为世界排名第一最重要疾病,冠心病临床并发症,可导致严重残疾,也是导致医疗费用快速增长主要原因。在我国随着生活水平提高,生活方式改变,冠心病发生率日益增长。因此,为迎接这一挑战,我们迫切需要有效防治策略。

2. 近几年研究发现:个体罹患冠心病危险或发生冠心病概率,取决于多个危险因素协同作用,很少由单一危险因素决定。要实现对冠心病危险因素综合防治,首先必须进行整体危险因素评估。这一步极为重要,因为它决定治疗方法、强度和治疗目标。

二、冠心病概述

【问10.3】何谓冠心病?

冠心病(coronary heart disease;CHD)是冠状动脉粥样硬化或痉挛,造成管腔狭窄,甚至因阻塞而引起心肌供血不足、缺血、缺氧，而罹患的心脏病，全称：冠状动脉硬化性心脏病（coronary atherosclerotic heart disease；CAHD），简称冠心病。冠心病临床类型分为：

1. 隐匿型：多无症状，仅表现在静息或心脏负荷加重时，心肌供血不足的心电图改变。

2. 心绞痛型：因一时性冠状动脉供血不足，心肌暂时性缺血、缺氧、引起发作性胸骨后或心前区绞样疼痛。

3. 心肌梗死型：因冠状动脉闭塞导致严重的急性心肌缺血性坏死，出现压榨性、持续性胸前区疼痛及休克等症状。

4. 心肌硬化型：因长期心肌慢性缺血，以导致心肌纤维硬化、心脏扩大、心力衰竭和心律失常。

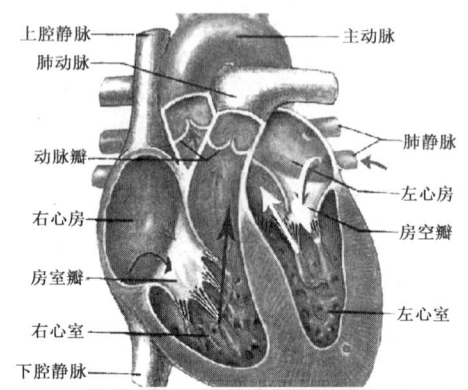

心脏剖面

5. 猝死型：因心脏局部发生电生理紊乱，引起严重心律失常，心脏骤停而猝死。

【问10.4】冠心病有哪些危险因素？

所谓冠心病危险因素，是指在群体中由于某种因素存在，使冠心病发生率增高；而应当施行干预，这种因素被消除后，又可使其发生率下降。这种与冠心病发生率有关因素，称为冠心病危险因素。

高脂血症、高血压、吸烟、肥胖、糖尿病、心理因素和缺乏体力活动等，是冠心病主要危险因素，在人群中普遍存在，均可通过预防和治疗加以纠正。

1. 高血压：高血压是脑卒中、冠心病和其他心血管疾病独立危险因素，单纯收缩压升高也可增加冠心病危险。降压治疗可降低脑卒中和冠心病发生率，75岁以下轻度和重度高血压患者均可获益。尽管140/90mmHg通常用于定义高血压和作为抗高血压治疗目标，但我们必须注意到血压升高，可增加冠心病危险性，并无界值。降压治疗目标，是以最小副作用，降低心血管病发病率和死亡率。

2. 高血脂：脂质研究结果表明，低密度脂蛋白胆固醇（LDL-C）与冠心病呈直接和因果相关，而高密度脂蛋白胆固醇（HDL-C）水平与之呈负相关。处于150mg/dl—400mg/dl高甘油三酯水平，可增加冠心病发生危险性，特别是伴有低HDL-C者。近年来，降低LDL-C随机对照临床实验结果，提示我们必须注意以下概念：

（1）应根据病人罹患冠心病整体危险分析脂质水平。

（2）脂质水平与冠心病危险之间相关是连续的，无界值可言，也就是说，没有单一数值区分正常与异常。

（3）总胆固醇TC或LDL-C水平，与冠心病危险性成半对数关系：脂质水平较高时，每 40mg/dl 差别所引起危险差别，要远大于脂质水平较低情况。

3. 高体重：高体重容易发生高血压、糖尿病、高胆固醇和甘油三酯，以及低水平 HDL-C 等。这些冠心病危险因素，常见于超重和肥胖患者，有称为代谢综合征，它与胰岛素抵抗密切相连。因此，高体重应视为冠心病重要危险因素，应予以积极干预治疗。

4. 吸烟：有研究显示，心血管疾病中有近 1/5 患者因吸烟而死亡。吸烟是心脑猝死及外周血管疾病最主要危险因素。当患者戒烟后，心脏危险性迅速下降，不论其吸烟时间和总量。

5. 营养因素：营养因素与冠心病的关系，人们的认识由来已久。

（1）人群中广泛存在不良饮食习惯，导致高血脂、高血压和高体重，而增加心血管疾病危险因素。饮食能量过剩造成肥胖，不仅是冠心病重要危险因素，也是高血压危险因素。

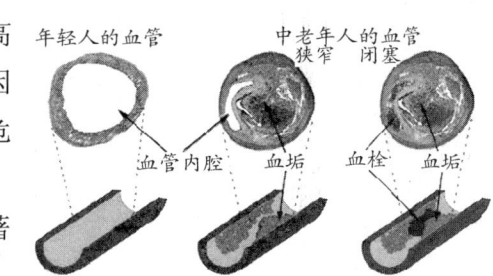

（2）蔬果、谷类纤维中可溶性纤维，能够显著降低血浆胆固醇水平，与冠心病危险呈负相关。

（3）营养对血压调节也有显著作用，如限制饮食中钠摄入量，或增加钾摄入量可降低血压。

（4）流行病学研究显示，冠心病危险因素，与饮食中抗氧化物摄入量呈负相关。如维生素 E 和 β-胡萝卜素水平。这些营养素对高血脂，对冠心病其他危险因素，对心血管疾病病因研究均极为重要，可显著影响冠心病危险因素管理。

（5）饮食调控是治疗高脂血症基础，合理膳食是降低人群冠心病发病重要策略。

6. 心理因素：越来越多文献证实，某些心理因素和冠心病发病率增加有关。其中应激、缺乏社会支持、抑郁和社会经济地位作用最为显著。心理治疗有助于病人坚持药物治疗和改善生活质量。

7. 其他危险因素：年龄、性别、动脉粥样硬化个人史，冠心病家族史，是不可改变危险因素，也是冠心病危险评估不可缺少重要因素。最近，认识到无症状动脉粥样硬化，是冠心病危险性增强预测因子。颈动脉狭窄患者，发生心肌梗死危险，是正常动脉者 6 倍；存在斑块可使危险性增加 4 倍，内膜和中层增厚，而无斑块和狭窄者，危险性增加 2 倍。

【问 10.5】何谓冠心病整体危险因素评估？

1. 危险因素定性评估

临床评价中通常将个体危险分为以下 3 个级别：

（1）轻度危险：①一种危险因素发生中度改变。如中年人血浆总胆固醇水平 200mg/dl—300mg/dl，而无脂质其他危险因素。②或 TC/HDL-C 比值为 4—5。③或每天吸烟 10

支，无其他危险因素。④或包括 9 个危险因素 PROCAM 数学公式定量评估，中年人发生冠心病事件危险每年约 0.3%。

（2）中度危险：①某一危险因素严重改变，如中年人每天吸烟 20 支。②或两种危险因素发生中等程度改变：如中年人血浆总胆固醇水平 200mg/dl—300mg/dl，血浆 HDL-C 低于 40mg/dl 或肥胖。③或 1 型或 2 型糖尿病，无大血管并发症。④或 PROCAM 危险定量评估，位于第 4 分位数，中年人每年发生冠心病事件危险约 0.7%。

（3）高度危险：①有心肌梗死病史。②有冠状动脉粥样硬化、颈动脉粥样硬化、外周动脉粥样硬化客观证据。③有三种或三种以上危险因素：如中度高血压、血浆胆固醇在 200mg/dl—300mg/dL，每天吸烟 10 支。④有两种危险因素，且程度严重，如血浆胆固醇 >300mg/dl，每天吸烟大于 20 支；⑤或有遗传性高脂血症，如家族性高胆固醇血症或Ⅲ型高脂血症。⑥或 PROCAM 危险定量估计，位于第 5 分位数，中年人发生冠心病事件危险每年约为 2.3%。

2. 危险因素定量评估

冠心病危险因素定量评估表，仅采用一小部分冠心病危险因素，判别效率较低，难以推广。最近几年，一种流行病学前瞻性研究资料，Munster 心脏研究（The prospective Cardiovascular Munster Study，PROCAM。Heart study）之 PROCAM 公式，包括 9 个独立变量：年龄、吸烟史、心绞痛病史、心肌梗死家族史、收缩压、LDL-C、HDL-C、甘油三酯和糖尿病，更接近临床，较为适用。

3. 冠心病再发危险评估

二级预防中冠心病危险评估，目前因研究样本较小，虽说尚无突破性进展，但有证据表明：

（1）有明确冠心病和动脉粥样硬化（AS）病史个体，致命或非致命性心肌梗死危险因素，在一定程度上有别于无冠心病和 AS 疾病个体。

（2）高 LDL-C 水平、低 HDL-C 水平、高血压和吸烟，是冠心病患者再次发生冠心病事件的预测因子。

（3）由于心肌梗死患者危险性显著增高，而干预降脂治疗效果亦更显著。

【问 10.6】何谓冠心病康复预防？

1981 年在 WHO 专家委员会起草预防冠心病报告中，有关于冠心病三级康复预防要求有如下几点：

1. 对冠心病高危人群，进行一级康复预防。

2. 对冠心病并发症，如心功能不全、心律失常、心梗并发室壁瘤，进行二、三级康复预防，此对于避免或减轻并发症恶化，提高生活质量，降低致残率和死亡率，具有实际意义。

【问 10.7】冠心病一级康复预防有哪些措施？

1. 何谓一级康复预防？

WHO 报告指出，如果一个人现实存在着许多冠心病危险因素，他未必就是未来冠心病患者，如果在这样群体中，设法消除或降低这些危险因素水平，一定能减少冠心病患病率。这就是一级康复预防。研究结果证明，妥善控制冠心病的危险因素、改变不合理生活习惯和行为方式，是预防和控制冠心病基本策略，依照医嘱坚持合理用药，是调理冠心病危险因素和稳定病情重要措施之一。

2. 一级康复预防措施

一级康复预防就是干预冠心病患者危险因素，如控制高血压、调理血脂、降低血糖等有效措施，可降低冠心病发生率。包括使用非药物措施，使这些危险因素尽可能消除或接近正常，并维持在一定水平。非药物措施包括改变患者不良生活习惯和行为方式：

（1）如戒烟，限酒。

（2）予以低盐（钠）、低脂饮食。

（3）消除紧张心理因素。

（4）坚持适量的运动锻炼。如步行、慢跑、骑自行车、太极拳、健身舞等，使身体保持良好活动功能。

（5）还要对患者进行卫生宣教，提高患者对冠心病认识，以增强对医嘱顺从性及自我保护意识和能力，并教会患者自测血压、测尿糖或血糖，掌握调整降压药、降糖药、调脂药方法，以利稳定病情。

（6）对患者进行定期复查，长期给予咨询指导，通常每1—3个月于专科门诊复查1次，每年系统复查1次，以评价疗效及病情，并有利于调整预防康复计划。

【问 10.8】何谓冠心病康复预防"5个控制"？

1. 冠心病一级康复预防，强调"5个控制"，即控制血压、血脂、血糖、心率、情绪等。

（1）控制血压：①降压目标是以最佳效果、最小副作用，降低心血管病发病率和死亡率。②按照 WHO 和相关组织推荐标准，收缩压保持在140mmHg 和舒张压90mmHg 以下。③高血压最优治疗研究，是在26个国家19000名患者中，进行一个多中心前瞻性随机试验，平均随访3.8年。结果发现，收缩压为139mmHg，舒张压为83mmHg，是最佳水平，能够最大限度降低心血管发病危险。把舒张压降到83mmHg 以下，也同样安全。该研究还显示，对于有冠心病史者，大胆搞高血压治疗安全有效，而且没有发现舒张压水平，与主要心血管病事件发生率之间，存在 U 型曲线关系。④在高血压非药物治疗期间，应经常监测血压，保持与病人联系，尤其要注意决定开始药物治疗，不仅依赖于血压水平，而且依赖于冠心病总体危险因素变化情况。当出现下列情况时，在继续非药物治疗同时，应立即开始药物治疗：

A. 临床已确诊冠心病；

B. 其他心血管病危险因素同时存在；

C. 存在亚临床心血管病或终末器官损害。

（2）控制血脂：① 目前强调把降血脂作为一、二级康复预防措施一部分。②近年来进行降血脂试验证实，在一级和二级康复预防中，通过药物和饮食调节方法降低LDL-C，能够降低心肌梗死发生率。总死亡率也随之下降，这在冠心病患者中表现尤为明显，而且治疗前LDL-C水平越高，疗效越好。③ 降脂目标应根据患者整体危险情况，确定降低血脂目标。研究认为如下降低血浆LDL-C目标水平是适宜的：

A. 轻度增高：降至≤ 160mg/dl（≤ 4.0mmol/L）

B. 中度增高：降至≤ 135mg/dl（≤ 3.5mmol/L）

C. 高度增高：降至≤ 100mg/dl（≤ 2.6mmol/L）

对于有冠心病或冠心病发病高危险个体，该目标水平较为合适。对于较低危险个体来说，目标水平偏高。但通过保守措施，或利用小剂量药物治疗，也能够达到这一目标。④对甘油三酯（triglyceride，TG）治疗目标，还需进一步确定，但高密度脂蛋白胆固醇<40mg/d 和 TG<180mg/dl 或 TC/HDL-C >5，可视为高危险水平标志，应予以纠正。

临床和血管造影试验证明，随着LDL-C的降低，冠心病发病危险也随之降低。冠状动脉粥样硬化也随之发生解剖学之良性改变。其结论是治疗前LDL-C的水平达到150mg/dL（4mmol/L）以上时，治疗效果最好。

（3）控制心率：心律紊乱或失常，是各类心脏病常见症状。此点在老年人中，具有相当重要意义，它可导致血液动力学紊乱，降低全身血液循环和冠状动脉血流量，造成隐性心肌功能不全。心肌梗死可引起心律紊乱，而心律紊乱又可使心肌梗死疾病恶化，两者互为因果。常见的心律失常有早搏、房颤、阵发性心动过速、传导阻滞等。

控制心律失常原则：①对于无明显症状者，首先以控制情绪、戒烟、戒酒、避免过量饮茶为主，不必用药物处理。②对于有明显症状者，药物控制宜简不宜繁，从小剂量开始，并应密切观察。③严重心律失常患者，应在心电图监护下转复心律。患者初次服抗心律失常药物，须在医师指导下选药。目前常用药物有：洋地黄、地高辛、心得宁、异搏定、胺碘酮、普罗帕酮片，以及抗心绞痛药物硝苯啶、恬尔心等。

冠心病治疗常用中药，以活血化瘀、温通去寒为传统用药。目前发展为活血化瘀结合益气养阴，可见到血液流变学指标得到改善。常用中成药有复方丹参片、冠心苏合丸、麝香保心丸、通心络胶囊、参松养心胶囊、川芎嗪针剂等，对冠心病控制心律，改善症状，有一定作用。由于中成药副作用小,因而常被选用。

(4)控制血糖:对轻型糖尿病患者,在开始药物治疗前,应进行 2—4 个月改善生活方式尝试,认真控制糖尿病非常重要,目标是保证糖化血红蛋白值低于 7.0%,空腹血糖 3.5mmol/L—5.5mmol/L,餐后血糖 5.5mmol/L—7.0mmol/L,主要措施包括:①通过限制热能和适当有氧锻炼,纠正超重和肥胖。尤其是对于肥胖Ⅱ型糖尿病患者,有氧锻炼能提高肌肉对胰岛素敏感性,降低甘油三酯水平,增加 HDL-C,这一点很重要。②低脂饮食。摄入碳水化合物应占总热量 55%,主要是复合碳水化合物、蔬菜、水果和可溶性纤维。要严格限制精制单糖摄入。总脂肪摄入量,应小于每日能量 30%。饱和脂肪酸摄入量,应小于每日能量 7%。适当摄入不饱和脂肪酸,尤其要鼓励多摄入单不饱和脂肪酸(橄榄油)。总胆固醇摄入应限制在每天 <300mg。③降低糖尿病患者其他危险因素,戒烟、血压、血脂目标水平,均要低于非糖尿病患者控制水平,如血压控制在 <130/80mmHg,LDL-C<115mmg/dl。

(5)控制情绪:患有严重心脏病患者,一般会产生下述 3 种主要心理反应:①对死亡恐惧和焦虑,因为人们总是把心脏病作为生命象征。②对自己自我评价。一个住院重病患者会反复考虑自己是否能继续工作,是否能正常生活。③心源性神经官能症形成和发展,也是最严重反应。即使心梗已治愈,仍反复有"心绞痛发作"的心理反应。

2. 针对患者心理反应,我们医务人员要恰如其分地鼓励患者,与患者建立良好医患关系。对患者关心、同情、体贴、谅解,用通俗易懂语言与患者亲切交谈,使患者对疾病有正确认识与理解。交谈讲究艺术性,深入浅出,态度诚恳、启发、诱导,通过情绪活动进行感情交流,以增进和维护患者身心健康,使紧张情绪得到控制,为早日康复打下良好基础。

3. 患有重症心脏病患者,随时都会有生命危险,故患者及家属心情沉重。同时监护病房又要求绝对安静,因而病房内气氛沉闷。加上患者活动受限,更觉得时间难熬。这种环境显然对患者康复十分不利,如果改变一下病房环境,让患者用耳机听听音乐,分散患者注意力,使患者精神状态放松,对疾病治疗及恢复大有裨益,有助于消除不利因素干扰。

【问 10.9】冠心病二级康复预防有哪些措施?

冠心病二级康复预防是指在冠心病患者中,通过适当预防措施,降低其心血管事件发生率,对吸烟、血脂异常、高血压、糖尿病、肥胖等危险因子干预,以及应用阿司匹林、ACEI、ß 受体阻滞剂,可以明显改善冠心病患者复发率和预后,这是我们

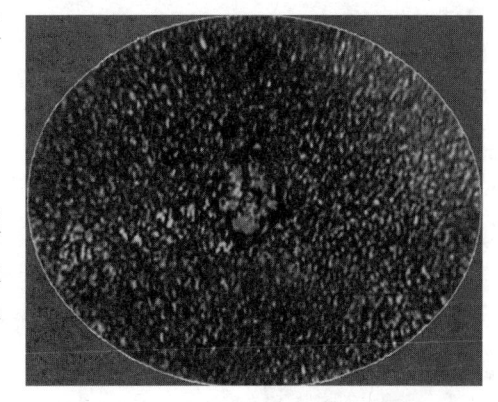

高倍显微镜下观察心肌缺血图像

进行冠心病二级康复预防关键所在。

【问 10.10】冠心病预防常用哪些药物，其临床疗效如何？

1. 调脂药物

（1）近代研究表明：血脂、TC 异常，特别是 LDL-C，是冠心病独立危险因素，LDL-C 增高与冠心病发病呈正相关；HDL-C 发病呈负相关。对这些脂质异常治疗，具有重要临床意义。一项进行历时 5 年，双盲、安慰剂对照研究，包括 9014 例男、女患者，治疗组总死亡率下降 23%，总冠心病病死率呈同样程度降低。Goud 等（1998）在临床试验荟萃分析中指出，胆固醇下降 10%，冠心病死亡率危险性下降 15%，总死亡率也降低 11%（$p<0.0001$）。

（2）HDL-C 降低是冠心病发生和发展独立危险因子，其重要性已被人们所认识。在最近一项 HDL-C 干预试验报告中，2531 例 HDL-C ≤ 40mg/dl、LDL-C 胆固醇正常，确诊为冠心病患者随机分组：吉非罗齐 1200mg/d 或安慰剂治疗，平均随访 5.1 年。在吉非罗齐治疗组，冠心病死亡或非致命性心肌梗死，联合终点发生相对危险性显著下降，下降幅度为 22%。值得注意是在药物治疗组，脑卒中发生率也下降。该研究证实在确诊冠心病患者时，升高 HDL-C 之必要性。

2. 抗血小板药物

对急性冠脉事件后冠心病患者，证实长期应用阿司匹林，可以显著降低死亡和再梗危险性。阿司匹林主要通过阻断血小板激动剂血栓素 A2 合成，发挥其抗血小板作用，此作用已经被很多临床研究证实。

3. β - 受体阻滞剂

因为 β 受体阻滞剂可减少室性心律失常，所以它是 AMI 后二级预防重要组成部分。挪威多中心研究：将 1884 例 AMI 后 7—28 天患者，随机分为治疗组（噻吗洛尔，10mg，2 次/d）和安慰剂组，平均随访 17.3 个月，治疗组病死率（$p<0.01$）及心源性病死率（$p<0.01$），均显著低于安慰剂组，心脏猝死减少 44.6%（7.7% 比 13.9%，（$p<0.01$））。在另一些研究中，也多次证实没有接受 ß 受体阻滞剂治疗患者，其病死率增高。

4. 血管紧张转化酶抑制剂（ACEI）

数项临床研究证明：在 AMI 后最初几天，应用 ACEI 可以提高存活率。左心明显功能不全患者，长期服用 ACEI 能抑制左心室重构，减轻心室扩张，降低病死率。HOPE 试验包括了 9000 例已确诊冠心病，或糖尿病合并至少一种其他危险因子患者，经随机分组接受雷米普利 10mg 或安慰剂治疗。雷米普利治疗组与安慰剂组比较，发生一级终点总危险性下降 22%（一级终点包括心肌梗死、卒中或心血管死亡）。另有一项研究表明 ACEI 可降低心脏性猝死。

5. 控制高血压药物

高血压不仅是正常人群发生冠心病危险因子,而且在心肌梗死恢复期患者,仍然是导致死亡危险因素。这些患者急需将血压降至正常或正常高限,可以将ß受体阻滞剂与ACEI合用。一般认为这些药物是心肌梗死后高血压患者理想用药。请参见附录3。

6. 纠正心律失常药物

心肌梗死后猝死发生率,在第1年最高。左心室功能减退(LVEF<40%),频发室早(>10/h)或室速患者,属猝死高危人群。将312例患者,随机分为低剂量胺碘酮组(200mg/d)、个体化抗心律失常组(以Ⅰ类抗心律失常药为首选)及对照组,随访1年发现胺碘酮组存活率,较对照组高(95%比87%,$p<0.05$)。而心脏性猝死等,心血管事件较对照组下降66%($p<0.01$)。综合分析研究支持上述结论。回顾性分析发现,胺碘酮与ß受体阻滞剂合用可降低心源性病死率。

三、猝死预测与防治

【问10.11】何谓猝死?

1. 猝死是突然发生严重冠心病事件,而非人为因素所致之死亡,死者生前可以是健康人,也可以是患有某种疾病,但病情一般较稳定,或者正在康复之中。

2. 猝死在医学上,归类于冠状动脉粥样硬化性心脏病,依据发病程度不同,分为:①不稳定性心绞痛(UAP);②急性心肌梗死(AMI);③猝死。

3. 发生原因:是由于心脏局部发生电生理紊乱,引起严重心律失常而猝死。对于发生猝死时限,各家说法不一,有说在24小时之内,也有1小时之外、1小时之内多种。

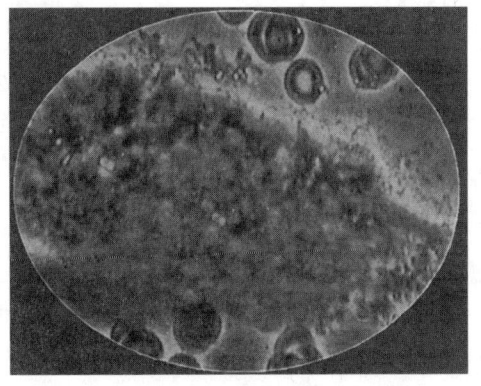

高倍显微镜下观察动脉硬化脂质斑块

【问10.12】猝死发生之前有何先兆症状?

据文献报道,在所有自然死亡人群中,猝死者占10—30%。从表面上看,猝死发生很突然,好似急风暴雨,出人意料。但在实际上,发生猝死并非无声无息,在猝死发生之前,还是观察到一些征兆。其蛛丝马迹表现有:

1. 在猝死发生之前,可出现胸闷、心悸、气短、头晕、乏力、心绞痛、腹胀等不适症状。

2. 在发生猝死之前，多数猝死者有高血压、高血脂、高血黏、高血糖、高度疲劳、体力不支等历史。

3. 在引起死亡常见之病因中，心肌梗死占 38%，脑出血占 19%，其他还有肺动脉栓塞、心脏起搏器故障等。

4. 猝死诱发因素有：饱餐、醉酒、呛咳、洗澡、排便、情绪激动、高度疲劳等因素。

【问 10.13】怎样从诱发因素预测猝死事件？

猝死发生原因与诱因有以下 4 个方面：

1. 冠脉痉挛：冠脉单纯痉挛原因与诱因有：

（1）精神和体力过劳，尤其饭后与清晨体力活动；情绪激动：过分喜、怒、哀、乐、悲伤。

（2）猝死三联症：饱餐、饮酒、兴奋。

（3）心率增快。

心率 88 次/min，AMI 发生率为 7.1%。

心率 80-100 次/min，AMI 为 17.1%。

心率 >100 次/min，AMI 为 22.4%。

心率每减少 12 次/min，比戒烟、降压所收到的效果还要大。

（4）吸烟，能引起心率增快与冠脉痉挛。

（5）酗酒，心率增快，代谢增加，心脏负荷加重。

2. 血黏升高

主要原因有：

（1）睡眠"三低一高"：即夜间入寝后血液自动减少 500ml—800ml；夜间血压比白天偏低；夜间血流比白天偏慢。夜间血黏度增高。由于"三低一高"因此后半夜至清晨与上午急性脑血管、AMI，心绞痛发作与猝死，比傍晚高出 2—3 倍。所以国外将 6Am—11Am 称为"魔鬼时间"。

（2）中、老年人容易脱水。老年人口渴的程度仅为儿童与青年人的 1/3—1/4。所以不觉口渴，因此就不主动喝水。

3. 冠脉炎症：细菌、病毒感染为冠脉炎症主要原因。

【问 10.14】怎样预测冠心病猝死？

绝对准确预测猝死尚有困难。以下 10 个方面可以作为大体预测，以便积极防治。

1. 症状"异乎寻常"

（1）初发型心绞痛发作。

（2）心绞痛变为恶化。

（3）不稳定型心绞痛。

（4）心绞痛异乎寻常。

（5）并发心律失常，尤其室性异位节律。

（6）血压与心率改变。

（7）心电图改变。

（8）电解质改变。

（9）药物治疗无效等。

2. 致命性心律失常

（1）期前收缩二联律。

（2）连发期前收缩。

（3）室速。

（4）室性期前收缩；并 Q-T 间期延长。

（5）WPW（预激综合征）并发房颤等。

3. 特征性心电图改变，有以下表现：

（1）ST 段明显水平压低。

（2）ST 段明显抬高并 T 波高耸。

（3）"墓碑性" ST 段改变。

（4）AMI 的过急期。

（5）Q-T 间期明显延长。

4. 不稳定型心绞痛：病理为梗死前期。

5. LVEF 降低：据报道：心电图 ST 段压低者，有 74%LVEF<50%，LVEF≤40% 冠心病患者，猝死率增加 5—10 倍；LVEF≤30% 者，3 年内 30%—50% 死亡。

6. 运动后血压下降：据报道：冠心病患者运动后 SBP 上升 30mmHg（4.0kpa），一年病死率为 16%。体力运动耐力下降者，再梗死与猝死率为 23%；运动耐力不低者，再梗死及猝死度仅为 2%。运动后体力、耐力下降及血压下降者，为心功能不良之征，3 年内病死率为 30%—50%。

7. 心率变异性（HRV）：文献报道：昼间与夜间平均正常心动周期差 <40ms 为异常，24 小时全部正常心动周期标准差（SDNN）<50ms 异常，>100 为正常。

据报道：

（1）HRV<50ms 病死率比≥100ms 者病死率高 5.3 倍。

（2）HRV<50ms 病死率为 36%，>50ms 者为 2%. 前者为后者 18 倍。

（3）HRV<50ms 病死率为 54%，>50ms 者为 3.5% 前者为后者 15.4 倍。

8. Q-Td（离散度）：据报道：Q-Td >60—100ms 时，室速与室颤极易发生。有人认为 Q-Td100ms，几乎 100% 发生心室纤颤。

9. 心室晚电位（VLP）：据报道：正常人中 1%—5% 假阳性。上海医大大马士革 700 例各类心脏病与 119 例正常人分析 VLP 证明：猝死患者 70%—90%VLP 是阳性的。正常人 90% 以上 VLP 是阴性的。氨酰心安使 80% 阳性 VLP 转阴；美多心安使 83.9% 阳性 VLP 转阴；美西律仅使 7.6% 阳性 VLP 转阴；胺碘酮仅使 7.6% 阳性 VLP 转阴。所以冠心病患者服用 ß 受体阻滞剂，可减少猝死率 45%—50%。

10. 气候因素：秋末与冬初。由于天气寒冷，血黏度上升，容易冠脉痉挛与血栓形成，故冠心病事件较多。

【问 10.15】怎样消除猝死病因？

1. 从以下 10 个方面消除猝死病因

（1）适当体力活动，防止饭后与清晨体力过劳。

（2）减少交感神经兴奋，防止过分喜、怒、哀、乐、悲伤，防止"乐极生悲"。

（3）服用 ß 受体阻滞剂，保持适宜心率，将心率控制在 65 次—75 次 /min 为宜。服用 ß 受体阻滞剂，比服药前心率下降 15 次 /min 左右，提示"药量"已足。

（4）戒烟，冠心病患者戒烟后，冠心病事件立刻减少 50%。

（5）防止酗酒，"少喝酒是朋友，多喝酒（酗酒）是罪魁祸首"。

（6）防止"饱餐、饮酒、兴奋"猝死三联症。

（7）入睡前与清晨要多饮水，以补充血容量与防止血黏度过高。中、老年人要养成多饮水习惯。

（8）注意"三个半分钟"即夜间睡醒时先在床上躺半分钟；然后再坐起，坐半分钟；然后再转到床边，两腿下垂坐半分钟。这样可以减少突然坐起心脑供血不足，从而心跳骤停。

（9）注意"三个半小时"即早晨行走半小时，中午睡半小时，傍晚行走半小时。

（10）文献称：冠心病患者死亡中，约 30%—60% 为猝死。猝死为突然、快速、意想不到自然死亡。虽然冠心病容易发生猝死，然而猝死是可以防治的，关键是分秒必争，防治方法要得当。

【问 10.16】怎样用药物防治猝死？

（1）防治高血压：用降压药降低血压。"北京降压 0 号"每次 1 粒，每天 1 次，平稳降压，既便宜，效果又好。

（2）防治高血脂：除注意饮食外，服用降脂药物。降脂药物有"他汀类"与"贝特类"疗效较好。

（3）应用抗氧化剂：常用药物为维生素 E 与维生素 C。国外报道维生素 E 能使心血管病病死率及 AMI 死亡下降 47%。

（4）应用 ß 受体阻滞剂：为冠心病患者必用药物，其疗效与优点有：①降低心率从而减少心肌耗氧；②使 VLP 阳性变为阴性，从而减少猝死；ß 受体阻滞剂可使冠心病猝死减少 45%—50%；③缩小心肌梗死范围；④防治心衰；⑤减少北朝鲜感神经兴奋，减少儿茶酚释放；⑥防治室性异位心律。

（5）服用抑制炎症反应药物：流行病学研究显示：冠心病及其事件与病原微生物感染有关。幽门螺杆菌、肺炎衣原体和巨细胞病毒可使血管内皮损伤、发生急性炎症，促使斑块破裂。文献报道，阿霉素（Adriamycin）治疗后冠心病事件下降 4 倍，罗红霉素治疗 30 天后，冠心病事件下降 78%。

（6）服用肠溶性阿司匹林：防止血小板聚集，降低血黏度并消炎，可防止 60%—70%（平均 65%）血管闭塞不通。从而减少冠心病事件发生。

（7）服用降糖药物：对合并糖尿病患者，尽量减少粮食摄入量，必要时服用降糖药物。

（8）服用复方丹参滴丸：可改善心脑供血，防治血栓形成；有利于冠心病好转。与丽珠欣乐合并口服疗效更好。

（9）服用络活喜：络活喜不仅降压、预防与治疗心衰，而且还有助于消除冠心病事件发生。

（10）服用硝酸甘油：一旦有症状，马上舌下含化硝酸甘油片；入洗澡间洗澡时、乘飞机或火车、汽车出门旅行时，都要舌下含一片硝酸甘油片，以解除与防止冠脉痉挛，减少冠心病事件的发生。

第 2 节 脑血管病预防与康复

一、脑血管病的概述：

【问 10.17】何谓脑血管病？

脑血管病是指脑血管破裂出血或血栓形成之一类疾病。主要临床表现，为脑部出血性或缺血性损伤症状，又称脑血管意外或脑卒中，俗称为脑中风。该病常见于中年以上人群，严重急性发作者，可发生意识障碍和肢体瘫痪，是造成人类死亡和残疾主要疾病，也是高血压患者主要致死原因。

【问 10.18】何谓"过劳死"？

1."过劳死"是一种俗称，其直接死因，多是心血管病（冠心病、心瓣膜病、心肌病、主动脉瘤）和脑血管病等。

2. 人们所以称之为"过劳死"，就是指哪些超过工作、劳动强度，而导致不幸死亡者。多数"过劳死"者，对事业执着追求，高生活节奏，经常加班加点，很少有休息日，人们称为"工作狂"。他们因学习、工作，导致长期疲劳，体力"透支"，积劳成疾。由于患高血压、动脉硬化，心脑血管病等，得不到应有或及时医疗保健，而发生"过劳死"。

【问 10.19】"过劳死"与脑血管病有何联系？

"过劳死"发病过程，多数不像猝死那样骤然，是一种缓慢、渐进性发展过程。"过劳死"患者，多数是慢性病缠身，体力不支，心身一幅典型未老先衰模样。脑血管疾病多数是缓慢发病，患病也呈渐进性发展过程，因而人们将"过劳死"与脑血管病联系起来，但这些并非是必然联系。

二、脑血管病的康复预防

【问 10.20】脑血管病发生有哪些先兆症状？

脑血管病发生，有时十分急骤，其实它也有一个病理变化和形成过程。在脑血管病发病之前，首先出现脑部血液循环失调，患者可有各种感觉和症状，在医学上叫做前驱症状。这是脑血管病特有征兆，这是一种信号，"山雨欲来风满楼"，预示脑血管病即将发生，但又并非必然发生。约有70%脑血管病患者，在发病前或多或少、或隐或现，感到某些不适，只不过未引起重视而被忽略。这个时期，是做好一级康复预防最关键时期。那么，如何不失时机、正确识别脑血管病先兆症状呢？

1. 脑血管病先兆症状出现在发病前数分钟、数小时或数天、大多数在一周之内出现。

2. 突然一侧肢体出现一过性活动不灵或无力，有时出现肢体抽搐或跳动。手臂、腿部或半面脸上刺痛、麻木或软弱无力。

3. 一过性视物不清、甚至短暂失明，常持续几秒或几分钟。

4. 短暂说话吐字不清、流口涎或说话困难，好像嘴巴突然塞满棉花。

5. 不明原因头痛加重，由间隙性变为持续性。

6. 突然恶心、呕吐，有时伴有头晕、眼花、耳鸣、打呃不止。

7. 整日频繁打哈欠，困倦思睡，呼之能醒，有时表现为失眠。

8. 精神状态突然发生变化，性格一反常态，沉默寡言或多语急躁。

9. 出现短暂的判断或智力衰退等。

10. 全身无力，伴有出汗、心悸或胸闷不适。

【问10.21】怎样预防一过性脑缺血？

这是近年引人注目之新病种，是指老年人在神志清醒情况下，突然半身偏瘫或眩晕、说话困难、感觉异常、视物模糊等症状。

1. 临床表现

（1）一周之内可完全恢复。

（2）反复发作，一天数次或一月数次。

（3）发作涉及肢体部位，每次都相同。

一过性脑缺血，以前常被诊断为"美尼尔氏症"或"脑血管痉挛"，现认为颈动脉和椎动脉管壁上，如果积有硬化斑块，这些斑块有时会脱落，形成许多游离细粒子，被血液带入脑内，堵塞小动脉，就会产生各种症状。如颈动脉内斑块脱落，常表现为偏瘫、失语（知道某物而说不出名称）、偏盲、单眼失明、精神错乱及性格改变等。如果椎动脉壁上斑块脱落，表现为眩晕、眼球震颤、四周物体摇晃感、突然四肢无力、猝然倒地，患者在1—2分钟内自行爬起，意识始终清醒。发病原因除了动脉硬化斑块形成的微栓子外，血压波动、微循环障碍、心脏黏液瘤等都可引起。由于微栓子由胆固醇和血小板凝聚物组成，溶解速度较快，所以一过性脑缺血症状很快就能消失。一过性脑缺血经常发生在老年人中，1—2年内将有50%发生脑血栓形成。

2. 预防方法

（1）查明发病原因，有针对性采取预防措施。

（2）阿司匹林能抑制血小板凝集和黏附，故成为预防卒中推荐药物，服法每天50—100mg，可根据血液流变学指标来确定。

（3）发作时保持镇静，观察血压变化，送医院确定诊断，发作时一般无需治疗，或吸入O_2。或酌情应用潘生丁、血管扩张剂等，中药复方丹参片，不论在预防或治疗上均有疗效。

【问10.22】怎样预防脑血栓形成？

1. 临床表现

（1）脑血栓指在脑动脉病变基础上，形成脑动脉血栓。管腔狭窄或闭塞，结果引起脑缺血性损害，而出现偏瘫等神经症状。此病发生率，在国外上升为脑血管疾病的首位，比脑出血高 5—6 倍；而国内统计则不同，比脑出血发病少 1—3 倍。脑血栓形成发病高峰在 65 岁左右。起病原因为动脉粥样硬化、脑动脉炎、闭塞性脉管炎、糖尿病、贫血、外伤、癌症等。因血栓形成部位不同，临床表现亦不同，如血栓在大脑动脉形成，则表现为轻重不同"三偏"症状（偏瘫、偏盲、偏身感觉障碍），有时出现癫痫和运动性失语。如小脑后下动脉栓塞，可出现头痛、眩晕、吞咽障碍、声带麻痹、颜面部感觉障碍、步态不稳等。

（2）临床特点：①多见于老年人伴有动脉硬化症者。②起病缓慢，常在安静时发生。③意识清楚，偏瘫症状逐渐加重。④症状和体征恢复缓慢。

（3）预防方法：①积极预防动脉硬化发生。②防止血压急剧降低。高血压病人要控制使用降压药，防止血压过高过低。③进行血液流变学检查，如发现血黏度增加或凝固性增高，应及时给予药物治疗。

（4）脑血栓治疗：①血管扩张剂：环扁桃酯 0.1g—0.2g，tid；地巴唑 10mg—25mg，tid，潘生丁 25mg，tid。病情稳定者，可用罂粟碱 100mg，加入 5% 葡萄糖中静脉滴注。②脱水剂：有脑水肿者低分子右旋糖酐加地塞米松静脉滴注。③降低血液黏度：心功能不全不能使用低分子右旋糖酐者，用新型抗凝血药克栓酶（Defibrase）。④控制血压，维持在 160—170/90—95mmHg。⑤脑代谢促进剂：葡萄糖、维生素 B、C、细胞色素 C 等，在脑缺氧时有助于氧的利用。⑥恢复期治疗瘫痪和失语，可用物理疗法、针灸、高压氧治疗。

【问 10.23】怎样预防脑出血？

出血性脑血管病，即脑出血，多见于 50 岁以上高血压患者，是由于动脉管壁破裂，大量血液渗入脑实质而引起昏迷和瘫痪。造成出血原因，大多为高血压脑动脉硬化，少数患者为脑血管畸形，脑静脉出血或出血性疾病。

1.临床特点：因出血部位不同，而有不同表现。

（1）大脑出血常在几十分钟、到几小时内，由于体力活动或精神紧张等，突然发生头痛、胸中不适、一侧肢体麻木、呕吐倒地、语言不清、意识昏迷、鼾声大作、小便失禁，可有抽搐、双眼斜视、患侧瞳孔散大等。

（2）脑出血 24—48 小时内，昏睡不改善者，多预后不良。左侧病变比右侧病变严重。有高度意识障碍者，半数患者在发病后 3 个月内死亡。有人对出现昏睡、呼吸障碍、四肢麻痹、下肢病理反射阳性，这 4 个症状对预后影响做了一个统计，在 10 日内死亡率是：出现其中一个症状者为 85%，二个症状者为 90%，三个症状者为 95%，迅速昏迷者 72 小时内死亡。

(3) 桥脑出血约占脑出血 10%，患者诉面部剧痛，随即陷入昏睡，有明显呼吸障碍，瞳孔缩小呈针尖样，四肢瘫痪、抽搐，体温升高等。通常在 1—2 日内死亡，甚至在数十分钟或数小时内死亡。

2. 预防方法：①根据发病原因，预防血压波动，控制情绪，注意防寒，避免过度体力活动。②预防用药：路丁 C20mg tid、尼莫地平 20mg tid。③出现脑血管病预兆症状时，要及时检查和治疗。

10. 脑出血治疗：

(1) 大多采用保守疗法：①保护脑细胞（冰袋、冬眠药物）。②改善脑缺氧（给氧）。③止血。④控制血压。⑤消除脑水肿。⑥激素应用。⑦并发症防治。⑧手术消除血肿。

(2) 脑出血幸存者，常留有严重瘫痪和失语，年高者预后较差。恢复期应尽早作运动疗法、物理疗法、或作针灸、推拿。自主运动后，家庭人员配合患者做肌力锻炼。

三、脑血管病的治疗与康复

脑血管病治疗与康复，首先要加强护理工作，防止各种并发症。勤翻身，勤换洗，防止褥疮和肺部感染。还要注意加强营养，鼓励患者坚持肢体的功能锻炼，此有助于减轻和消除后遗症。

（一）脑血栓治疗与康复

【问 10.24】治疗脑血栓常用哪些药物？

常用药物有抗血小板聚集药物，如小剂量阿司匹林；脑保护药物，如尼莫地平；氧自由基清除剂，如维生素 E、维生素 C。

1. 血管扩张剂

(1) 环扁桃酯 0.1g—0.2g，tid。

(2) 地巴唑 10mg—25mg，tid。

(3) 潘生丁 25mg，tid。

2. 脱水剂

(1) 烟酸 200mg—300mg 或盐酸罂粟碱 60mg—90mg 加入 5% 葡萄糖 500 毫升，静脉滴注，每日 1 次，7—10 天为 1 疗程。

(2) 罂粟碱 100mg，加入 5% 葡萄糖中静脉滴注。

3. 抗血小板聚集剂：

(1) 阿司匹林 100mg，qd；

(2) 降低血液黏度：可用抗凝血药克栓酶（Defibrase）。

(3) 控制血压，维持在 160—170/90—95mmHg。

(4) 脑代谢促进剂：葡萄糖、维生素 B、C、细胞色素 c 等，在脑缺氧时有助于氧的利用。

【问 10.25】为何强调脑血栓早期康复？

1. 因为患脑血栓病后，3—6 个月内是康复的最佳时机；半年以后由于已发生肌肉萎缩、关节挛缩等，功能康复就较困难。所以强调患了脑血栓，要尽早，积极的开始康复治疗。

2. 早期借助康复治疗，可进行运动疗法（KT）、作业疗法（OT）、物理治疗（PT）。如神经功能电刺激（NFES）等。对于障碍和失语者，还可进行语言治疗（ST）。

3. 研究资料表明，头针、体针、刺络法，用于脑血栓的治疗，均取得一定的效果。脑血栓若能早期进行针刺治疗，并予以适当瘫痪肢体功能锻炼，效果会更好些。

（二）脑出血治疗与康复

【问 10.26】脑出血有哪些综合治疗措施？

多数脑出血，病情较为复杂，因此要采用综合治疗，主要方法有：

1. 保护脑细胞（冰袋、冬眠药物）。
2. 改善脑缺氧（给氧）。
3. 止血。
4. 控制血压。
5. 消除脑水肿。
6. 激素应用。
7. 并发症防治。
8. 手术消除血肿。

【问 10.27】脑出血要强调早期康复吗？

是的，脑出血幸存者，常留有严重瘫痪和失语，年迈者预后较差。恢复期应尽早作运动疗法，患者配合做自主运动。PT、OT、ST 或针灸、推拿等。

第3节 肿瘤预防与康复

一、肿瘤概述

【问 10.28】何谓肿瘤?

1. 肿瘤(tumor)是人体某些组织和器官,在内外致病因素作用下,产生一种生长规律不正常细胞形成之肿块,肿瘤有良性和恶性之分。恶性肿瘤人们习惯上称之为癌(cancer)。据世界卫生组织统计,全世界每年有近 600 万人诊断为癌症,有 400 多万人死于癌症,占死亡人数 10%。在我国癌症发病率约为 100/10 万人,每年发生新病例有 100 万人。癌症在疾病死亡原因中,由 20 世纪 50 年代第七位上升至第三位。因而,肿瘤被我们视为"三大疾病"之一。

2. 目前认为,肿瘤发生和发展是一个复杂、多阶段过程,实际是多种肿瘤相关基因表达失常,或多种肿瘤抑制基因失活所致。这类基因由于某种原因,发生突变、重排、缺失、扩增,而被异常激活或失活时,使正常细胞受控、增殖、分化或凋亡受到干扰,于是细胞无限增殖、分化受阻或寿命延长形成肿瘤。

3. 用显微镜观察细胞形态结构,若肿瘤细胞与来源组织细胞差异越大,则恶性循环程度越高,在病理诊断上称为"分化差"。分化差肿瘤细胞对人体无用。如肝癌细胞不能形成胆汁帮助消化,也不能执行解毒等多种肝功能;癌变白细胞没有抵抗细菌、病毒能力;癌变骨细胞不能形成骨组织。肿瘤细胞能消耗人体大量营养。除了淋巴细胞和血液肿瘤为非实体瘤之外,由于瘤细胞能无限分裂增殖、形成团块,产生占位性病变。病变在肠道者,可堵塞肠腔;在头颅者,会压迫脑组织;在肾脏者可致血尿、肾积水,影响肾功能等。肿瘤侵犯之处,常因营养不足,而发生溃烂、出血不止。瘤细胞从一个脏器,转移到全身多个脏器,使累积脏器功能失调。最后,因全身营养大量消耗,出现全身衰竭,骨瘦如柴,或因出血感染不能控制而危及生命。

【问 10.29】肿瘤发生有哪些原因?

1. 肿瘤发病原因:肿瘤发病原因颇多,可分为内因与外因两大类。内因包括:精神因素、内分泌因素、免疫因素、营养因素、疾病因素等;外因包括:物理因素、化学因素、生物因素等。

2. 肿瘤发病机制:内外因素作用于人体肿瘤基因→肿瘤基因被激活→诱发癌蛋白质→正常细胞失控→肿瘤。

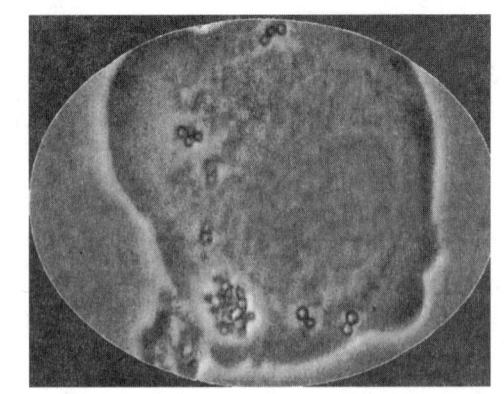

高倍显微镜下观察癌胞图像

【问 10.30】怎样早发现肿瘤,它有何"蛛丝马迹"?

1. 良性肿瘤特点:生长速度缓慢,可由几年到几十年不等,呈间断性生长或退化,很少出血和溃烂。肿块界限清楚,活动度大,没有转移现象。在显微镜下检查,良性肿瘤与来源组织相似。最终结果,除了生长在心、脑、垂体、肾上腺良性肿瘤会引起严重后果外,生长在其他部位良性肿瘤很少有致命性危险。但良性肿瘤仍有恶变危险,所以能切除良性肿瘤,还以手术切除为好。该肿瘤在手术切除后,一般不再复发。

2. 恶性肿瘤特点:恶性肿瘤与良性肿瘤相反,对生命威胁极大。为了预防恶性肿瘤发生,不管良性还是恶性,只要出现肿瘤早期信号,就得引起注意,及时做出早期诊断。肿瘤早期状态,虽然症状、体征不够典型,但总有一些"蛛丝马迹",依据如下表现,可早期发现肿瘤疾病:

(1)在唇、颊黏膜、阴茎、外阴等处,黏膜变粗糙、白斑、突起或溃疡出血。

(2)单侧头痛、复视、鼻出血、鼻涕中混有血丝。

(3)持续性声音嘶哑、久治不愈干咳、痰中带血。

(4)久治不愈溃疡、瘘管、老年性皮肤角化。

(5)胸骨后不适,进食时有灼痛、异物感,吞咽困难,并进行性加重。

(6)手足或颈部色素痣突然增大、颜色加深、发炎、脱毛、疼痛。

(7)身体任何部位出现肿块,逐渐增大。特别在颈部、乳房和腹部等处。

(8)久治不愈溃疡病,特别是面积较大胼胝型溃疡,其次为萎缩性胃炎、肥厚胃炎。

(9)中年以上妇女,出现不规则阴道流血,宫颈糜烂,大量白带。孕妇流产或葡萄胎,刮宫手术后阴道持续出血。

(10)不明原因,长期乏力,消化不良,食欲减退,出现消瘦和贫血加重等。

(11)原因不明,无痛性血尿,体重减轻。

(12) 持续性头痛, 不断加重。若伴有呕吐者, 更应及时作检查。
(13) 大便带血、变细、黏液增多, 排便困难, 交替腹泻。
(14) 颈部、腋窝、锁骨上淋巴结肿大。

【问 10.31】肿瘤有哪些早期诊断方法?

一旦发现肿瘤早期信号, 可采用综合诊断方法, 确定是否患有恶性肿瘤。早期诊断肿瘤方法:
(1) 详细询问病史、检查血常规、尿常规、大便常规等。
(2) 心电图、胸透、平片、造影、CT、MRI、TTM、量子共振检测、细胞成像检查(一滴血)等。
(3) 鼻咽镜、支气管镜、纤维胃镜、乙状结肠镜、直肠镜、膀胱镜等内窥镜检查。
(4) A 型超声波、B 型超声波检查。
(5) 同位素扫描。
(6) 琼脂扩散、对流电泳、放免测定、火箭电泳、癌胚抗原对肠癌诊断等免疫诊断。
(7) 痰液、活检、胸水检查、脱落细胞检查, 病理切片检查等。

二、肿瘤康复预防

【问 10.32】肿瘤康复预防意义何在?

1. 现代医学研究认为, 肿瘤可以预防。20 世纪 80 年代, 世界卫生组织谈到肿瘤防治时, 曾提出著名的 3 个 1/3: 即 1/3 肿瘤可以预防; 1/3 肿瘤可因早诊而治愈; 1/3 肿瘤可通过治疗延长生命, 改善生存质量。这是基于现有科学水平目标, 具有比较现实意义。

2. 现代研究表明: 1/3 肿瘤发生与吸烟有关, 1/3 肿瘤发生与膳食有关, 其余 1/3 肿瘤相关因素, 包括感染、职业暴露及环境污染等。真正符合孟德尔遗传规律者, 肿瘤仅占总体 1%—3%。有关报告认为, 积极开展预防, 至 2020 年将可减少 300 万癌症死亡。

【问 10.33】何谓肿瘤预防三个层次概念?

肿瘤预防三个层次概念:
1. 维护机体保持良好健康状态, 减少致癌性暴露或不受其害。目前主要是改变不良生活方式。
2. 对具有某种癌症背景性疾病、癌前状态, 要有针对性干预, 阻止其癌变进程, 也就是化学预防。

3. 对已发生癌前病变、早期癌症，但尚未浸润或转移，在早期发现后，要及时治疗，以获痊愈。

【问 10.34】肿瘤疾病预防三层次概念，有哪些具体措施和要求？

1. 改变不良生活习惯

改变不良生活习惯，保持健康生活方式，是目前节约卫生资源、有效预防癌症的方法。

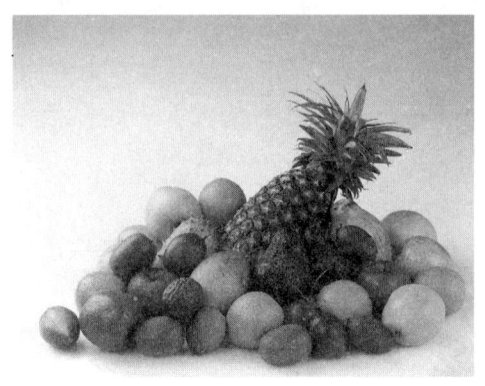

（1）大力戒烟：目前我国已是纸烟消费大国，呼吸道疾病、肺癌发病率正在急骤上升。吸烟又与多种癌症有关，由于吸烟的延迟效应，须经若干年才能收到戒烟效果。在美国大力禁烟后，成人吸烟率自 1971 年 37% 降至 1994 年 25%，23 年下降 12%。肺癌发病率在 12 年后，1983 年才开始缓慢下降。至 1995 年，历时 12 年，仅下降 9.10%；而死亡率，则延迟至禁烟后 20 年，于 1991 年才开始下降。至 1995 年下降了 6.70%。如果我国现在开始减少纸烟消费，肺癌死亡率将在 2020 年才会开始下降。为避免我国沦为肺癌大国，大力戒烟是一件利国利民的大事。

（2）合理膳食：①据相关文献报道：45% 的癌症与营养因素有关，这是由于膳食中摄入热量、脂肪过多，食物中某些营养成分不足，如嘌呤、食物纤维等。人们饮食离不开盐，但盐摄入量过大，不仅容易引起高血压、冠心病、中风、脑栓塞等疾病，而且因为体内钠、钾比例严重失调，还会诱发癌症。②据调查，只吃少量食盐者，是从来不患高血压等疾病的。同样，癌症发病率也相对明显比食盐多者低。食盐对人体危害，主要是"钠"在作怪，钠在人体不断积累，导致钾比例大幅下降。细胞学研究结果显示，人体正常细胞内，钾钠比例高达 10 倍，但随着年龄增加，身体中钾就很容易从细胞膜析出，从而使细胞内钠比例上升，癌细胞在这种情况下很容易繁殖。在实验研究中，专家们发现，有些癌细胞如果在其培养液中增加钾，癌细胞会突然变成正常细胞。③芬兰科学家证实：增加钾摄入量，能够减少癌症发病率，钾摄入量至少应该是钠之 2 倍。癌症患者饮料中，如果有大量钾，如蔬菜水果，便有助于恢复钾钠均衡状态。由于钾在抗癌防癌中有重要作用，膳食中除了减少钠的摄入之外，多食用一些含有钾元素食物，将大大降低患癌症概率，新鲜黄绿色蔬菜水果，如鲜枣、柑橘、柿子、杏子，以及猕猴桃、刺梨、沙棘、黑加仑等，都富含大量维生素和人体必须微量元素。柑橘和香蕉中钾元素含量最高，不妨经常食用。一般情况下，蔬菜水果食用量，每天最好保持在 300—500 克左右。在补钾同时，要尽量减少钠摄入量，每人每日保持在 5—10 克之间为宜。那些高盐食品，如腌肉、咸肉、咸鱼，以及过咸食品一定不要多吃。④结肠癌、乳腺癌发病与高脂肪饮食有关，食管癌等发病与营养不平衡、缺乏蛋白质及某些营养素有关。而盐分摄取过高，又可促使胃癌发病增加。我国幅员辽阔，经济发展不平衡，生活习惯也南北各异。因此，在大城市及沿海经济发达地区，应注意将脂肪摄入量，控制在总热量30%以下，并应注意增加食物中纤维素成分。多食黄豆制品、新鲜蔬菜。保持以谷物为主传统饮食习惯，减少盐摄入，将会有助于癌症控制。

2. 化学预防

（1）应用天然或合成化学物质，抑制或阻止逆转癌变过程，可以防止浸润发生。化学预防与化学治疗不同，前者主要对象是癌前疾病，或有潜在遗传患癌倾向者，使用药物必须绝对安全，用药期也较长；后者则以癌症患者为对象，以消除癌症、延缓进展为治疗目的，疗程相对较短，允许使用药物有某些可忍受毒副作用。

（2）目前预防癌症药物，全世界有50种以上，正处于临床试验阶段。预防效果肯定者有：①三苯氧胺预防乳腺癌。②维生素甲类预防口腔白斑、头颈部原发癌、肺癌。③阿司匹林预防结肠癌。

（3）随着分子遗传学、新筛查技术以及影像学等方面进展，不但从癌症流行学角度，而且也可借表型标记物（phemotypic markers）及遗传多态性（gngticpolymorphisms）等，确定高危个体。今后也有可能从环境致癌物，从进入人体致癌物代谢、癌启动、癌促进、DNA修复，以及癌前状态等几个关键环节，找到预警标志物（alarming markers），并建立简便监测方法，检查处于不同阶段高危个体，从而将有可能检出更多癌前疾病，或早期癌症患者，由于对癌症生物学研究取得进展，使我们有可能针对癌变过程中各个环节，选用天然或人工合成药物，施以靶向治疗，阻断或逆转其进程。

（4）从病因学角度讲，肿瘤是由环境因素、不良生活方式造成的，其确切致病因素及发病机理，正在逐步得到阐明。肿瘤可以预防，并通过适当措施，使肿瘤由常见病，逐渐变为少见病，已不是梦想。

三、肿瘤治疗若干问题

【问10.35】哪些肿瘤适应外科手术？

外科手术是治疗肿瘤重要方法之一，对局限性肿瘤有根治性疗效。如果在手术后，再配合其他治疗，可以提高手术效果。但外科手术，并非每个人或每种肿瘤都能施行。外科手术适应证：

1. 明确诊断实体瘤。
2. 患者情况良好，心、肺、肝、肾功能正常，或基本正常。辅助检查、化验指标异常程度，不影响手术效果。

3. 要在查明肿瘤类型和分期后，才能决定手术范围和手术种类，对于非局限性肿瘤，如白血病、全身淋巴肉瘤、全身重要器官功能不全，有发热、贫血，手术部位皮肤炎症，肿瘤已广泛转移等，应视为外科手术治疗禁忌证。

【问10.36】肿瘤常用哪些药物治疗？

目前在临床应用药物有60余种，应用病种亦较为广泛，作用机制在分子水平上已得到解释。其常用药物有：

1. 抗代谢药物：能抑制肿瘤细胞某种酶，干扰核酸合成，收到抗癌作用。如甲胺喋呤（MTX），氟尿嘧啶（5-FU，呋喃氟尿嘧啶（FTORAFUR），6-疏基嘌呤（6-MP），硫鸟嘌呤（6-TG），阿糖胞苷。

2. 干扰DNA合成药物：(细胞毒类药物)，如苯丙氨酸氮芥（PAM），环磷酰胺（CTX），噻替派（THIO TEPA），白消安（BUSULFAN），甲基苄肼（PCZ），更生霉素，丝裂霉素（MMC），博莱霉素（BLM）。

3. 干扰蛋白质合成药物：如门冬酰胺酶（L-ASP），长春碱（VLB），长春新碱（VCR）。

4. 嵌入DNA起干扰作用药物：如柔红霉素（DNR），阿霉素（ADM），光辉霉素（MTM），丙米胺（MeGAG）。

5. 影响激素平衡药物：如雄激素治疗乳腺癌，雌激素治疗前列腺癌，黄体素治疗子宫内膜癌，肾上腺皮质激素治疗淋巴瘤、淋巴细胞性白血病，甲状腺素用于甲状腺癌术后，抑制促甲状腺素分泌等。

6. 化疗效果评价：对淋巴系统肿瘤效果较好，能延长生存期，趋向根治方向发展，对其他系统肿瘤，疗效并不满意。抗肿瘤药物最大缺点，在杀伤肿瘤细胞同时，也杀死正常细胞，所以目前采用联合用药方法，减低毒性及寻找低毒性抗瘤新药，也正在设想能找一种使肿瘤细胞完全逆转为正常细胞的新药。

【问10.37】哪些肿瘤适用放疗治疗？

1. 放射治疗是一种对肿瘤具有根治效果疗法，它是利用放射线（X线或γ射线）发射出光子、粒子和中子，穿过皮肤和肌肉，直接照射到瘤体上，瘤体细胞中脱氧核糖核酸（DNA），分子间连接结构，很容易被射线破坏，照射能使细胞中两条DNA链，都受损伤或被射线切断，而失去修复能力。在照射引起DNA链断裂同时，还损伤了细胞代谢所必须酶系统。因瘤细胞代谢快，其所受射线影响较正常细胞大，所以在接受同样剂量照射时，瘤细胞会大量死亡，而正常细胞死亡相对较少。

2. 放射疗法优点，是应用范围广泛。缺点与化疗相同，在杀死肿瘤细胞同时，也杀死正常细胞。放疗对人体分裂繁殖旺盛之正常细胞，如造血器官骨髓，制造生殖细胞之睾丸和卵巢，有选择性杀伤作用，所以作放疗患者，要定期检查白细胞和血小板，以决定照射剂量和能否继续进行。对年轻患者，要注意避免射线影响生殖器官。

3. 放疗适应症：喉癌、鼻咽癌、食道癌、乳腺癌、宫颈癌、何杰金氏病，及手术后配合治疗等。一些分化较好肿瘤，对放射线不敏感，就不能作放射治疗。

【问 10.38】哪些肿瘤疾病适用热疗法？

热疗是继手术、放疗、化疗之后，第四种治疗肿瘤方法。分为全身热疗法和局部热疗法两种：

1. 全身热疗（WBH）是通过人为提高体温，运用热效应来杀死癌细胞，是一种治疗晚期癌症方法。其特点是：不仅使癌灶局部温度升高，而且还升高全身温度。

（1）加热治疗时通过破坏癌细胞膜和癌细胞核内 DNA、RNA，使蛋白质发生变性而发挥作用。肿瘤组织血管、微循环结构特点，以及肿瘤生理环境因素，构成高温治癌生物学基础。肿瘤实体组织缺少平滑肌和神经支配，缺乏对热调节能力，使肿瘤组织对热扩散率降低，温度极易升高，贮热时间长，处于乏氧状态。实验证实，细胞 PH 值越低（酸性），营养缺乏越严重，其热敏感性越高。

（2）在临床热疗中，常发现在大块肿瘤中心区域，由于处于低营养和低 PH 值状态，受热后容易死亡。而低 PH 值和营养缺乏，通常又是由于慢性乏氧造成的。慢性乏氧细胞对热疗敏感，但抗拒放射性，这是热疗和放疗联用原理。WBH 和化疗联合应用优势在于，加温破坏癌细胞膜稳定性，使膜通透性增加，有利于化学药物渗透和吸收，同时可减少或防止机体耐药性产生。

（3）体表加热法是通过体表，把外热源热量传入体内，从而导致全身加热。目前多数学者，倾向于用远红外辐射法诱导 WBH，因为这是一种可迅速升温之无创技术。将患者放入密闭远红外辐射舱内，通过红外线辐射使其全身温度升高，患者可安全接受治疗。

2. 局部热疗法

常用局部热疗法，有微波辐射加温、微波热凝固、射频加温、超声加温等，因限于篇幅，此不赘述。

【问 10.39】哪些肿瘤适用免疫治疗？

免疫治疗是通过调动机体内部免疫系统，达到抑制肿瘤生长或扩散为目的，它包括浆细胞。用提高免疫力、杀死肿瘤细胞方法，如注射卡介苗增强人体单核细胞吞噬功能；用处理过之肿瘤细胞给患者注射，增强免疫反应，以达到杀灭肿瘤细胞目的；亦可用动物免疫血清给患者注射，用被动免疫方法消灭肿瘤细胞。

目前研究证明，全身免疫系统能杀灭肿瘤细胞者，只有103—106个细胞，即只有米粒大小（100mg重）。所以，当X线诊断发现肿瘤在黄豆大小时，身体免疫系统已经无能为力，只能配合其他方法作综合治疗。

【问10.40】哪些肿瘤适用基因治疗？

1. 目前基因治疗使用最多是病毒载体。如：逆转录病毒、腺相关病毒和疱疹病毒。非病毒基因治疗方法包括：脂质体、无载体DNA（裸DNA）注射、蛋白DNA复合物（基因枪）、磷酸钙试剂、电启动子、细胞内微量注射DNA等。

2. 目前研究重点策略在于：

（1）增强对肿瘤免疫反应。

（2）修复细胞周期中，由肿瘤抑制基因丧失，或癌基因激活而造成细胞DNA损伤。

（3）自杀基因策略，基因标记研究，在基因治疗中，对正常组织保护措施等。只有解决这一系列问题，基因治疗才能真正用于临床，造福于肿瘤患者。

第 11 章 抗衰老药物研究进展

健康的最好药品是运动,
长寿的最好补药是好心情。

——宫鸿珠

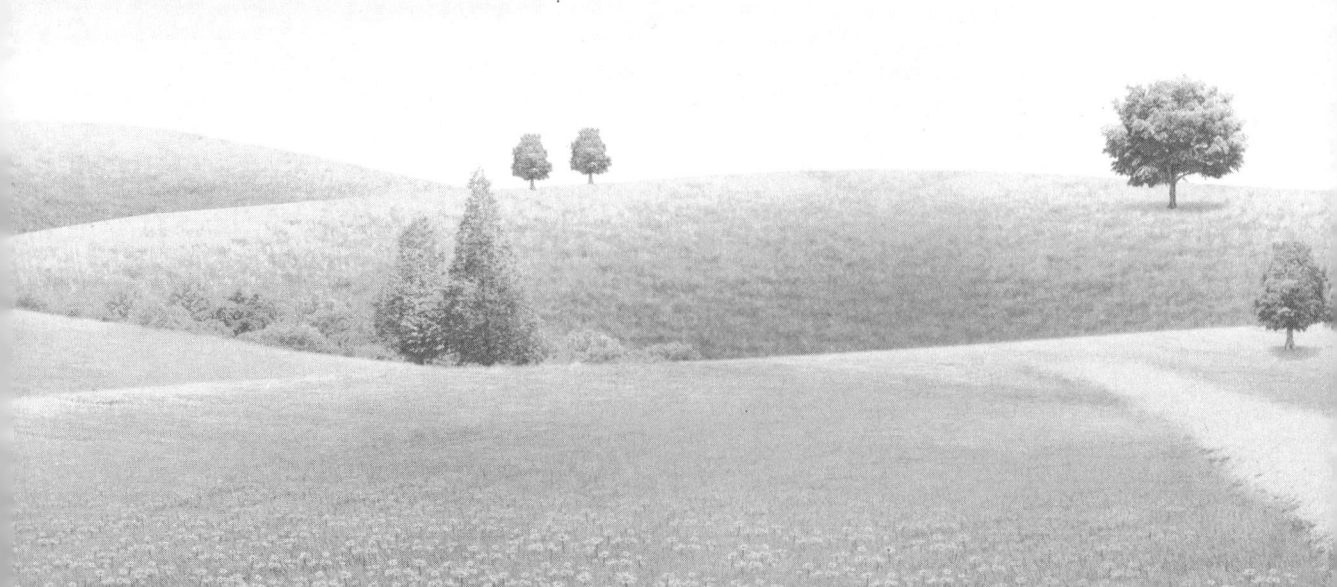

第1节 抗氧化剂研究

【问 11.1】维生素 E 抗衰老作用如何评价？

1. 维生素 E（Vitamine E）是一种公认抗氧化剂，具有清除自由基能力，可阻断高速运转自由基连锁反应，抑制多不饱和脂肪酸过氧化脂质形成。所以，在抑制生物膜中，多不饱和脂肪酸过氧化时，可减轻细胞膜结果损伤，维护细胞功能正常运行。维生素 E 抗衰老作用，主要是源于它对脂褐素生成影响。脂褐素是细胞中脂类多不饱和脂肪酸，在自由基作用下生成脂质过氧化物。在饮食中与硒结合，能防止膜及其他细胞结构，多价不饱和脂肪酸，免受自由基损伤。保护红细胞免于溶血，保护神经与肌肉免受自由基损伤，维持神经肌肉正常发育与功能。

2. 研究证明：在实验小鼠心肌细胞中，若以 2.5 月龄时脂褐素量为基准。那么，小鼠 18 个月时，脂褐素量增加到 2.5 倍；小鼠 28 个月时，脂褐素量增加到 7 倍。随着鼠龄增长，而脂褐素量增多。当食物中加入维生素 E 时（占食物重量 0.25%），则各个年龄组小鼠，心肌细胞中脂褐素却有所减少。如 2.5 月龄者，减少近 40%。以含维生素 E 食物喂养动物，证明可增加平均寿命，但不能提高最高寿命。但是，有研究证实，维生素 E 对提高老年免疫，则大有益处。

3. 《美国医学会杂志》报告，将 88 名 65 岁以上老年人分成 4 组，分别每天服用维生素 E 60 毫克、200 毫克、800 毫克及安慰剂。4 个月后，发现每天服用 200 毫克维生素 E 之老年人，T 细胞功能比服安慰剂组提高 65%，免疫系统对乙肝疫苗反应能力，提高 6 倍；每天服用 800 毫克者，与服用 200 毫克效果相同；而服用 60 毫克效果不佳。因而认为，仅靠每天从食物中获得维生素 E，不足以提高免疫能力，应在医生指导下加大用量。有人建议，将它与维生素 C 同时服用，可以增强治疗效果。

4. 有理由认为，维生素 E 具有多方面生理和药理作用，是典型生物抗氧化剂。维生素 E 能抑制磷脂酶 A2、脂氧酶活性，减少氧自由基生成，进而清除自由基，减少动脉粥样硬化发生，保护膜结构而减轻动脉内皮损伤。此外，维生素 E 还有抗血小板聚集作用。

5. 维生素 E 可作为动脉粥样硬化辅助治疗用药，一般无不良反应。大剂量应用时，可有胃肠功能紊乱，皮肤皲裂和肌无力等。

【问 11.2】维生素 C 抗衰老作用如何评价？

1. 维生素 C（Vitamine C）也具有较强抗氧化作用。但美中不足，它不太容易进入细胞内，且大剂量服用会导致细胞内 DNA 损伤。

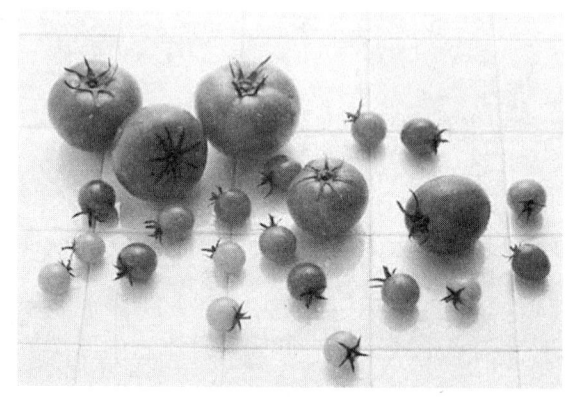

西红柿有新说

2. 日本一个研究小组，将磷酸基引入到维生素 C 分子中，并改变其部分结构，形成"维生素 C 前体"，后者容易进入细胞内，并释放出维生素 C；用人体细胞进行的实验表明，它可以使端粒缩短速度降低 27%，并增强端粒酶活性，使细胞寿命延长 50%，这符合发生衰老端粒学说理论。

3. 维生素 C 作为水溶性抗氧化剂，具有消除氧自由基的作用，通过提供一个电子给氧自由基，使之失活变为低活性脱氢维生素 C。它还可以提供一个电子给脱氢维生素 E，以保持维生素 E 在体内水平。白细胞中维生素 C 含量为血浆 150 倍，可减少中性粒细胞氧化，提高 TB 淋巴细胞繁殖能力。当维生素 C 缺乏时，细胞免疫功能明显降低。维生素 C 具有改善心肌缺血，促进伤口愈合等功能。

4. 研究资料表明：有些食品中含有"类黄酮"和西红柿红素，它们抗氧化和抗癌作用，还优于维生素 E 和 C。在具有紫黑茄皮色、西红柿色和黄褐色鲜果、蔬菜以及海带中，这两种物质都比较丰富。如：山楂、柿子、沙棘、草莓、芒果、茄子、西红柿、胡萝卜、猕猴桃、紫葡萄、洋葱和海带等。适当加大这些食品进食量，既较经济、又安全有效。

【问 11.3】β-胡萝卜素有何抗衰老作用？

1. β-胡萝卜素抗衰老作用，可能是因其分子结构中，含有较易被氧化双键，所具有抗氧化作用；实验研究证明：β-胡萝卜素对预防心血管疾病、老年白内障和癌症等疾病，以及提高机体免疫功能，均具有一定防治作用。

2. 1989 年世界卫生组织论证确认，β-胡萝卜素为最有希望之抗氧化剂。其防癌、抗癌、防衰老、防治白内障、抗辐射线对人体损伤等功效，得到多数与会者公认，并被收入美国药典（XXⅡ）版。还被誉为无毒食品添加剂。β-胡萝卜素对人体因吸烟、环境污染、新陈代谢等，产生致癌自由基分子有清除作用，对肿瘤发生有阻断和预防作用，并可提高机体免疫能力。

【问 11.4】维生素 D 有何抗衰老作用？

1. 维生素 D（Vitamine D）又称为骨化醇、钙化醇、Catciferol 等。本品为脂溶性维生素，经注射或口服后均可吸收。但经肠内吸收时，需要有胆汁参与。维生素 D 主要贮于肝中，给予 1 次足量后，可供机体数月之需。

2. 维生素 D 药理作用，可促进肠道内钙、磷吸收，调节钙磷代谢，维持血钙和磷平衡，从而可增强骨组织钙化。

3. 临床主要用于防治骨质疏松症、骨软化症、手足搐搦症、甲状旁腺功能减退症，以及老年骨折辅助治疗。长期大量应用可致血钙过高、厌食、呕吐、腹泻、软组织异常钙化等。

第 2 节　延缓脑衰老药物研究

1. 脑活素

【问 11.5】何谓脑活素？主要作用是什么？

脑活素（Ccrebrolysin）又称脑蛋白水解物（Brain Protein Hydrolysate）等，脑活素是用生物技术标准化，酶降解纯化猪脑蛋白制成一种肽制剂，为脑蛋白水解提取游离氨基酸。脑活素药理作用，可透过血脑屏障，直接进入脑神经细胞中，从而改善脑内能量代谢；可启动腺苷酸环化酶，催化其他激素系统，具有改善学习、提高记忆功能及应变反应能力等。实验表明：脑活素能有效保护中枢神经系统，免受有毒物质侵害，加快大鼠大脑成熟；在成鼠迷路试验时，识别能力增强。且大鼠体内葡萄糖，在血脑屏障转运速度显著加快。

【问 11.6】脑活素能治疗哪些老年疾病？

1. 临床研究证明，脑活素能改善记忆、认知能力，可以加速中风和颅脑损伤恢复，具有明显延缓衰老作用。临床主要用于注意力减退，认知能力降低，记忆障碍等，器质性脑性综合征。脑活素还用于：老年性痴呆，血管性痴呆、混合型痴呆；脑卒中、颅脑手术后脑功能障碍，脑挫伤或脑震荡后遗症；脑血管代偿功能障碍，神经衰弱及衰竭症状等。

脑活素每毫升溶液中，含有215.2 mg 浓缩脑活素（猪脑提取的肽制剂）。规格：5 mL、10 mL；5mL—20 mL 加入生理盐水或葡萄糖液 250 mL 中，缓慢静脉滴注（滴注速度为30滴/min），以10—15天为1个疗程。对脑发育不全儿童，1mL—2mL/次，肌注。20—30天为1个疗程。

2. 都可喜

【问 11.7】何谓都可喜？主要作用是什么？

都可喜主要成分：每片含阿米三嗪（Almitrine）30mg，萝巴新（Raubasine）10mg。可提升动脉血氧浓度，增加肺部血液带氧量，保证大脑组织持续性供氧，改善大脑慢性缺氧状态。在动物实验中，服药后大脑皮层组织氧压力升高，脑组织氧利用率增加，可将脑细胞代谢改变为有氧途径，同时增加脑细胞能量潜势。

【问 11.8】都可喜能治疗哪些老年疾病？

都可喜主要用于亚急性及慢性大脑血管功能不全，如记忆力丧失、智力减退、注意力下降、血管性视网膜及内耳功能紊乱等。局部缺血症状如视觉、听觉和前庭功能紊乱。脑血管意外后功能康复。制剂：每片含烯丙哌三嗪 30 mg、阿吗碱 10 mg。用法及用量：一日 2 次，每次 1/2 片；体重少于 50kg 者，1 片/日。

3. 脑通

【问 11.9】何谓脑通？主要作用是什么？

脑通又称为 Farmitalia，尼麦角林等。脑通是一种周围血管扩张剂，具有 α 受体阻滞作用，及促进脑部新陈代谢作用。主要药理作用：(1) 可减少脑血管阻力，增加动脉血流量和脑动脉血氧浓度及葡萄糖水平。(2) 可减少肺血管阻力。(3) 可增加肢体血流量，特别是对由于功能性血管病变，引起血液灌注不足效果显著。临床试验显示，脑通可有效改善大脑循环系统，改善肢体血流量不足症状。

【问 11.10】脑通能治疗哪些老年疾病？

脑通临床主要用于急性或慢性脑血管障碍，或脑血管代谢功能不良。如：(1) 脑动脉硬化症、脑中风、脑血栓形成、脑栓塞、暂时性脑供血不足等；(2) 急性或慢性周围循环障碍。如：肢体血管闭塞性疾病、雷诺综合征，其他末梢循环不良症状；(3) 慢性脑部功能不足症候群。如：头痛、耳鸣、眩晕、疲倦、忧郁、失眠、视觉障碍、感觉迟钝、注意力不集中、记忆力衰退等症状。制剂：糖衣片，每片含尼麦角林 10 mg；针剂，每支含尼麦角林 4 mg。用法：口服，每次 5mg—10 mg，每天 3 次，长期定时服用，两餐间服用吸收更佳。肌肉注射，每次 2mg—4 mg，每天 2 次。静脉滴注，每次 48 mg，溶于 100 ml 生理盐水，或葡萄糖液缓慢滴注，可由医师指定每日用药次数。动脉注射，每次 4 mg，溶于 10 ml 生理盐水中，2 分钟内注完。

4. 维尔康

【问 11.11】何谓维尔康？主要作用是什么？

为维生素 E、维生素 C、人参、黄芪、灵芝等组成，为一种抗衰老复方制剂，具有抗衰老作用。

【问 11.12】维尔康能治疗哪些老年疾病？

临床主要用于老年性大脑功能衰退、老年皮肤色素斑，以及妇女更年期综合征等。也可用于甲状腺素功能低下、慢性肝炎、哮喘等。胶囊，每粒含维生素 E 50mg，维生素 C50mg。用法：每次 2 粒，每日 2 次，可长期服用。

5. 防老丸

【问 11.13】何谓防老丸？主要作用是什么？

防老丸为抗衰老复方制剂，药理作用机制较为复杂。制剂包括：人参浸膏、亚麻酸、亚油酸、维生素类（A、B_1、B_2、B_6、B_{12}、C、D、E、H）；矿物质（钙、钾、镁、铁、铜、锰、锌）等，再加辅料，共有 28 种成分。

【问 11.14】防老丸能治疗哪些老年疾病？

临床上多用于补充维生素、矿物质、微量元素，具有预防衰老、恢复机体细胞活力。还用于老年病先兆症状、动脉硬化、疾病恢复期，食欲不振、缺乏维生素，以及各种老年人常见疾病等。

【问 11.15】防老丸怎样服用，应注意些什么？

防老丸用法：开始 2 周内，每天早晚于饭后，各服 1 丸。第 3 周起，每天服 1 丸。服用时要注意，先用热水在口内软化，然后再服下。防老丸如为胶囊，可把胶囊药粉，放入牛奶或咖啡内饮服。

6. 脑复康

【问 11.16】何谓脑复康？主要作用是什么？

脑复康又称吡拉西坦（Piracetam）。本品为 7—氨基丁酸衍生物，能促进大脑对磷脂和氨基酸利用，增加脑血流量，从而可改善大脑缺氧状态。

【问 11.17】脑复康能治疗哪些老年疾病？

脑复康临床主要用于：脑动脉硬化、脑血管意外、记忆和思维障碍。亦可用于老年退行性病变，脑功能不全综合征。如：反应迟钝、意识障碍、眩晕等。制剂有：片剂 0.4g /片；胶囊剂 0.2g/ 粒；口服液 0.4g /10mL、0.8g /10 mL；注射液 1g /5mL、4g /20mL。用法：口服 08g—1.6g / 次，3 次 / 日；肌注 1g / 次，2—3 次 / 日；滴注 4g—8g / 次，加 5% 葡萄糖注射液静脉，1 次 / 日。

第 3 节　激素类药物研究

目前在市场上，以药品或保健食品出售者，激素类抗衰老药物不少，例如褪黑激素、生长激素、去氢表雄酮（DHEA）、性腺制剂和肾上腺皮质激素等。

1. 褪黑激素

【问 11.18】何谓褪黑激素？它有哪些作用？

褪黑激素（Melatonin），是一种脑内松果体分泌激素，其主要作用是调节人体昼夜节律。此外褪黑激素，还对体内其他内分泌腺有调节作用。近年来研究发现，它有如下作用：

（1）清除自由基的作用：褪黑激素能透过生理屏障，到达身体各个脏器，特别是脑，并能深入到细胞内，直达细胞核，它清除自由基能力，非其他抗氧化剂所能比拟。

（2）增强免疫功能作用：对产生 T 细胞胸腺有促进作用，从而使体内 T 细胞增多。T 细胞是细胞免疫主要角色。临床和动物实验证明：癌症患者血液中，褪黑激素水平降低，服用褪黑激素后，有增强抗癌药效作用，并能延长患者生命。

（3）抗衰老作用：①将年轻动物松果体，移植到衰老动物体内，可使之年轻；反之，将衰老动物松果体，移植给年轻动物体内，能加速其衰老乃至死亡。但是，移植松果体所显示效果，不等于是褪黑激素作用，因为除了褪黑激素外，松果体还能合成和分泌其他十几种生物活性物质。在正常情况下，褪黑激素除了调节昼夜节律外，还对其他内分泌腺有调节作用。因此，褪黑激素对人体长远影响，还有待进一步观察。至少在目前还不宜长期服用。②松果体作为一个内分泌器官，它对褪黑激素分泌，取决外周对褪黑激素需求，需求多就分泌多，需求少就分泌少。如果体内本来已有足够褪黑激素，又盲目引进外来"产品"，势必使褪黑激素过量。这种情况，褪黑激素会及时通报松果体。松果体生产褪黑激素功能，就要降低或消失，松果体本身也就会因此而萎缩，这叫做"用进废退"。其结果是：本来目的是为抗衰老，但其结果却加速松果体衰退，对机体带来一定程度不良影响。更何况有报导表明，褪黑激素有肿瘤刺激作用，这就很值得我们提高警惕。在国内，冠以不同商品名褪黑激素制品，多以"保健食品"名义销售。在这里有必要提醒消费者，把褪黑激素当食品吃用，是一种盲目冒险行为，不可取。

2. 生长激素

【问11.19】何谓生长激素？它有哪些作用？

生长激素（Growth Hormone）即垂体激素，是由垂体分泌或释放出来之激素，为191个氨基酸组成单链多肽。生长激素不必通过靶腺体，而直接发挥作用：

（1）促进骨骼生长，蛋白质合成，减少蛋白质分解，因而使肌肉发达。

（2）加速脂肪分解，减少糖消耗和增加机体对重要无机元素摄取利用，有利于促进机体生长、修复等功能。

（3）生长激素是机体生长关键因素。幼年时期，生长激素分泌过少，会导致侏儒症；而生长激素分泌过多，会造成巨人症。

（4）生长激素在临床上，既用于生长激素缺乏性侏儒症，又用于60岁以上老年人抗衰老。过量应用可诱发充血性心力衰竭，以及加重骨质疏松、糖尿病、男性性功能障碍等。

3. 去氢表雄酮

【问11.20】去氢表雄酮轰动一时，其抗衰老作用如何评价？

（1）去氢表雄酮（Dehydroepiandrosterone；DHEA）它是睾酮代谢物之一，曾是轰动一时"抗衰老药"。1988年美国一项研究表明，DHEA有减少中年男子患心血管病的作用；后又有人经过临床观察，发现它对大多数患者有改善睡眠、情绪和承受生活压力能力作用。

（2）在1995年6月，美国纽约科学院举办"DHEA与衰老"研讨会上，大多数与会者认为：DHEA有抗癌和延年益寿作用。此结论经过各方面炒作，曾经形成一股抢购

DHEA 产品浪潮。但是，DHEA 研究和发现者，对此却持十分谨慎态度，他认为 DHEA 可以提高生活质量，缓解因衰老而产生疲劳和虚弱等，但并不会延长人类寿命。

（3）事实上人之衰老，是由多种因素引起的，仅靠一种药物不可能达到抗衰老目的。更何况，最近有人报告，如不受重大疾病影响，人体在老化过程中，DHEA 合成和代谢调节，并没有明显变化。德国科学家，通过对 77 名 59—81 岁男性进行对比研究发现，DHEA 对人体心血管系统状态并无改善。显然，对 DHEA 抗衰老作用评价，至今尚无定论。

（4）去氢表雄酮临床主要用于老年人抗衰防老。禁忌大剂量（几克/日）和长期应用，以免转化为雄性激素，引起严重不良反应。用于替代疗法：口服，<50 mg/日，以 6 个月为 1 个疗程。

第 4 节　核酸制剂抗衰老研究

【问 11.21】何谓核酸？

1. 根据化学组成不同，核酸可分为核糖核酸（简称 RNA）和脱氧核糖核酸，（简称 DNA）两大类。

2. DNA 功能是储存、复制和传递遗传信息主要物质基础；RNA 在蛋白质合成过程中，起着极其重要作用。其中转移核糖核酸（简称 tRNA）起着携带和转移活化氨基酸作用；信使核糖核酸（简称 mRNA）作用是合成蛋白质模板；核糖体核糖核酸（简称 rRNA）是细胞合成蛋白质主要场所。

3. 核酸不仅是基本遗传物质，而且在蛋白质生物合成上，也占有很重要地位。因而，在生长、遗传、变异等一系列重大生命现象中，均起决定性作用。

【问 11.22】核酸制剂在抗衰老作用方面有何进展？

国外有人试验：给动物注射核酸混合制剂（DNA 和 RNA），能明显地提高动物最高寿命。国外有人报告：观察数千人注射核酸制剂效果，发现可使人皮肤显得年轻，增强体力；对冠心病、糖尿病和高脂血症等症状，也有一定程度改善。我国学者进行实验表明，核酸制剂能明显增加老年人抗氧化能力，降低过氧化脂质含量。

第5节 微量元素抗衰老研究

【问11.23】何谓微量元素?

何谓微量元素?微量元素是指那些体内含量不足体重万分之一者,它们都依赖于从外界摄入,维持体内正常含量,体内不能合成这些微量元素。被专家公认者,人体必需微量元素有14种:铁(Fe)、碘(I)、锌(Zn)、铜(Cu)、锰(Mn)、硒(Se)、铬(Cr)、钼(Mo)、钴(Co)、氟(F)、锶(Sr)、锡(Sn)、镍(Ni)、钒(v)。在正常情况下,这些微量元素通过机体吸收、代谢、储存、排泄等功能,均能维持在一个正常水平。

【问11.24】微量元素有哪些抗衰老作用?

1. 微量元素量虽微,但对人体具有极其重要生理功能,广泛涉及到人体生长发育、新陈代谢、神经活动、免疫功能、酶及内分泌活性等几乎所有生命活动过程,一旦在体内缺少这些微量元素,或在体内过量聚集微量元素,或者在它们之间比例失调,都将引起严重后果。

2. 人体内约有1000种酶,其中70%以上为金属酶,一些微量元素或活性基因,就是某些酶组成的。一旦微量元素摄入不足,这些酶之活性就会下降,而出现严重病理变化。以往,人们多注意微量元素摄入不足,而忽视微量元素之间比例失调。但在实际上,微量元素对机体功能影响,正是各种适量微量元素综合作用之结果。

3. 人到老年以后,由于摄入、代谢,以及排泄等功能紊乱,微量元素正常含量、比例,都易于发生对机体有害性影响,从而引起一系列衰老表现。例如 Zn、Mn、Se 和 Cr 等,可以从基因表达水平,影响谷胱甘肽过氧化物酶(GSH-pk)、高密度脂蛋白胆固醇(HDL-C),以及 SOD 和 IgA 等含量水平。当这些物质含量低于正常水平时,可从多种途径引起衰老。

4. 研究证明,Zn、Mn、Se、Cr、Co、Ge(锗)、等对脂质代谢,Cr、Mn、Ni 等对糖类代谢,Zn、Se 等对蛋白质代谢,都具有重要作用,一旦这些元素缺乏,三大代谢将出现障碍，许多生理功能将随之出现紊乱，几乎所有衰老症状、体征，都可随之发生。

5. 在所有微量元素中，以 Zn、Mn、Se、Cu 等较为重要，它们与保护生物膜、提高人体免疫功能、清除自由基、维护正常代谢、调节血脂代谢、防止动脉硬化，以及维护脑细胞能量代谢，改善脑细胞功能等，对健康长寿延缓衰老，具有颇为重要作用。

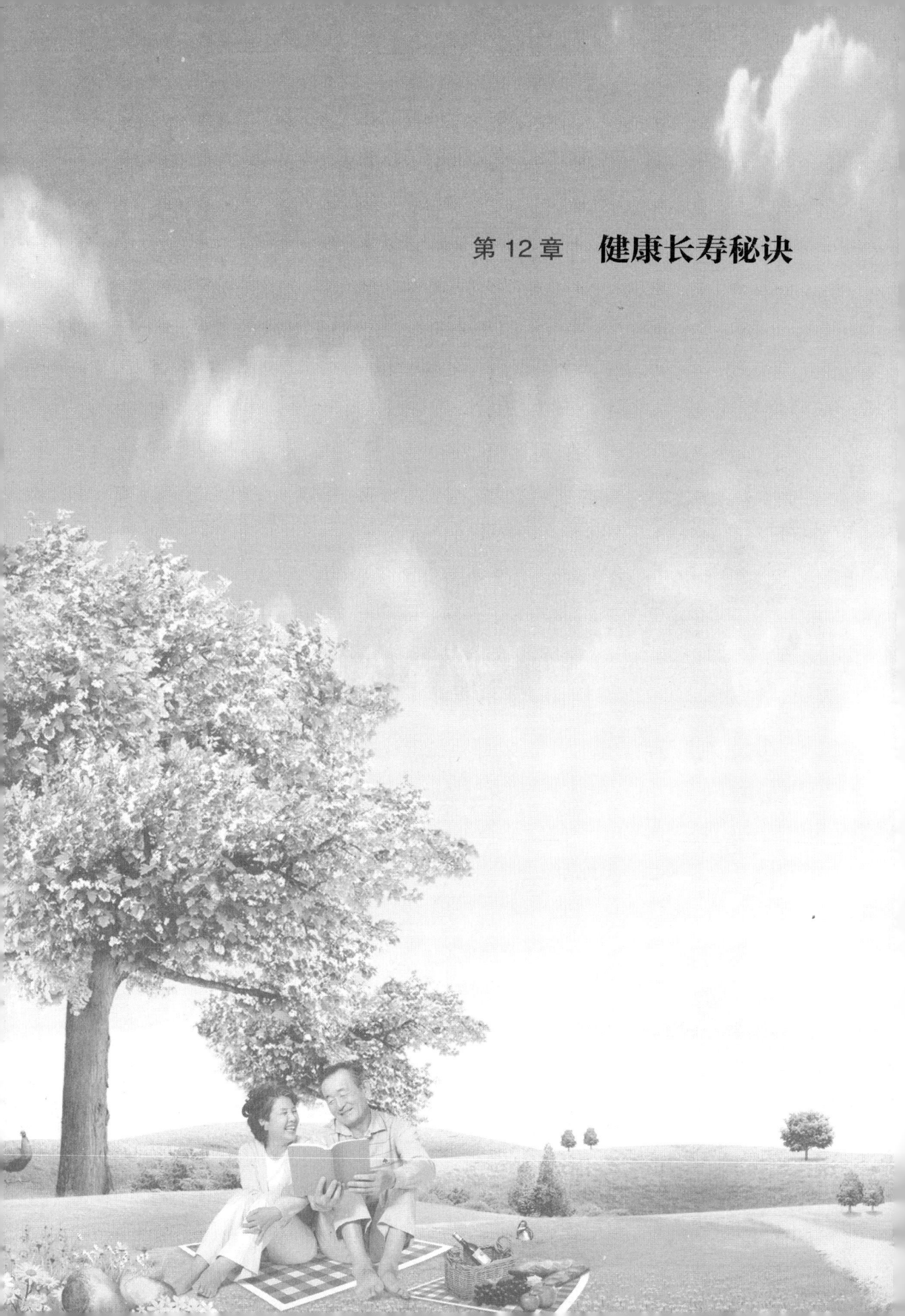

第12章　健康长寿秘诀

忘记年龄,保持心态永远年轻;
锻炼身体,增强体质,积极防治疾病;
身体健康、充满活力,愉快度过每一天。

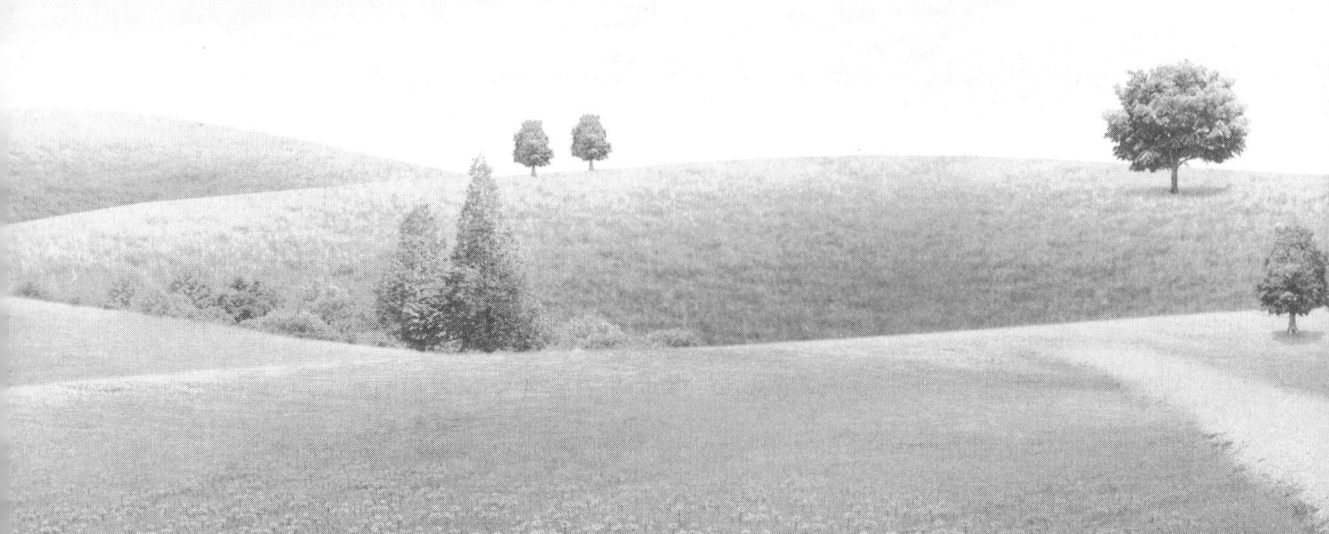

第12章 健康长寿秘诀

【问 12.1】何谓秘诀?

1. 秘诀是指一般多数人不知,只有少数人用此要诀,而达到捷径、高效处理事务之方法。即有"一技在手,事半功倍"之妙。

2. 凡是事务,都有自己运动规律,或称"游戏"规则。认识事务、驾驭事务内在规律,按照事务运动规律办事,去处理各种问题,这就是人们说之秘诀。

【问 12.2】何谓健康长寿秘诀?

1. 何谓健康长寿秘诀?健康长寿是一个复杂、系列工程,它包括心理、运动、饮食、睡眠、遗传、生活方式、生活环境等等。因此,健康长寿秘诀,既不是一个简单方法,也不是一种"灵丹妙药",而是多因素、多层面、多种方式组合而成之一个巨大复杂工程。欲求快乐百岁,就要坚持不懈追求,只有终生执着追求,才能创造奇迹,达到常人所达不到之人生境地。

2. 本章内容,既博采众家之长,又有编者之悟,仅借此机会,抛砖引玉,供中老年朋友研究参考。

健康长寿秘诀之一:健康长寿"三字经"。

【问 12.3】何谓健康长寿"三字经"?

为了便于记忆,将健康长寿秘诀,编写成60字"三字经"。即:

> 心情好,勤动脑;
> 调营养,八成饱;
> 多果疏,盐糖少;
> 粗杂粮,营养好;
> 高蛋白,不可少;
> 善运动,勿过劳;
> 深呼吸,多游郊;
> 形体健,腿脚好;
> 广交友,多爱好;
> 讲科学,人不老。

【问 12.4】怎样解读健康长寿"三字经"?

1. 心情好:心情好是健康长寿秘诀之一。何谓心情好?就是保持乐观心态。健康最重要的，就是要有一个好心情，或称好心态。

有资料称：心态乐观者，英年早逝几率，比悲观者低 50%。还有研究发现乐观者，血压普遍比悲观者低。我们这样理解：

好心情，千金难买。

好心情，人生最难得。

好心情，完全靠自己精心营造，不会"天上掉馅饼"。

好心情，要学会享有"快乐每一天"。

如何做到笑口常开，请参见第 7 章第 2 节讲究健康生活方式。

2. 勤动脑：勤于思考是健康长寿秘诀之二。

（1）人与其他动物不同之处，即在于人类有一个聪明大脑。现代人大脑比非洲发现南方古猿大脑大三倍。在历史长河中，人类形体也在不断增长变化，但唯有大脑增长最快，正是因为有了大脑这种增长，才使我们人类变得更聪明、更智慧。

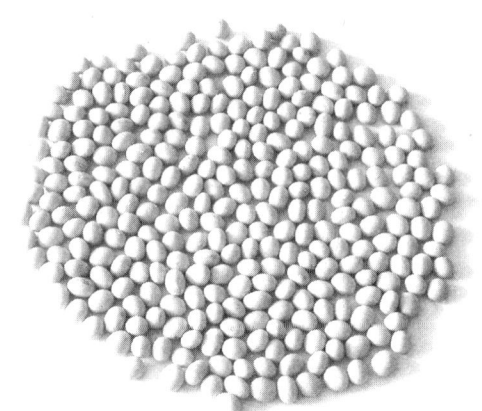

（2）勤于思考，延缓衰老。过去有人认为，脑细胞生长发育，在青少年已经完成，此后细胞只有衰老死亡，不会再有生长可能。因此，认为老年用脑只能维护原有脑功能之说法。但近年来研究证明，人的一生，各个年龄段，脑细胞均可生长发育，即使老年人也不例外。大脑衰老速度，主要有两个因素决定：一是神经细胞死亡，降低大脑功能；二是神经细胞再生长发育，增强大脑功能。老年人勤用脑，在一定程度上，可补偿因神经细胞死亡，造成大脑功能损害，从而有效延缓脑衰老。

（3）有人研究：将 73 位平均年龄在 81 岁以上老人分为 3 组，即勤于思考组、思维迟钝组和受人监视组，进行追踪观察 3 年。结果：勤于思考组血压、记忆力和寿命，都达到最佳指标。在 3 年之后，勤于思考组老人均健在，而思维迟钝组死亡 12.5%，受人监视组死亡 37.5%。

（4）日本科学家对 200 名 20—70 岁的人，进行实验观察：长期从事脑力劳动者，60 岁还思维敏捷；而不愿动脑者，年龄仅 30 岁，脑细胞功能 即开始急剧下降。

（5）有人对 16 世纪以后，欧美出现 400 名杰出人物，进行寿命研究：寿命最长者，是那些大量用脑的科学家、发明家，平均寿命均在 79 岁以上。如瓦特 83 岁，巴甫洛夫 79 岁，罗素 98 岁。1940 年后去世之诺贝尔奖金获得者中，80 岁以上有 33 人，其中 90 岁以上有 6 人。

3. 调营养

第 3 章 讲究健康生活方式，第 10 章 健康长寿秘诀，都讲述"吃什么、怎么吃"相关

问题。"吃",大有学问,很有讲究。重要者是记住三点:

(1) 粗细粮搭配,以素食为主。要讲究食物来源多样化,一日三餐,不偏食,不暴饮暴食。

(2) 常吃大豆食品。黄豆含有维生素A、B和少量C,是卵磷脂重要来源,蛋白质含量超过牛奶11倍,超过鸡蛋3倍,黄豆中含有卵磷脂、脑磷脂,是人体神经系统、腺系统、组织器官不可缺少之重要物质。卵磷脂可控制胆固醇,减轻动脉硬化。

(3) 适量服用维生素。适量服用维生素C、E。服用维生素E者,人体细胞保持活性时间,比正常延长一倍半。维生素E是国内外公认抗衰老药,只要每天坚持服用,即可收到意想不到效果。

4. 八成饱

近代研究表明:少食,使机体处于半饥饿状态,有利于发挥机体调节机能。美国癌症协会一项调查,在注意保证营养条件下,每餐吃八成饱,即接近半饥饿状态,有益健康长寿。美国康奈尔大学也在一项研究中发现,每天限制热量摄入,可以有效延长寿命,降低疾病发生危险,这种结论得到大多数学者认同。

5. 多果疏

要常吃水果、蔬菜。人体健康有赖于酶,常吃水果、蔬菜,特别是热带水果,是酶之主要来源。如柑橘、香蕉、木瓜、芒果、菠萝等。这些食物均富含抗氧化剂,能清除人体过多自由基,具有预防动脉硬化、老年痴呆、抗癌、抗衰老作用。

6. 糖盐少

(1) 糖是疾病温床,是"甜蜜杀手"。长期大量吃甜食,易导致糖尿病、肥胖、骨折,还会引起免疫功能下降。世界卫生组织曾指出:长期嗜高糖食物者,其寿命比正常饮食者,平均缩短10—20年。

(2) 研究资料证实:①高盐饮食有升高血压作用。②高盐饮食促进动脉粥样硬化。③高盐可破坏胃黏膜,诱发胃癌。④多吃盐者易患感冒。因为高浓度食盐能抑制呼吸道细胞,抑制其抗病能力。⑤多吃盐加快骨钙丢失:易患骨质疏松症。同时还可减少唾液,使口腔内溶菌酶减少,增加病毒和病菌在上呼吸道感染机会。

(3) 中国营养学会建议,成年人每日食盐摄入量,应低于10克。世界卫生组织建议更低,每人每日3至5克。

7. 粗杂粮

人们常说,"人是吃五谷杂粮长大的"。五谷是指稻、黍、稷、麦、豆,是五种粮食作物总称,常用来泛指粮食。而杂粮则指大米、白面以外粮食,统称为粗粮。二者合起来称"五谷杂粮",泛指一切粮食。

8. 营养好

粗杂粮营养好。参见第 12 章抗衰老 6 种最佳谷物。

9. 高蛋白

高蛋白是指食物蛋白质含量高低，蛋白质大约占人体重量 16.3%，如果超出就被称为高蛋白。凡肉、禽、鱼、海产等动物类食物，都是高蛋白食物。但含脂肪、胆固醇较高食物，不能多吃，否则会引起高血脂，高血压、动脉粥样硬化等疾病。

10. 不可少

人体健康，必须有均衡营养保证，蛋白质、脂肪、碳水化合物、维生素、各种矿物质等，一样也不能少。营养要适度、均衡，缺乏或过剩，都会引发各种疾病。

11. 深呼吸

一切疾病根源于缺氧症，在清洁、幽静、空气新鲜环境中，练习深呼吸，强化呼吸功能训练，是改善慢性缺氧状态，增强身体健康，预防各种疾病重要方法。

12. 多游郊

到野外去，到森林去，到海滨去，空气清新，心旷神怡，氧气和负离子浓度高，对身心健康大有好处，不可不去，还应多去。

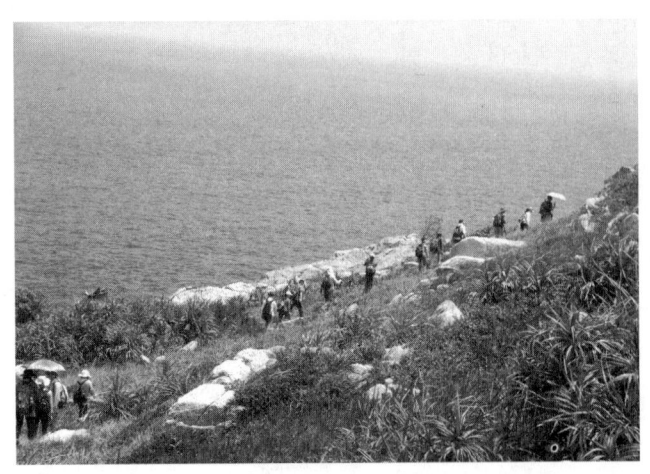

13. 善运动

"生命在于运动"，不论年长年幼，体质强弱，欲求健康就应适度运动。无论你 90 岁，还是 19 岁，从现在开始，"亡羊补牢，犹未为晚"，通过锻炼挽回健康。运动方法除了步行、慢跑、太极拳等有氧运动之外，我们提倡一种深呼吸运动操，呼吸与肢体锻炼结合，方法参见第 8 章，强化呼吸功能训练。

14. 勿过劳

在第 7 章"讲究健康生活方式"一节中，我们讲过："天之万里，一动一静。"动与静，劳与逸，紧张与松弛，既矛盾，又统一。协调有方，处理得当，方能延年。有劳有逸，劳逸适度，适度有益，过则有害。

15. 形体健

即指体重适中，不超标，有个好身材。欲有一个健康好身材，除了合理饮食之外，还要结合自身健康条件，牢记做到三点：有氧运动、灵活柔性运动、长年坚持呼吸运动训练。

16. 腿脚好

"形体健，腿脚好"是有连带关系，只有形体健，才能腿脚好。走路挺胸昂首，步态协调，行动灵活，健步如飞，没有老态龙钟之象，这才叫腿脚好。

17. 广交友

社会是一个群体，有各种各样人集聚在一起，多交朋友对自己有好处。俗话说："多个朋友多条路。"朋友多，可以改善你性格，变得更开朗；朋友多，可以帮你分忧愁。当然，不可忘记，交朋友还要注意人品，多交对健康有益、对品德修养有益、对他人和社会有益朋友。

18. 多爱好

业余爱好是一种快乐、一种享受。人生最大快乐，莫过于所欲称心。在这里，你不会感到知音难觅，这里全是你同道中人。意气相投，共同分享苦与乐，简直是难得享受。从事业余爱好，如各种运动、写作、摄影、插花、设计、画画等等，都可以提高自己，启发思维，开拓视野，增长见识，从而充实提高自己。

19. 讲科学

生活是一门科学，生活是一门艺术。心理讲科学，运动讲科学，营养讲科学，休闲讲科学，睡眠讲科学，讲究生活艺术，讲究科学生活方式。

当然，生活首先是讲究卫生，要养成良好生活习惯。

20. 人不老

这里讲"人不老"，是一种形象说法，没有"长生不老"之意。难道不是吗？看看我们周围一些人，虽说已是年高，但精神、体态不老，做起事来，仍和青壮年人一样，雷厉风行，朝气蓬勃，丝毫不减当年，这就叫做"人不老"。

上述各项，相成相辅，互为联系，彼此影响，欲求健康长寿，可按照健康长寿"三字经"，坚持不懈，找回健康，快乐百岁不是梦。

健康长寿秘诀之二：抗衰老 6 大最佳饮品。

【问 12.5】何谓抗衰老 6 大最佳饮品？

抗衰老 6 大饮品，是从数十种饮品中，依据营养、保健、抗衰老作用等，选择其中最佳者。符合饮用水标准普通水、天然矿泉水，是饮料中上品，因有较多专著出版，故此不再赘述。抗衰老6大饮品，包括茶、红葡萄酒、豆浆、酸奶、骨头汤、蘑菇汤。

【问12.6】人们都说：茶是很好保健饮品，究竟效用如何？

1. 茶叶种类繁多。但一般按茶叶（或茶汁）颜色划分。包括：绿茶、红茶、黄茶、白茶、黑茶、乌龙茶共六种。绿茶产区广泛，全国各产茶省均有生产。绿茶属不发酵茶，富含维生素C和氨基酸，特点是鲜爽、清香，色泽翠绿。

2. 医学研究证明：茶对人体具有抗衰老作用。尤其是茶多酚、咖啡碱、维生素C、芳香物和脂多糖等，它们能增强人体心肌活动和血管弹性，抑制动脉硬化，减少高血压和冠心病发病率，增强免疫能力抗衰老。

3. 茶多酚除了能降低血液中胆固醇和三酸甘油酯而外，还能增强微血管韧性和弹性、降低血脂和血液黏稠度。这对于防治高血压等心血管病、中老年人常见病等，均具有较好保健作用。

4. 茶叶中含有硒元素，而且是有机硒，比粮油中硒更易被人吸收，有些学者认为，食物中加入硒与维生素C、维生素E，配合成三合剂，可以延缓人体衰老。

【问12.7】有人说红葡萄酒能预防动脉硬化，其道理何在？

1. 在红葡萄酒中，含有较多抗氧化剂，如酚化物、黄酮类物质、维生素C、维生素E和微量元素硒、锌、锰等，这些物质能消除或对抗氧自由基，所以有防病抗衰老作用。

2. 红葡萄酒中所含"多酚"，也叫前列环素，它对预防动脉硬化有积极作用。饮用红葡萄酒后，人体血管就会收缩，而且血管壁也会加厚，抑制引起动脉硬化有害物质内皮素（endothelin），从而有效地抑制动脉硬化发生。

3. 有人实验证实：红葡萄酒能使血中高密度脂蛋白（HDL）升高，而HDL作用是将胆固醇，从肝外组织转运到肝脏进行代谢，所以能有效降低血胆固醇，防治动脉粥样硬化。不仅如此，红葡萄酒中多酚物质，还能抑制血小板凝集，防止血栓形成。

4. 专家认为：饮用红葡萄酒，每次以50毫升—100毫升为宜，每天不宜超过250毫升。红葡萄酒最好在进餐时饮用，可以阻止胃对乙醇吸收，使血液中乙醇浓度减少50%。

5. 喝红葡萄酒三忌：一忌与海鲜搭伴。红葡萄酒与一些海鲜（诸如螃蟹、大虾等）相搭配时，则会严重破坏海鲜口味，而且葡萄酒自身，甚至也会带上令人讨厌之金属味。二忌与醋对"饮"。在沙拉中拌醋，再与红葡萄酒同食，那口味则会大打折扣。三忌"海"量饮用。喝酒适量，死亡率比完全没有喝酒者低28%，但若超过此限，死亡率却不减反增。喝红葡萄酒三忌，有一定道理，应引为注意。

【问 12.8】豆浆是人们喜爱饮品，常喝对人体有害吗？

常喝豆浆对人体有益，其理由有如下几点：

1. 每百克豆浆含蛋白质 4.5 克、脂肪 1.8 克、碳水化合物 1.5 克、磷 4.5 克、铁 2.5 克、钙 2.5 克以及维生素、核黄素等，对增强体质大有好处。

2. 豆浆中所含硒、维生素 E、C，有抗氧化功能，能使人体细胞"返老还童"，特别对脑细胞抗衰老作用更为显著。有人认为豆浆对糖尿病、高血压、冠心病、脑中风、动脉硬化等，有预防作用。

3. 豆浆中含有氧化剂、矿物质和维生素，能改善骨骼代谢，预防骨质疏松。豆浆中还含有一种植物雌激素——"黄豆苷原"，该物质是牛奶所没有的，可调节女性内分泌系统功能。

【问 12.9】何谓酸奶？酸奶与普通牛奶相比，其营养价值有何不同？

1. 酸奶由纯牛奶发酵而成，除保留鲜牛奶全部营养成分之外，乳酸菌在发酵过程中，还产生人体营养所必须多种维生素。如：VB1、VB2、VB6、VB12 等。牛奶发酵后，奶中有 20% 糖、蛋白质，被分解成为小分子。如：乳酸、半乳糖、小肽链和氨基酸等。奶中脂肪含量，一般是 3%—5%。经过发酵牛奶，中性脂肪酸可比原奶增加 2 倍，营养素利用率得以提高，酸奶变得更易消化和吸收。

2. 酸奶还是钙很好来源。虽然说酸奶营养成分，取决于原料奶来源和成分，但是，酸奶成分比原奶都有所提高。因为，一方面制作酸奶，较原奶质量要求高；另一方面，酸奶在制作过程中，还加入少量奶粉。所以一般来讲，饮用一杯 150 克酸奶，可以满足 10 岁以下儿童，所需钙量 1/3、成人钙量 1/5。

3. 对乳糖消化不良人群，吃酸奶也不会发生腹胀、气多或腹泻现象。鲜奶中钙含量丰富，发酵后产生乳酸，可有效地提高钙、磷在人体中利用率，这就是酸奶中所含钙和磷，更容易被人体吸收的缘故。

【问 12.10】何谓骨头汤？常喝骨头汤对人体哪些保健作用？

1. 用大骨头煲成汤，称为骨头汤。骨头汤物美价廉、营养丰富，是汤中之上品。据专家测算：每百克骨头汤含有：骨胶原 15 克、钙 20.1 毫克、磷 37.8 毫克。这些营养成分，比植物性食物更容易为人体消化吸收。

2. 将猪骨头与鲜猪肉，营养成分相互比较，其蛋白质、铁、钙和磷等含量，远远高于鲜猪肉。如蛋白质高于猪肉 100%，高于牛肉 61%，高于鸡蛋 120%，高于奶粉 23%。铁含量为奶粉 9 倍，牛肉 8 倍，猪肉 2 倍半、鸡蛋 1 倍多。而且钙、磷含量，也相对较高。

3. 骨头汤中骨胶原含量高，占人体蛋白质总量30%—40%，它分布在人体肌肉、肌腱、关节软骨组织、结缔组织和皮肤真皮中，具有构成人体支架，保证机体正常生理功能。经验证明：补充足够骨胶原，对保持皮肤和肌肉弹性、保持青春活力，具有一定功效。

4. 人体骨胶原组织，会随着年龄增长而衰减老化。人过四十岁，骨髓造血功能，便开始逐渐减退；人到60岁以后，骨髓制造红细胞和白细胞功能，便会急剧减退。中老年人经常喝些骨头汤，不断摄取和补充骨胶原，就可及时补充骨胶原等类物质，可有效促进骨胶原新陈代谢，保持机体组织细胞和生命活力，延缓骨衰老、防治骨质疏松症。

【问12.11】蘑菇煲汤营养丰富，如何制作？

1. 蘑菇营养丰富，煲汤绝佳。据测定：每100克鲜蘑菇中，含有蛋白质2.9克，脂肪0.2克，碳水化合物3克，粗纤维0.6克，钙8毫克，磷6.6毫克，铁1.3毫克，维生素C 4毫克，尼克酸3.3毫克。此外还含有钠、钾、锰、铜、锌、氟、碘和维生素A、维生素B、维生素D、维生素E、维生素K，以及多种氨基酸、植物凝集素等，是高蛋白、低脂肪、低热量食品，尤适合中老年人食用。

2. 蘑菇汤种类较多，做法简单，稍举一二，以供读者参考。

①鸡蛋蘑菇汤制法：选取鲜蘑菇，洗净、切片，鸡蛋打散，略加盐；热锅少量油，下蘑菇片，爆炒30秒，加入冷水；水开后，放入鸡蛋，再开后，加盐调味。注意：不加味精，已经很鲜。②排骨蘑菇汤制法：选取大排骨500克，将每块大排骨用刀背拍松，再敲断骨髓后加料酒、盐腌渍15分钟。器皿中加入沸水，放入大排骨，撇去浮沫，加酒。低火15分钟，再高火8分钟，放入味精调味，并放入鲜蘑菇、番茄块，煮沸即可。

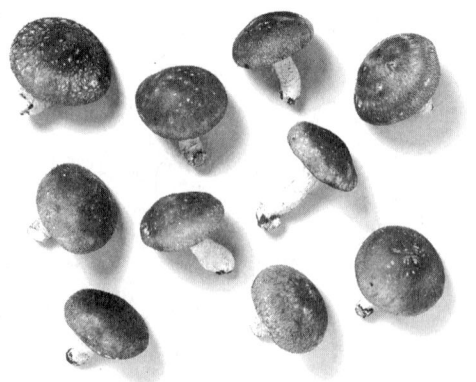

健康长寿秘诀之三：抗衰老6种最佳谷物。

【问12.12】何谓抗衰老6种最佳谷物？

抗衰老6种最佳谷物，是依据营养、保健、抗衰老作用之不同，选择其中最佳者。包括：玉米、荞麦、燕麦、小米、大麦、豆类6种。

【问12.13】玉米是医生推荐营养最佳谷物之一，它有哪些主要营养成分和功能？

1. 玉米又名苞谷、棒子、玉蜀黍。玉米胚芽和花粉里含有大量维生素E，它可促进细胞分裂、增强机体新陈代谢，降低血清胆固醇、调节神经和内分泌功能，并使皮下组织丰润，皮肤细胞富有弹性和光泽，防止皮肤病变。可增强体力和耐力，有助防止细胞衰老，延缓脑功能退化，并具有抗血管硬化作用。经测定，每100克玉米能提供钙300毫克，几乎与乳制品钙含量差不多。

2. 玉米中富含植物纤维素，具有刺激胃肠蠕动、加速粪便排泄，可防治便秘、肠炎、肠癌等。能阻止过量葡萄糖吸收，起到抑制饭后血糖升高作用；纤维素还可以抑制脂肪吸收，降低血脂水平，预防和改善冠心病、肥胖、胆结石症。

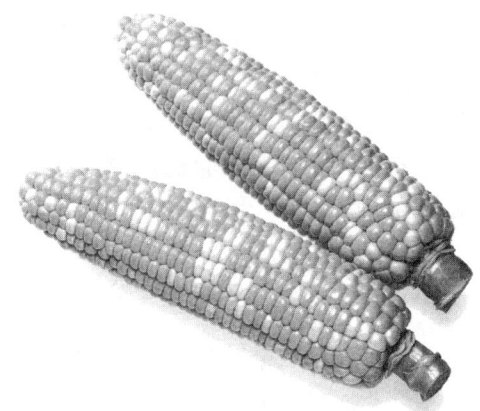

3. 玉米中所含玉米黄质，可以预防老年黄斑性病变，能降低老年黄斑性病变发生几率。

4. 玉米中含胡萝卜素，被人体吸收后能转化为维生素A；玉米中还含有烟酸，含量比大米高很多。烟酸在蛋白质、脂肪、糖代谢过程中，起着重要作用。能帮助维持神经系统、消化系统和皮肤的正常功能。人体内如果缺乏尼克酸，可能引起精神上的幻视、幻听、精神错乱等症状，消化器官上的口角炎、舌炎、腹泻等症状，以及皮肤上的癞皮病。

5. 亚油酸可以降低胆固醇，防止其沉积在血管内壁上，从而减少动脉硬化的发生，对预防高血压，心脑血管病有积极的作用。美国科学家用含玉米油的饲料喂养乳牛产出的全脂奶中，发现一种亚油酸，它可预防黑色素瘤、乳腺癌、结肠癌、卵巢癌、前列腺癌等，因为这种亚油酸可以清除细胞中的氧自由基，保护DNA（脱氧核糖核酸）免受损害，能防止细胞突变而诱发癌症，另外玉米中含的谷胱甘肽也有抗癌的效用。

【问12.14】荞麦是富镁谷物，它有哪些主要营养保健作用？

（1）荞麦含有丰富的镁，能促进人体纤维蛋白溶解，使血管扩张、抑制凝血块形成，具有抗血栓作用，也有利于降低血清胆固醇。荞麦含有某些黄酮成分，具有抗菌、消炎、止咳、平喘、祛痰和降血糖的作用。

（2）荞麦碳水化合物主要是淀粉。因为颗粒较细小，所以和其他谷类相比，具有容易煮熟、容易消化、容易加工的特点。

（3）荞麦含有丰富膳食纤维，其含量是一般精制大米10倍；荞麦含有铁、锰、锌等微量元素，也比一般谷物丰富。

【问12.15】燕麦含有降低血脂、抗高血黏度等作用，其道理何在？

1. 裸燕麦中亚油酸含量，占脂肪总量38.1%—52.0%。亚油酸占不饱和脂肪酸30%—

40%。释放热量和钙含量也高于其他粮食。此外，磷、铁、维生素 B_2，均较为丰富。燕麦还含有皂苷，可与植物纤维结合，吸取胆汁酸，促使肝脏中胆固醇转变为胆汁酸，随粪便排出，间接降低血清胆固醇，故燕麦有保健食品誉称。

2. 通过临床观察或动物试验，结果证明燕麦具有明显降低血清总胆固醇（TC）和甘油三酯（TG）及 β-脂蛋白（β-LP）作用，并具有一定升高血清高密度脂蛋白胆固醇（HDL-C）作用，其降血脂效果非常明显。

3. 燕麦还具有抗高血黏度和抗血小板聚集作用。试验证明，燕麦面粉 6g，可显著降低高脂饲料组大鼠血浆黏度和高切、低切变率下全血黏度，同时能明显抑制 ADP 和胶原诱导血小板聚集。

【问 12.16】小米营养成分与大米、面粉比较有何不同？

小米，学名粟，又称粟米。据测定：小米蛋白质含量 11.2%—13.4%，脂肪含量 4.5%。小米蛋白质、脂肪含量均高于大米、面粉。含有人体必需之 8 种氨基酸，不仅含量丰富，而且比例协调。如赖氨酸 0.22%—5.24%，蛋氨酸 0.4%，色氨酸 0.25%，亮氨酸 1.87%，苏氨酸、异亮氨酸及缬氨酸等，含量均在 0.42%—2.88% 之间。维生素含量亦较丰富，而粗纤维含量，在几种主要粮食作物中最低。小米既是抗衰老谷物，也是产妇、幼儿及老人滋补佳品。

【问 12.17】大麦含磷及尼克酸，是谷类中含量之冠，其保健功效如何？

1. 现代研究表明：大麦含蛋白质、脂肪、碳水化合物、钙、磷、铁、维生素 B_1、维生素 B_2、尼克酸等成分；每 100 克所含磷及尼克酸分别为 400 毫克和 4.8 毫克，是谷类中含量之冠。

2. 现代营养学家认为：大麦是一种美味低钠、低脂健康食物，它既可以提供能量，又能帮助减肥。大麦中含有一种化合物，具有抑制肝脏产生"坏胆固醇"能力，而坏胆固醇能够损害血管，并导致心脏病和发生中风。有报告称：每天吃 3 次大麦制品（如大麦粥、大麦饼、大麦面包等），连续 6 周，血胆固醇可以下降 15%。血脂过高者，可取大麦芽根须适量，煎水当茶饮；或麦芽、山楂各 25 克，水煎服，每日 1 剂。

3. 大麦还有改善消化和减轻便秘功能。美国医学家发现，病人在食用大麦后，肠蠕动规则，胀气消失，腹痛减轻，若每天吃 3 块大麦粉松饼，便秘便可以减轻和消除。日本科学家，从大麦叶中提取麦涤素及大麦嫩叶粉，麦涤素富含 SOD 酶，且钾、镁、钙分别为菠菜 11、8、4 倍，不仅对疲劳、癌症、脑出血、心脏病、肝病有疗效，且其中维生素、无机盐能使体内脂肪燃烧，活化脂肪代谢酶，有防治肥胖等功效。大麦嫩叶粉含有蛋白质、脂肪、糖、钾、钠、镁、铜、磷、锌、胡萝卜素，以及维生素 B_1、B_2、B_6、C、E 等，在修复脱氧核糖核酸、消炎止痛、消灭致癌物毒性、降血压等方面，有辅助治疗作用。

【问 12.18】豆类有"营养之花"美称，它的营养价值何在?

1. 我国传统饮食，讲究："五谷宜为养，失豆则不良"。意思是说，五谷有营养，但没有豆子，就会失去营养平衡。豆子种类较多，有红豆、绿豆、黄豆、豌豆、豇豆、芸豆、鹰嘴豆等。

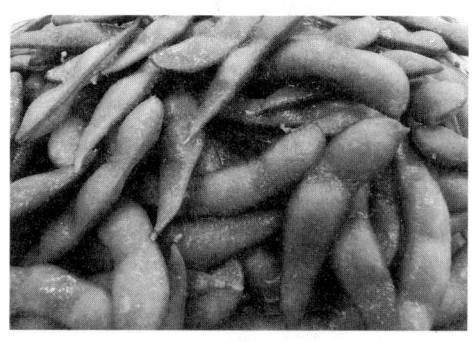

2. 现代营养学证明，每天坚持食用豆类食品，只要两周时间，人体就可以减少脂肪含量，增加免疫力，降低患病概率。因此，很多营养学家都呼吁，用豆类食品代替一定量动物性食品，是解决城市人营养不良，或营养过剩最好方法。

3. 每种豆子所含营养成分、食疗作用，都各不相同。那么，怎样选择适合自己食用豆子，更有利于健康呢？

（1）黑豆：又称乌豆，具有高蛋白、低热量特性，有"营养之花"美称。①每 100 克黑豆，可提供 371 千卡热量，蛋白质占 36%—40%，是高品质植物蛋白，易于人体消化吸收。②黑豆富含维生素 E、花青素及异黄酮，这些成分具有抗氧化能力。③黑豆中有 5% 粗纤维及寡醣，它能帮助肠道蠕动，使体内胀气与毒素顺利排除，能改善便秘。④黑豆中不饱和脂肪酸，在人体能转成卵磷脂，它是形成脑神经主要成分。⑤黑豆中所含矿物质中钙、磷，有防止大脑老化迟钝、健脑益智作用。⑥黑豆含有丰富 B 族维生素及维生素 E，皆为养颜美容所需之营养成分，尤其它含多量泛酸，对乌发不变白也有帮助。

（2）豇豆：①豇豆，俗称角豆、姜豆、带豆。豇豆成熟后呈肾脏形，有黑、白、红、紫、褐等各种颜色。豇豆分为长豇豆和饭豇豆两种：长豇豆一般作为蔬菜食用，既可热炒，又可焯水后凉拌；饭豇豆一般作为粮食，煮粥、制作豆沙馅食用。②豇豆可提供易于消化吸收优质蛋白质，适量碳水化合物及多种维生素、微量元素等，可补充机体各种营养素。豇豆所含维生素 B_1 能维持正常消化腺分泌和胃肠道蠕动功能，抑制胆碱酯酶活性，可帮助消化增进食欲。豇豆中所含维生素 C，能促进抗体合成，提高机体抗病毒作用。豇豆磷脂有促进胰岛素分泌，参加糖代谢作用，是糖尿病人理想食品。

（3）豌豆：①豌豆俗称荷兰豆，是一种攀藤植物。豌豆颜色似翡翠，形状似珍珠，含有丰富维生素。嫩豌豆，豆荚可以和豆仁一起吃，吃时只需顺着豌豆头部，撕去豆筋，便可连荚食用。②豌豆中富含胡萝卜素，食用后可防止人体致癌物质合成，从而减少癌细胞形成，降低人体癌症发病率。豌豆中富含人体所需的各种营养物质，尤其是含有优质蛋白质，可以提高机体抗病能力和康复能力；豌豆中富含粗纤维，能促进大肠蠕动，保持大便通畅，起到清洁大肠作用。

（4）绿豆：①绿豆又名青小豆，为豆科草本植物。因其营养丰富，可做豆粥、豆饭、豆酒，或做糕点、或发芽做菜，故有"食中佳品，济世良谷"之称。②绿豆含丰富胰蛋白酶抑制剂，可以保护肝脏，又减少蛋白分解，从而对肾脏有保护作用。绿豆可降血脂，使脂蛋白中甘油三酯水解，达到降血脂疗效，从而可以防治冠心病、心绞痛。绿豆可降低胆固醇，能促进动物体内胆固醇在肝脏分解成胆酸，加速胆汁中胆盐分泌，降低小肠对胆固醇吸收。绿豆还可抗过敏，治疗麻疹等变态反应性疾病。绿豆可抗菌，对葡萄球菌等有抑制作用。

（5）蚕豆：①蚕豆又叫胡豆、佛豆、夏豆、罗汉豆和马齿豆等，主要供煮食或煮后加调料炒食。干蚕豆仁，既可作主食，又可作副食，是一种大众食物。蚕豆中含有大量钙、钾、镁和维生素C等，并且氨基酸种类较为齐全。②蚕豆是低热量食物。蚕豆中所含磷脂，是神经组织和其他膜性组织组成部分，并含有丰富胆碱，胆碱有增强记忆作用。蚕豆皮中粗纤维，有降低胆固醇、促进肠蠕动作用。蚕豆中维生素C，还可以延缓动脉硬化。

（6）赤小豆：①赤小豆，又名红豆、赤豆，产于全国各地，除了直接煮食外，是做食品用豆沙主要原料。赤小豆制作饭、粥、汤，美味可口，老幼喜食。②赤小豆含有较多皂角甙，可刺激泌尿道平滑肌，有良好利尿作用，能解酒、解毒，对心、肾病引起水肿，均为有益。赤小豆含有较多膳食纤维，具有润肠通便、降血压、降血脂、调节血糖、预防结石和健美减肥作用。赤小豆是富含叶酸食物，产妇、乳母多吃红小豆，有助催乳功效。

（8）黄豆：①黄豆学名叫大豆，被人们誉为"豆中之王"。黄豆是甘氨酸类豆种植物，嫩黄豆荚是绿色，有着绒毛外壳，通常叫毛豆。当它们成熟后，豆荚呈褐色，去壳后便是干硬黄豆。②黄豆含有丰富天然营养活性剂——磷脂，它可以增加组织功能，改善脂质代谢，降低胆固醇，预防和治疗脂肪肝、脑动脉、冠状动脉硬化等疾病。黄豆含有黄豆皂苷，这种物质能增加超氧化物歧化酶含量，清除人体内自由基，起到抗氧化和降低过氧化脂质作用。黄豆中含有植物雌激素，经常食用可给体内提供植物雌激素，是很好的激素补充疗法替换物。

健康长寿秘诀之四：抗衰老6种最佳水果

【问12.19】何谓抗衰老6种最佳水果？

抗衰老6种最佳水果，是依据其营养、保健、抗衰老作用之不同，选择其中最佳者。包括：苹果、香蕉、葡萄、柑橘、山楂、猕猴桃。

1. 苹果

【问12.20】苹果又称"降脂果"，它有抗衰老作用吗？

（1）苹果有人称"降脂果"，具有抗衰老作用。苹果降血脂功能，源于苹果中丰富果胶成分，这是一种水溶性膳食纤维，能与胆汁酸结合在一起。果胶像海绵吸水一样，吸收多余胆固醇和甘油三酯，并帮助这些物质排出体外。果胶还能与其他降胆固醇物质，如维生素 C、果糖等结合在一起，而增强降血脂功效。苹果分解乙酸，也有利于胆固醇、甘油三酯分解代谢。有人实验发现，经常吃苹果者，有 50% 以上胆固醇含量，比不吃苹果者低 10%。

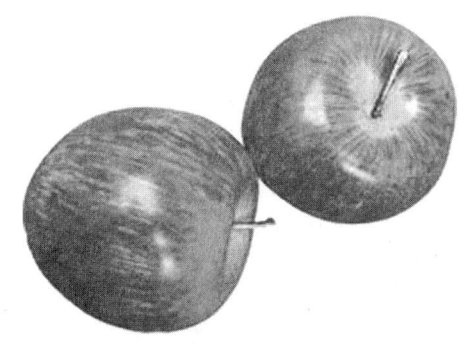

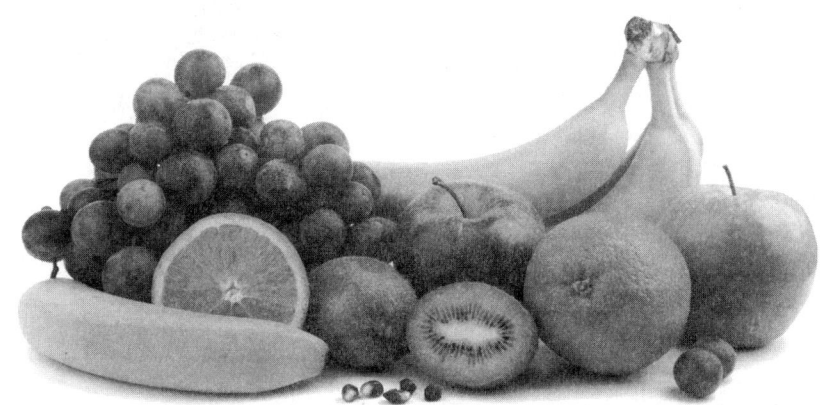

（2）苹果有"记忆果"、"智慧果"美称。据测定，每百克苹果含果糖 6.5 克—11.2 克，葡萄糖 2.5 克—3.5 克，蔗糖 1.0 克—5.2 克；还含有微量元素锌、钙、磷、铁、钾及维生素 B_1、维生素 B_2、维生素 C 和胡萝卜素等。苹果所含营养既全面，又易被人体消化吸收，因而老少皆宜，老人食用有助增强记忆，青壮年食用能够"足智多谋"，并适合婴幼儿和患者食用。

2. 香蕉

【问 12.21】香蕉有滋养、润肠功效，能防治习惯性便秘吗？

（1）香蕉营养丰富，是淀粉质丰富有益水果，含有多种人体所需有效成分。如蛋白质、脂肪、碳水化合物、钙、磷、铁，以及胡萝卜素，维生素 A、B、C、E 等物质。

（2）香蕉有滋养、润肠功效，大便干结不下患者，多吃香蕉可刺激胃肠蠕动，使排便通畅。但从传统医学讲，香蕉性寒，脾胃虚寒者多食易致腹泻，在食用时要因人而异。

（3）香蕉保健作用还有：①糖尿病患者进食香蕉，可使尿糖相对降低，故对缓解病情大有益处。②香蕉是高血压患者首选水果，每天多吃几根香蕉，可使血压保持稳定，对高血压病治疗起到良好辅助作用。③香蕉可以缓解某些食物对胃黏膜刺激，所以对胃溃疡有较好预防效果。④香蕉中矿物质含量较多，这对水盐代谢恢复正常极为有利。

3. 红葡萄

【问 12.22】 有人说红葡萄酒有抗衰老作用，葡萄有抗衰老作用吗？

（1）葡萄为落叶木质藤本植物果实，又名草龙珠、水晶明珠等。葡萄被人们视为珍果，被誉为世界四大水果之首。它不但营养丰富、用途广泛：色美、气香、味可口，是果中佳品。

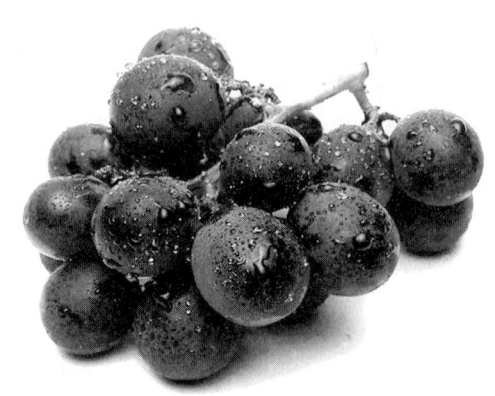

（2）据测定：葡萄浆果，除含水分外，还含有约 15%—30% 糖类，主要是葡萄糖、果糖和戊糖。含有多种有机酸，如苹果酸、酒石酸，以及少量柠檬酸、琥珀酸、没食子酸等。以及含有各种维生素、氨基酸、蛋白质、碳水化合物、粗纤维、硫胺素、核黄素、尼克酸、胡萝卜素、抗坏血酸、卵磷脂。还含有矿物质、钙、磷、铁等。

（3）葡萄抗衰老奥秘，在于葡萄含有 20 多种已知抗氧化物，具有抗血栓、防止低密度脂蛋白胆固醇氧化，降低血液中危险致病因素。它们协同作用，能抵抗氧自由基，攻击氧自由基所造成疾病和衰老。这些抗氧化物，存在于果皮和果籽中，葡萄皮色彩越鲜艳，它抗氧化功效越卓著。这也就是说，红葡萄、紫葡萄以及紫葡萄汁，抗氧化、抗衰老功效最好。

（4）研究发现：在葡萄皮和葡萄籽中，含有一种抗氧化物质白藜芦醇，对心脑血管病有积极防治作用，有助于延缓衰老。多吃葡萄、喝葡萄汁，适量饮用葡萄酒，对人体健康有好处。产后妇女于饭后吃葡萄，或喝些葡萄酒，既可帮助血液循环，又可增加身体中血色素。

4. 柑橘

【问 12.23】 柑橘类水果所含维生素 C，与其他水果比较有何特点？

（1）提起柑橘，人人喜爱。它包括桔子、柑子、柚子、柠檬及金桔等。形状、大小、颜色、滋味不同，酸甜度各异。柑橘类水果共同特点是富含柠檬酸，尤其以柠檬为最多，故柑橘类又有柠檬类水果之称。柑橘类水果所含有人体保健物质，目前已分离出 30 余种，其中主要有：类黄酮、单萜、香豆素、类丙醇、吖啶酮、类胡萝卜素、甘油糖脂质等。柑橘中糖份，主要为转化糖及蔗糖，柑橘还含

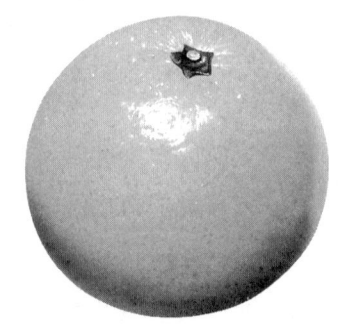

有少量无机盐，及维生素 C 以外其他维生素。

（2）柑橘类水果，含维生素 C 量特别多，维生素 C 含量比苹果及梨多 10 倍。其特点是，无论哪种柑橘，皆可生吃，无需担心因烹调，而使维生素 C 遭受破坏；其次，柑橘中维生素 C 不易被氧化。柑橘类水果含果酸多，维生素 C 在酸性环境中易于保存而不会丢失，这是其他水果无法比拟的。

（3）柑橘皮含有挥发性油，是其香味主要来源，成分为柠檬苦素，果皮中还含有丰富胡萝卜素及维生素 C，约多于果肉 2 倍以上。因橘子中含有大量抗氧化物，有人将其称为抗衰老、抗癌，自然物质"总汇"。

5. 山楂

【问 12.24】有资料显示，山楂能防治心血管疾病，请简要介绍？

（1）山楂，又叫"山里红"、"胭脂果"。它不但颗颗滚圆，红似玛瑙，令人喜爱，而且有很高营养价值。在 100 克鲜山楂果肉中，维生素 C 高达 89 毫克，在水果中仅次于红枣、猕猴桃，居第三位。胡萝卜素含量也相当可观。更令人注目是其含钙量，高达 85 毫克，也名列果蔬前茅，最适合小儿、孕妇及老年人对钙质的需求。此外还含有铁、尼克酸，以及蛋白质、脂肪、碳水化合物等营养成分。

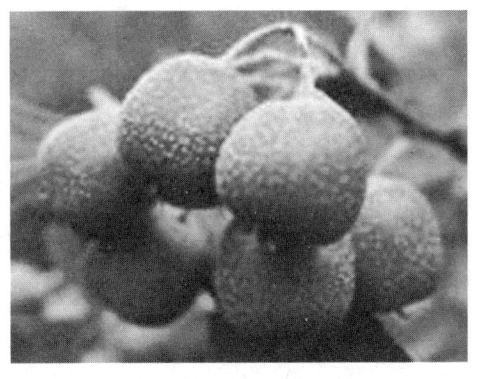

（2）据研究，山楂有防治心血管疾病功效。山楂含有三萜类和黄酮类成分，具有加强和调节心肌、增大心室心房运动振幅，增加冠状动脉血流量，保护心肌预防缺血缺氧，防止由于电解质不均衡，而引起心律紊乱。山楂还有降低血清胆固醇，降低血压，抗动脉粥样硬化，抗血小板聚集，增强免疫功能和抗衰老等作用。

（3）山楂不仅酸甜味美，所含脂肪酸能促进脂肪消化，并增加胃消化酶分泌而促进消化，且对胃肠功能有一定调整作用。可用山楂 100 克—150 克，煎水饮汁，能促进消化，增进食欲。

6. 猕猴桃

【问 12.25】猕猴桃誉称"营养金矿"，它有哪些营养成分，抗衰老作用如何？

（1）猕猴桃是一种高营养水果，除含有猕猴桃碱、蛋白水解酶、单宁果胶和糖类等有机物，以及钙、钾、硒、锌、锗等微量元素和人体所需 17 种氨基酸外，还含有可溶性固形物 10.2%—17%，其中糖类占 70%，含酸量 1.69%。且闻名于世的是维生素 C 与微量元素硒含量高，其鲜果维生素 C105.8mg/100g，微量元素硒 2.98mg/100g，被称为"营养金矿"、"保健奇果"。猕猴桃还含有大量糖、蛋白质、氨基酸等，多种有机物和人体必需多种矿物质。

（2）猕猴桃主要营养、保健、抗衰老作用有：①猕猴桃富含精氨酸，能有效改善血液流动，阻止血栓形成，对降低冠心病、高血压、心肌梗塞、动脉硬化等心血管疾病发病率，因而有显著抗衰老作用。②猕猴桃含有大量天然糖醇类物质肌醇，能有效调节糖代谢，调节细胞内激素和神经传导效应，对防止糖尿病和抑郁症有一定功效。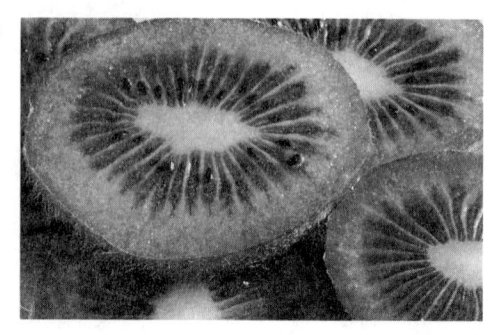③猕猴桃含有丰富叶黄素，叶黄素在视网膜累积，能防止斑点恶化导致永久失明，对中老年患者防治白内障，实现"千里眼"之梦，可助一臂之力。④猕猴桃含有优良膳食纤维，丰富抗氧化物质，能够起到润燥通便，可以有效防治便秘和痔疮。⑤猕猴桃含有抗氧化物质，能够增强人体自我免疫功能。⑥猕猴桃含有抗突变成分谷胱甘肽，有利于抑制诱发癌症基因突变，对肝癌、肺癌、皮肤癌、前列腺癌等，多种癌细胞病变有一定抑制作用。

健康长寿秘诀之五：抗衰老 6 大最佳干果。

【问 12.26】何谓抗衰老 6 种最佳干果？

抗衰老 6 种最佳干果，是依据营养、保健、抗衰老作用，选择其中最佳者。包括：花生、杏仁、榛子、核桃仁、葡萄干等。

1. 花生

【问 12.27】有人称花生为"长生果"，其抗衰老功效如何？

（1）花生又名落花生、地果。花生和黄豆一样，被称为"植物肉"、"素中之荤"。花生营养价值比粮食类高，可与鸡蛋、牛奶、肉类等，一些动物性食品媲美。它含有大量蛋白质和脂肪，特别是不饱和脂肪酸含量很高，很适宜中老年人食用。

（2）研究资料表明：花生能延缓大脑功能衰退，增强记忆抗衰老。花生中不饱和脂肪酸，有助于降低胆固醇，防治动脉硬化、高血压和冠心病。

（3）花生中有一种天然多酚类物质——白藜芦醇。美国学者艾尔·敏得尔，1998 年编辑出版的《抗衰老圣典》中，白藜芦醇被列为 100 种最热门有效抗衰老物质之一。这种物质生物活性很强，降低血小板聚集，有助于防治动脉粥样硬化，是心脑血管疾病化学预防剂。花生中含有丰富植物固醇，可以与体内胆固醇产生竞争，具有抑制人体对胆固醇吸收，降低血液胆固醇水平作用。

2. 杏仁

【问 12.28】杏仁常作为休闲食品，它有何抗衰老作用？

（1）杏仁有甜、苦杏仁之分，甜杏仁可以作为休闲小吃，也可做凉菜用。苦杏仁用来入药，并有小毒，不能多吃。苦杏仁营养价值丰富，富含单不饱和脂肪酸、维生素 E 等抗氧化物质，能预防疾病和早衰。杏仁中含蛋白质 27%、脂肪 53%、碳水化合物 11%，每百克杏仁中含钙 111 毫克，磷 385 毫克，铁 70 毫克，还含有一定量的胡萝卜素，抗坏血酸及苦杏仁甙等。

（2）甜杏仁是一种健康食品，适量食用不仅可以有效控制人体胆固醇含量，而且还能显著降低心脏病、多种慢性病发病危险。甜杏仁中所含脂肪，是健康人体所必需的，是一种对心脏有益之高不饱和脂肪。甜杏仁中不仅蛋白质含量高，其中大量纤维，可以让人减少饥饿感，这就对保持体重有益。肥胖者选择甜杏仁作为零食，可以达到控制体重效果。

（3）科学研究表明，杏仁所含维生素 E 等，能促进皮肤微循环，使皮肤红润光泽，具有护肤美容功效。

3. 芝麻

【问 12.29】芝麻营养丰富，其抗衰老意义何在？

芝麻有黑白两种，是我国主要油料作物之一，种子含油量高达 61%。芝麻营养成分与功效分析：

（1）芝麻含有大量脂肪和蛋白质，还有糖类、维生素 A、维生素 E、卵磷脂、钙、铁、镁等营养成分。芝麻中亚油酸有调节胆固醇作用。

（2）芝麻中含有丰富维生素 E，能防止过氧化脂质对细胞的危害，抵消或中和细胞内有害物质游离基积聚，具有减缓动脉硬化、延缓衰老作用。

（3）芝麻具有滋润护肤功效，可以治疗皮肤干枯、粗糙、令皮肤细腻光滑、红润光泽，并能防止各种皮肤炎症。

4. 榛子

【问 12.30】榛子含有哪些营养成分，抗衰老功效如何？

（1）榛子营养丰富，果仁中除含有蛋白质、脂肪、糖类外，胡萝卜素、维生素 B_1、维生素 B_2、维生素 E 含量也很丰富；榛子中人体所需 8 种氨基酸样样俱全，其含量远远高过核桃；榛子中各种微量元素如钙、磷、铁含量，也高于其他坚果。

（2）榛子含有人类所需八种氨基酸与微量元素。具有如下特点：① 榛子本身富含油脂（大多为不饱和脂肪酸）其含量达到 60.5%，使所含脂溶性维生素，更易为人体所吸收，对体弱、病后体虚、易饥饿人都有很好补养作用。②榛子维生素 E 含量高达 36%，能有效延缓衰老，防治血管硬化，润泽肌肤。③榛子里包含着抗癌化学成分紫杉酚，可以治疗卵巢癌和乳腺癌以及其他一些癌症，可延长病人生命期。④榛子本身有一种天然香气，具有开胃功效，丰富纤维素还有助消化和防治便秘作用。⑤榛子还具有降低胆固醇作用，避免了肉类中饱和脂肪酸对身体的危害，能够有效地防止心脑血管疾病发生。⑥榛子中镁、钙和钾等微量元素含量很高，长期食用有助于调整血压。⑦ 每天在电脑前面工作人群，多吃点榛子，对视力有一定保健作用。⑧ 榛子含有 β-谷甾醇（甾醇），天然植物甾醇对人体具有重要生理活性作用，能够抑制人体对胆固醇吸收，促进胆固醇降解代谢，抑制胆固醇生化合成，对冠心病、动脉粥样硬化、溃疡、皮肤鳞癌、宫颈癌等有显著预防和治疗效果，有较强抗炎作用，还可以作为胆结石形成阻止剂。此外，天然植物甾醇对皮肤有温和的渗透性，可以保持皮肤表面水分，促进皮肤新陈代谢，抑制皮肤炎症、老化、防止日晒红斑，还有生发养发之功效。

5. 核桃仁

【问 12.31】核桃仁被誉为"万岁子"、"长寿果"，它有哪些抗衰老功效？

（1）核桃属胡桃科，又名：胡桃、羌桃。核桃仁营养价值很高，被誉为"万岁子"、"长寿果"。核桃含有丰富蛋白质、脂肪、矿物质，有丰富维生素 B 和 E、亚麻油酸、钙、磷、铁、人体所需多种微量元素等，可防止细胞老化，具有健脑、增强记忆力及延缓衰老功能。

（2）核桃中还含有特殊维生素成分，不但不升高胆固醇，还能减少肠道对胆固醇吸收，适合动脉硬化、高血压和冠心患者食用。

（3）核桃仁是人体理想肌肤美容剂，经常食用具有润肌肤、乌发护发、防脱落功能。当感到疲劳时，嚼些核桃仁，能缓解疲劳和压力。

6. 葡萄干

【问 12.32】葡萄干与鲜葡萄，哪一种抗衰老作用更好？

（1）有科学家发现：葡萄干比新鲜葡萄含有更多抗衰老物质，但比红葡萄酒中含量要低一些。葡萄干中酚或抗氧化物含量，是新鲜葡萄 3—5 倍。食用 42 克葡萄干，相当于喝一杯白葡萄酒，或一杯正宗法国红葡萄酒所摄入抗氧化物。

（1）葡萄干能改善直肠功能，因为葡萄干含有纤维和酒石酸，能让排泄物快速通过直肠，减少污物在肠中停留时间。更令人兴奋的是，葡萄干中含有一种称为白藜芦醇成分，它能有效防止细胞恶变，或抑制恶性肿瘤增长，而且能阻止白血病细胞分裂。

（2）葡萄干中纤维能防止果糖在血液中转化成三酸甘油酯，从而降低罹患心脏病危险。请参见 3 葡萄。

健康长寿秘诀之六：抗衰老 10 大最佳蔬菜。

【问 12.33】何谓抗衰老 10 种最佳蔬菜？

抗衰老 10 种最佳蔬菜，是从数十种蔬菜中，依据营养、保健、抗衰老作用，选择其中最佳者。包括：西红柿、胡萝卜、卷心菜、西兰花、豆芽、菠菜、大蒜、生姜、洋葱和薯类。名次排列不分先后。

1. 西红柿：

【问 12.34】有医生建议，每天吃一个西红柿能延缓衰老，有道理吗？

（1）有人研究：西红柿含有一种番茄红素（lycopene），具有抗衰老功能。这是因为，人体在新陈代谢过程中，所产生一些活性物质，会损害细胞中 DNA，从而促使老化现象产生，引发诸如心脏病、癌症等疾病。由于人体无法通过自身力量合成番茄红素，所以只能通过饮食获取，而番茄红素正是帮助人体细胞抵御衰老最佳物质。正因为如此，医生建议最好每天吃一个西红柿，老年人尤应如此，因为它有延年益寿抗衰老作用。

（2）西红柿熟吃比生吃好。研究发现：食用熟西红柿与生西红柿相比，熟西红柿更能提高番茄红素抗氧化剂浓度。因为高温破坏番茄细胞壁，从而增加番茄红素等抗氧化剂释放。此外，西红柿在烹调过程中，常会用到花生油、色拉油等植物油，而这些油脂将帮助番茄红素等脂溶性抗氧化剂自然释放，充分发挥抗氧化作用。当然，凡事有利必有弊，西红柿加热后，维生素 C 会受到损失。但是番茄红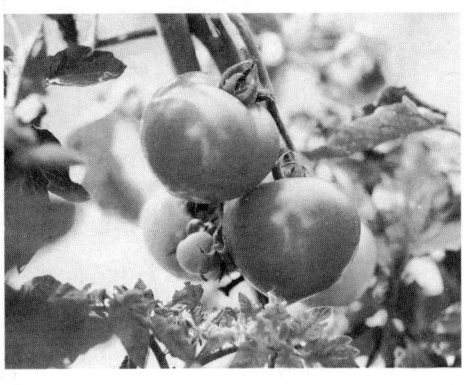素和其他抗氧化剂含量会明显上升。因此，熟吃西红柿比生吃西红柿营养价值高。此外，西红柿皮中含有大量番茄红素，所以在食用时最好不要弃皮。

（3）现代医学研究表明：维生素 C 是提高人体免疫力最主要的力量来源，西红柿是水果和蔬菜中维生素 C 含量较高一种。通常情况下，每天只要食用 500 克—1000 克西红柿，便可满足人体当天对维生素 C 需求。除了维生素 C 之外，西红柿当中还含有大量的类胡萝卜素。类胡萝卜素有助于保护视力。西红柿内苹果酸和柠檬酸，还有其他有机酸，能增加胃液酸度，帮助消化、调整胃肠功能。西红柿中含有果酸，能降低胆固醇的含量，对高脂血症很有益处。

2. 胡萝卜

【问 12.35】胡萝卜誉称"小人参"，其营养价值到底如何？

（1）胡萝卜又称黄萝卜，是一种营养丰富、老幼皆宜好菜蔬，誉称"小人参"。胡萝卜中最负盛名者，就是胡萝卜素。常吃胡萝卜可增强免疫力——胡萝卜是一种质脆味美、营养丰富的家常蔬菜，李时珍称之为菜蔬之王。每百克胡萝卜含 1.35 毫克—17.25 毫克胡萝卜素，远比其他蔬菜为多，是土豆 360 倍，芹菜 36 倍。

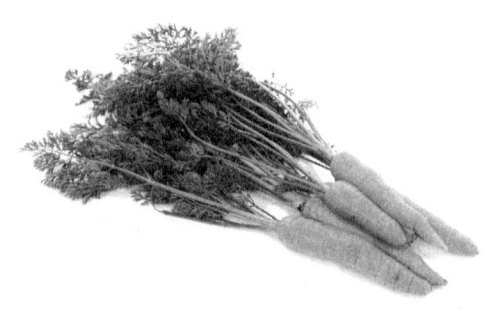

（2）经常食用胡萝卜，对身体有很多好处：胡萝卜素进入人体被吸收后，可转化成维生素 A，有助于保护眼睛，可预防夜盲症，免受老年性眼部疾病损害。橘色色素可以提高免疫系统功能，而抵抗力差则易患呼吸系统和泌尿系统疾病。β 胡萝卜素和维生素 A 另一作用，是维持人体上皮组织正常机能，使其分泌出糖蛋白，用以保持肌肤湿润细嫩，所以经常食用胡萝卜，可保持光彩照人年轻形象。据英、美癌症研究机构资料显示：经 20 多年观察发现，经常吃胡萝卜及其他富含维生素 A 者，比起不常吃此类食物者，肺癌患病率减少 40%。

（3）胡萝卜还含有降糖物质，是糖尿病人良好食品；其所含的某些成分，如懈皮素、山标酚，能增加冠状动脉血流量，降低血脂，促进肾上腺素合成，还有降压、强心作用，是高血压、冠心病患者食疗佳品。

3. 卷心菜

【问 12.36】何谓卷心菜？它有抗衰老作用吗？

（1）卷心菜包括圆白菜和紫甘蓝，是一种具有抗氧化功能蔬菜。每 100 克卷心菜含蛋白质 1.3 克，脂肪 0.3 克，碳水化合物 4 克，钙 62 毫克，磷 28 毫克，铁 0.7 毫克，抗坏血酸（维生素 C）39 毫克。

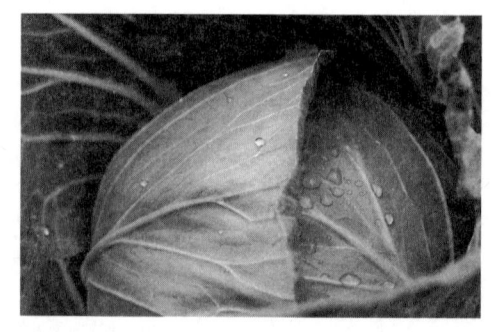

（2）紫甘蓝又称紫包菜，又名紫圆白菜，叶片紫红，含有多种对付自由基物质，维生素 C、维生素 E 和 B 族维生素，β 胡萝卜素、槲皮苷、吲哚、谷胱甘肽和叶黄素。紫甘蓝还含有丰富花青素，能够保护人体免受自由基损伤，具有抗衰老作用。

（3）花茎甘蓝抗衰老成分丰富，花茎甘蓝也是金属元素铬，含量最丰富食品之一，铬是防止体内胰岛素和血糖水平异常成分之一。花茎甘蓝能够帮助人体调整有致癌危险的雌激素水平。经常食用花茎甘蓝,患结肠癌和乳腺癌以及心血管疾病比率降低。

(4) 研究表明:每周食用一次卷心菜男子,比每月食用一次卷心菜男子,患结肠癌机会要低 30% 左右。食用卷心菜妇女中有 70% 的人,在 5 年之内体内危险雌性激素得到了控制。卷心菜有助于预防胃癌和乳腺癌。比较适合动脉硬化、胆结石症、肥胖患者、孕妇及有消化道溃疡者食用;

4. 西兰花

【问 12.37】西兰花被誉为"蔬菜皇冠",营养价值究竟如何?

(1) 西兰花是一种营养价值高蔬菜,几乎包含人体所需各种营养元素,含有蛋白质、糖、脂肪、矿物质、维生素和胡萝卜素等,被誉为"蔬菜皇冠"。在每 100 克西兰花可食用部分中,含蛋白质 3.6 克,碳水化合物 5.9 克,脂肪 0.3 克,钙 78 毫克,磷 74 毫克,铁 1.1 毫克,胡萝卜素 25 毫克,维生素 C110 毫克及多种矿物质。此外,西兰花中矿物质成分比其他蔬菜更全面,钙、磷、铁、钾、锌、锰等含量很丰富,比同属于十字花科的白菜花高出很多。

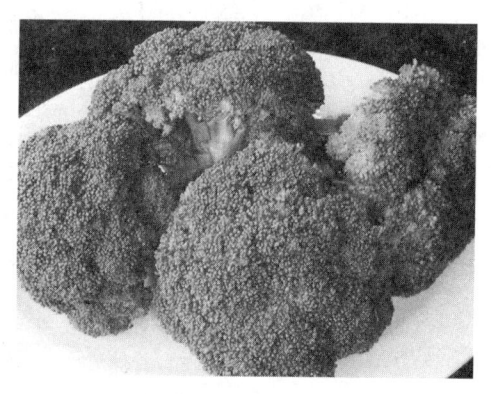

(2) 西兰花不仅味道鲜美,其药用价值近年来也有新发现。现代研究表明:西兰花含硫萝卜素,可刺激身体产生抗癌蛋白酵素。经常食用,有助排除体内有害自由基。西兰花含有丰富抗坏血酸,能增强肝脏解毒能力,提高肌体免疫力和抗衰老。

(3) 西兰花对高血压、心脏病有调节和预防功效。西兰花富含高纤维素,能降低胃肠对葡萄糖吸收、有助于降低血糖控制病情。医学界认为:西兰花对大脑、视力都有很好的作用,常吃西兰花还可以抗衰老。西兰花有人誉为"防癌新秀",能有效对抗乳癌和大肠癌,健康人经常食用西兰花,有助于预防癌症发生。

5. 豆芽菜

【问 12.38】豆芽菜有几种?它有抗衰老功效吗?

常见豆芽菜,有绿豆芽、黄豆芽、豌豆芽等多种。

(1) 根据近代医学研究:在抗衰老功效 10 种食品中,排在第一位的是黄豆及黄豆芽,排在第六位的是绿豆和绿豆芽。这是因为豆芽中含有大量抗酸性物质,可以起到很好的抗衰老功能。

(2) 绿豆本身就是一种很好降胆固醇食物,而在它发芽过程中,维生素 C 可达到绿豆原含量的六七倍之多。大量维生素C可促进胆固醇排泄，防止其在动脉内壁沉积。绿豆芽的膳食纤维，能帮助清除体内垃圾，还可以与食物中的胆固醇相结合，并将其转化为胆酸排出体外，从而降低胆固醇水平。绿豆芽性味甘凉，富含水分，还可以解腻生津，是不可多得的减肥调脂小菜。

（3）黄豆芽在所有豆芽中，营养价值最高。黄豆芽蛋白质利用率，要比黄豆高10%左右。黄豆芽在发芽过程中，由于酶作用使更多钙、磷、铁、锌等矿物质被释放出来。研究证明：黄豆发芽后，胡萝卜素可增加1—2倍，维生素B_2增加2—4倍，维生素B_{12}是大豆10倍，维生素E是大豆2倍，尼克酸增加2倍多。此外，黄豆发芽后，天门冬氨酸物质急剧增加，有益减少体内乳酸堆积，消除疲劳。黄豆芽中叶绿素，能分解人体内亚硝酸胺，有助于预防直肠癌等，多种消化道恶性肿瘤作用。

6. 菠菜：

【问12.39】菠菜营养丰富，对哪些疾病具有防治作用？

（1）蔬菜中含有多种抗氧化物，富含胡萝卜素、铁和酶，也是维生素B_6、叶酸、铁质和钾质极佳来源。菠菜含有十分可观蛋白质，每0.5公斤菠菜，相当于两个鸡蛋蛋白质含量。

（2）菠菜含有大量抗氧化剂，具有抗衰老、促进细胞增殖作用，既能激活大脑功能，又可增强青春活力，有助于防止大脑老化，防治老年痴呆症。美国哈佛大学一项研究发现，中老年人每周食用2—4次菠菜，有助于降低视网膜退化危险，发病率降低45%。而视网膜黄斑退化，是导致失明一个潜在病因。食用大量菠菜，有助于保护视力。

（3）菠菜叶中含有一种类胰岛素样物质，其作用与胰岛素非常相似，能使血糖保持稳妥，有助于防治血糖偏高和糖尿病；菠菜维生素含量丰富，能够有助于预防口角炎、夜盲症及其他维生素缺乏症等；菠菜长于清理人体肠胃功能，可有效防治习惯性便秘等。

（4）菠菜含草酸较多，有碍机体对钙吸收。故吃菠菜时，宜先用沸水烫软，捞出再炒。应尽可能多吃一些碱性食品，如海带、蔬菜、水果等，以促使草酸钙溶解排出，防止发生结石症。

7. 大蒜

【问12.40】大蒜被称为"血管清道夫"，它真有哪些作用吗？

（1）现代医学研究证实：大蒜含硫挥发物43种，硫化亚磺酸酯类（如大蒜素）13种、氨基酸9种、肽类8种、甙类12种、酶类11种。就是这些成分聚集在一起，给人类健康带来意想不到的效果。

（2）大蒜中含有丰富蒜氨酸，通过蒜酶作用，可转化成大蒜素，对预防心血管病效果不凡。若经常食用大蒜,不但可以增加有益胆固醇(HDL),而且还可以减少有害胆固醇(LDL)。除此之外,还可清除血管内引发血栓杂质,大蒜可以降血压、稀释血液,防止血液过度黏稠。

(3)研究证实:大蒜具有抑制脂肪合成酶、减少血小板凝集、预防红细胞和低密度脂蛋白过氧化、具有抑制血管紧张素转化酶作用。所以,大蒜被称为"血管清道夫"是当之无愧的。

(4)大蒜提取物可明显抑制癌细胞生长,其中含有一种新氨基酸,叫做"亚力新"。美国国立癌症研究所,就此做实验给小鼠口服。实验发现:食用大蒜能使移植癌细胞,分裂增殖受到抑制,试验接种动物生命延长。有人从大蒜油中分离出蒜素,投给接种癌细胞小鼠,结果没有一只小鼠患癌;而在另一组接种癌细胞小鼠,却固患癌全部死亡。

(5)有人对山东685名胃癌患者和1131名没有癌症人士,进行比较研究发现,食用大蒜者癌症发病率,要比不食用大蒜者低40%。大蒜中含硫化合物具有较强抗菌消炎作用,对多种球菌、杆菌、真菌和病毒等,均具有抑制和杀灭作用。

(6)大蒜吃法有讲究。像很多蔬菜那样,大蒜煮熟后就失去原有营养价值。为能最大限度发挥大蒜有效成分——大蒜辣素和硫化物作用,要尽可能多启动大蒜酶功能。那么,怎么吃大蒜才是最科学呢?①营养学家建议:大蒜最好不要加热吃,因为大蒜中的大蒜酶,极易被加热从而影响大蒜辣素生成。②大蒜中含有硫化物,有一种特殊臭味,改善方法是:先将大蒜切碎,在室温放置10分钟,大蒜辣素和硫化物等,活性成分大量生成,同时抗癌成分也大大增加。这样大蒜酶就会被"激活",大蒜辣素和硫化物等活性成分,与抗癌成分均会产生得更多,然后即可加热食用。如果未切碎就加热,不能释放大蒜有效成分,同时也会失去90%药效。倘若切碎后再加热,可通过酶作用释出有效成分。有效成分一旦形成稳定,即使再加热煮熟,仍能保持60%以上药理作用。

8.生姜

【问12.41】生姜是调味佳品,它有保健抗衰老作用吗?

(1)生姜不仅是调味佳品,而且具有保健抗衰老作用。生姜属姜科姜属,为多年生草本植物,营养成分除含有碳水化合物、蛋白质、多种维生素及矿物质外,还含有姜辣素、姜油酮、姜烯酚和姜醇等。

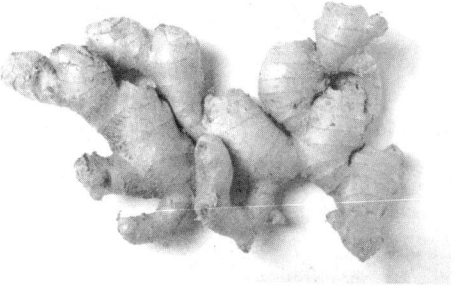

(2)现代科学研究表明:生姜中含有过氧化物歧化酶,是一种抗衰老物质。最近,一些营养学家研究发现,生姜里含有一种特殊物质,其化学结构和阿司匹林乙酰水杨酸相似。这种物质,可防止血

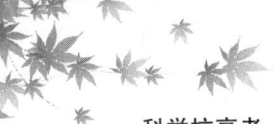

小板集聚，防止血栓形成效果十分理想。此外，生姜还可以调节前列腺素水平，而前列腺素也具有降低血小板聚集作用。日本学者则认为，生姜中姜烯酚有较强利胆作用。生姜在一定程度上，还能抑制癌细胞生长。德国学者则报道，生姜辛辣成分，比目前应用抗氧化剂——维生素 E 抗氧化作用强。

9. 洋葱

【问 12.42】洋葱在营养食疗上，被推崇为"菜中皇后"真有哪么神奇？

（1）新鲜洋葱每 100g 约含水分 88g、蛋白质 1.1g、碳水化合物 8.1g、粗纤维 0.9g、脂肪 0.2g、灰分 0.5g、胡萝卜素 0.02mg、维生素 B10.03mg、维生素 B20.02mg、维生素 C8mg、维生素 E0.14mg、钾 147mg、钠 4.4mg、钙 40mg 及硒、锌、铜、铁、镁等多种微量元素。

（2）洋葱除含一般营养素外，还含有杀菌、利尿、降脂、降压、抗癌等生物活性物质。洋葱中蒜素及多种含硫化合物，在较短时间内可杀死多种细菌和真菌；洋葱是极少数含有前列腺素 A 蔬菜，前列腺素 A 是一种较强血管扩张剂，能够软化血管，降低血液黏稠度，增加冠状动脉血流量，促进引起血压升高的钠盐等物质的排泄，因此既能调节血脂，还有降压和预防血栓形成的作用。更难能可贵的是，洋葱中含有一种洋葱精油，不仅可降低胆固醇，改善动脉粥样硬化，还能升高"好胆固醇"高密度脂蛋白含量。

（3）近年来医学临床和研究证明，洋葱具有多种较高生理药用价值，在营养食疗上被推崇为多功能降脂、降压、抗癌营养保健食品，享有"菜中皇后"的美称。

10. 薯类

【问 12.43】薯类包括哪些种类，营养价值如何？

薯类种类较多，它们所含的营养成分较相似，都是含淀粉较多的块根类，含蛋白质、脂肪很少，其他营养成分也大同小异，所以说薯类是同一家族。那么，薯类营养价值有什么异同呢？

（1）甘薯：A、甘薯又名红薯。甘薯含淀粉 25% 左右，此外还有糊精、葡萄糖及蔗糖。在成熟过程中，会使淀粉转化成糖。收获后风干越久，糖化越多，甘薯也越甜。红心或黄心甘薯比白心甘薯，含胡萝卜素及抗坏血酸多，颜色越深所含胡萝卜素及抗坏血酸也越多。B、每 100 克鲜红薯仅含 0.2 克脂肪，产生 99 千卡热能，大概为大米的 1/3，是很好的低脂肪、低热能食品。此外，红薯还能有效地阻止糖类变为脂肪，有利于减肥、健美。红薯含有大量膳食纤维，在肠道内无法被消化吸收，能刺激肠道，增强蠕动，通便排毒。经常食用红薯还可预防心血管系统的脂肪沉积，使皮下脂肪减少，避免过度肥胖，所以红薯是一味极佳减肥食品。

（2）马铃薯：营养成分与其他薯类不同之处，是赖氨酸含量比谷类高，与谷类混含食用，是提高谷类蛋白质营养好办法。马铃薯中抗坏血酸变化很大，收获之初，每100克约为30毫克—40毫克。但随着保存时间延长，抗坏血酸大部分被氧化，到春季每100克只剩10毫克。

（3）其他薯类：芋头、山药、凉薯及木薯等，除含淀粉较多外，其他营养成分都很少。一般只作熟食，只有凉薯常作水果生食，凉薯每100克含维生素C25毫克。木薯含有氰式，禁止生食。但将木薯去皮、浸泡、煮熟弃汤食用，则不会中毒。

健康长寿秘诀之七：抗衰老10种最佳物质。

【问12.44】何谓抗衰老10种最佳物质？

抗衰老10种最佳物质，是从数十种抗衰老物质中，依据物质性质、抗氧化、抗衰老作用特点，选择其中最佳者。包括：复合维生素片、维生素E、维生素C、ß-红萝卜素、钙、镁、锌、铬及辅酶Q-10。

【问12.45】补充抗衰老10种最佳物质，对抗衰老有何意义？

对中老年人，每日补充抗衰老10种最佳物质，可有助纠正维生素、矿物质和稀有元素等缺乏症；对增强体质，提高机体免疫功能，具有重要意义。抗衰老10种最佳物质为：

（1）复合维生素片剂：市场出售有"善存片"、"黄金搭档"等，均属此类。一般这类片剂，除了维生素之外，多还含有多种矿物质和稀有元素。

（2）维生素E：是一种抗氧化剂，能从整体上防止细胞遭受自由基破坏，但服用剂量宜100—400国际单位/日。

（3）维生素C：维生素C是防止细胞衰老抗氧化物之一，一般用量300mg—500mg/日。有专家推荐大剂量，为500mg—1000mg/日。

（4）ß-红萝卜素：ß-红萝卜素和维生素E和C一样，是"三足鼎立"抗氧化物之一，三者协同作用，能在细胞中维持较高抗氧化活性。专家推荐剂量10mg—15mg/日。

（5）钙：除非食用大量奶制品，否则很难获得抗衰老作用所需足量钙。对大多数成人，专家推荐剂量1000mg/日。绝经期妇女1500mg/日。除此而外；还需补维生素丁200—600国际单位。

（6）镁：镁有助于预防心脏病，特别是心律失常和心肌梗死。动物实验发现，镁能防止自由基对细胞破坏。专家推荐剂量200mg—300mg/日。

（7）锌：对老年人免疫功能有重要作用，它能改善免疫功能低下。专家推荐剂量15mg—30mg/日。请注意：服用大剂量锌，有抑制免疫功能作用。

（8）硒：硒被认为是一种抗氧化物，对心脏有保护作用。专家推荐抗衰老剂量50μg—

200μg/日。

（9）铬：铬几乎不可能从食物中获取，是人体特别需要补充之一种矿物质。推荐剂量200μg/日。

（10）辅酶Q-10：类似维生素E，被认为是一种功能全面抗氧化物，它能保持实验室动物青春活力。对心肌细胞具有特别能量激发作用，标准剂量30mg/日。

【问12.46】抗衰老6个系列最佳食品与物质，名次排列为何不分先后？

根据最新研究认为：为达到延缓衰老目的，必须提高体内多种抗氧化物质含量，发挥抗氧化物质协同功效，保护人体细胞免遭衰老物质——自由基侵蚀和破坏。尽管抗衰老研究前沿领域，目前还没有一个完整理论体系，没有人能预测在这场抗衰老革命中，人类最终会走到哪一步？但是，根据最新科学研究进展，至少能为我们提供几个系列：抗衰老最佳食品与物质。鉴于这些最佳食品与物质，营养成分价值各异，抗衰老作用不尽相同，再加上人们认识差异，不采用先后排列名次方法，目的在于防止误导发生偏食。

健康长寿秘诀之八：抗衰老"三不老"原则。

【问12.47】何谓健康长寿"三不老"原则？

这里引用西方人，在抗衰老问题上一些新思维、新理念、新观点。不妨请你按照下面思路，去思考，去实践：

1. 为使你达到吹灭"生日蛋糕上150支蜡烛"那样非凡一天，从现在开始，不论你是谁？年龄有多大？身居在何处？改变思维方法、生活方式，则是非常重要。尽管抗衰老医学知识，是你抗衰老之重要工具，而你的观念和你自身状况，才是你抗衰老的重要基础。

2. 我们应该带着这种思维，考虑下面"三不老"原则：

第一，忘记年龄，保持心态永远年轻；

第二，锻炼身体，增强体质，预防疾病；

第三，避免生理衰老！

你健康、充满活力地度过每一天，就离人类征服衰老、找到最终治疗衰老有效方法日子，更近一天。

【问12.48】怎样解读健康长寿"三不老"原则？

如果你认为"三不老"原则太笼统，你可以参照下面简单步骤，帮助你延缓衰老，健康长寿。

1. 忘记年龄，想象年轻。衰老既是一个生理过程，也是一个心理过程。不要认为自己年龄大，要经常与思想和行为年轻的朋友在一起，以提醒自己什么是年轻人的感觉和思维。

2. 避免紧张，减轻压力。在日常生活中，应避免紧张和减轻压力，因为紧张和压力，是过早衰老的主要原因。

3. 每天至少锻炼 30 分钟。这是预防年老体弱第一道防线。限制饮食中有害脂肪，如饱和脂肪酸等，它们对增加罹患心脏病、癌症危险，有直接关系。

4. 每天睡眠 7—8 个小时。睡眠质量是恢复体力、修复健康的关键，如果是患失眠症，或有其他睡眠问题的患者，最好寻求医生帮助。

5. 珍惜生命，不要吸烟。吸烟不仅使牙齿变黄、气味难闻，而更重要者，是吸烟一分钟，你的生命就会减少一分钟。

6. 少饮或不饮酒。嗜酒、醉酒，对脑神经细胞和肝脏有伤害。

7. 保持标准体重。将体重保持在标准体重范围之内，或低于标准体重 5% 之范围。超过标准体重 20% 或低于 10%，死亡率将明显增加。（标准体重参见 ×× 页）。

8. 注意最佳营养补充：动物研究指出，最佳营养补充，可增加 20% 寿命。因此，保持血液中抗氧化剂和维生素最佳水平，不可掉以轻心。

9. 每年做一次体检。早发现、早诊断、早治疗，是防治各种疾病关键，每年要进行一次血液和抗衰老综合性身体检查。

10. 激素替代疗法：如果年龄在 55 岁以上，应考虑激素替代疗法。激素替代疗法，要由具有相关知识，或由有经验的内科医生来为你治疗。

11. 每天喝 8—10 杯优质饮用水：每杯水约 240 毫升。优质饮用水选购市售瓶装矿泉水或纯净水。目前，我们国内供应自来水或很多地区饮用水，多达不到卫生饮用标本。

12. 不要承认自己"老"。拼全力去保持年轻和活力。现在，保健品市场至少有 40 多种抗衰老药物，从治疗骨钙丢失、老年性痴呆，到减少皱纹、灰白发等各种药物，应有尽有。

这本书和上述 12 条全部观念，就是帮你打赢这场抗衰老战争，让你了解如何生活得更好、更健康、更长寿。

健康长寿秘诀之九：百岁老人健康长寿秘诀。

一、外国百岁老人健康长寿秘诀

最近几年，美国研究人员一直在世界各地进行研究，试图揭开健康长寿秘密。科学家们将研究重点，放在几个所谓"长寿地区"，它们是：意大利萨迪尼亚、日本冲绳和美国加利福尼亚州洛马林达。

【问 12.49】意大利萨迪尼亚人健康长寿秘诀何在？

1. 萨迪尼亚人男女比例？科学家之所以关注萨迪尼亚人，是因为在美国和世界许多以长寿著称地区，百岁寿星男女比例，一般在 1 比 4 左右，可是，萨迪尼亚百岁寿星男女比例，却在 1 比 1 左右。地理学家将意大利萨迪尼亚中部，十几个村庄称为"蓝区"。在"蓝区"里，于 1880 年到 1900 年之间，出生居民共有 17865 人，其中，91 人寿命已达百岁以上。萨迪尼亚百岁寿星比例，是意大利平均数两倍。

2. 萨迪尼亚人为何健康长寿？专家认为，独特风俗习惯可能是原因之一。研究人员发现，人们生活并不悠闲。在萨迪尼亚家庭中，男性负责打理奶牛等繁重体力工作，起早贪黑，非常辛苦，但也仅此而已，男性基本上不需要考虑其他事情，操持家庭重担以及其他"令人心烦"的事情，完全由女性承担。研究人员认为，男性不被生活琐事侵扰，是该地区寿星男女比例基本相等一个重要原因。

3. 萨迪尼亚饮食习惯如何？萨迪尼亚人饮食习惯，符合现代健康标准。他们传统主食是一种薄薄面包。科学家发现，经常食用这种面包，可以减少患心脏病危险。萨迪尼亚人，喜欢喝自己酿制的红葡萄酒，但酒量并不大，每天只喝一杯。葡萄酒同样具有预防心脏病功效。萨迪尼亚人尤其喜欢吃豆类，他们吃水果、蔬菜，全部由自己种植，绝对称得上是"绿色食品"。

4. 萨迪尼亚人长寿与基因有关吗？萨迪尼亚人长寿，一个不可忽视的因素，就是与基因的关系。萨迪尼亚人，祖先靠打猎为生，拥有强健体魄。后来，在强敌逼迫下，萨迪尼亚人祖先，躲到了相对封闭的萨迪尼亚地区，过着与世无争生活，优良基因得以完整地、一代接一代地传递下来。直到今天，80% 萨迪尼亚人，仍与他祖先保持着密切基因关系。

【问 12.50】日本誉称"寿星王国"，有哪些健康长寿秘诀？

1. 日本冲绳有"寿星王国"之称，它有哪些特点？

日本冲绳称为"寿星王国"当之无愧。日本人格外长寿，他们平均年龄达到 81.6 岁。在冲绳，男性平均寿命为 78 岁，女性平均寿命则高达 86 岁。这里寿星比其他地区寿星身体状况更佳，"自理寿命"更长。据统计，冲绳人患心脏病比例，只有美国人 1/5；患乳腺癌和前列腺癌比例，只有美国人 1/4；患老年痴呆症比例，只有美国人 1/3。

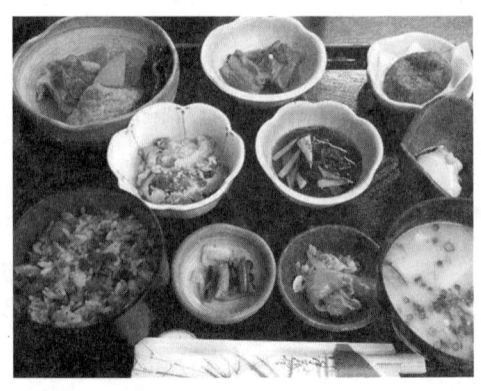

2. 日本冲绳人有哪些健康长寿秘诀？

（1）负责"冲绳百岁寿星研究"项目的克莱格·维尔科克斯认为：其中一个原因是，

冲绳人非常注重生活价值，生活目的性很强。有了明确人生目标，并一直为实现这个目标而努力者，不容易患高血压等疾病。

（2）冲绳人还创立老年人互助组织，一名成员如果遇到经济和感情等方面问题，可以得到其他成员无私帮助，老年人会时时感觉到社会温暖，这对他们保持健康心态尤为重要。

（3）冲绳人很喜欢交朋友。研究显示，拥有几个知心朋友，对老年人来说非常重要；仍然保持着积极社交状态的老年人，不容易患心脏病和抑郁症。

（4）与萨迪尼亚人饮食习惯有些类似，冲绳人也喜欢清淡食物，蔬菜、水果和热量低的鱼肉，在他们食谱中占有重要地位。这些吃的东西也主要由人们"自给自足"。在二战前成长起来的一代冲绳人，仍然保持着节食习惯，不暴饮暴食，吃饭只吃八分饱。

（5）有意思的是，冲绳人形成这样的饮食习惯，得益于贫穷。很多寿星年轻时候家境贫寒，不能享受大鱼大肉，只能选择廉价青菜、粗粮充饥，而且舍不得多吃。为了节省生活开支，能自己种菜决不到市场上采购。直到现在，很多老年人仍然喜欢自己种菜。研究人员认为，冲绳老年人因祸得福，自己种菜，吃到的是"绿色食品"。种菜活动本身，对他们身体来说，也是一种很好锻炼，和那些整天坐在沙发上看电视的老人相比，他们更不容易患病。

【问12.51】美国洛马林达人健康长寿秘诀是什么？

1. 美国洛马林达人健康长寿与信仰宗教有关吗？

（1）如果说萨迪尼亚人和冲绳人，良好生活习惯是一个长寿重要因素，美国加利福尼亚州洛马林达人，则是一个"异数"。研究人员发现，洛马林达人之所以长寿，拥有宗教信仰是个不容忽视因素。当地人也说，精神寄托和身体健康，是一对"孪生兄弟"，谁也离不开谁。

（2）已经101岁的洛马林达老寿星马格·加顿说："我不知道上帝为什么让我活这么久？看看我的生活，也许你就明白。"她每天都要步行1英里，还要进行举重锻炼，在饮食上也非常讲究。马格·加顿说，她如此长寿跟上帝到底有没有关系，恐怕只有上帝才知道，但她独特的宗教信仰，应该是长寿的一个重要因素。

（3）洛马林达很多寿星，都是"第7日基督复临会"成员。这个宗教组织诞生于19世纪，美国卫生制度改革时期，在大众中宣传素食主义，主张吃全麦食品和谷类早餐。同时，该宗教组织还禁止成员吸烟、饮酒、吃肉、喝含有咖啡因饮料、进食《圣经》上提到的其他"不洁食品"。

（4）研究人员认为：洛马林达居民，每周都要按时参加宗教活动，这让他们身体有固定的调整、放松、与他人交流的时间，有利于他们缓解生活压力。没有其他事情时候，洛马林达老年人喜欢料理家中花草。

2. 美国洛马林达人长寿，与饮食习惯有何关系？

早在 1976 年到 1988 年间，美国健康研究所便对洛马林达人生活习惯和健康关系进行研究。结果发现：当地居民以水果和蔬菜为主要食物，尤其喜欢食用豆类、豆奶和西红柿，这些食物大大降低他们患某些癌症机会。此外，每天吃全麦面包、喝 5 杯水，每周吃 4 份坚果，降低他们患心脏病风险。研究发现，不吃肉也使这里人不易患心脏病。

二、中国百岁老人健康长寿秘诀

【问 12.52】广西巴马百岁老人健康长寿有哪些秘诀？

（1）2006 年美国《时代》周刊曾载文：亚洲人长寿秘诀，文章开头写道：在中国西南，一个石灰岩山丘环抱的偏远小村，有一个传统习俗，人在 61 岁时，要买一口棺材，准备逝世后安葬用。但事情非常神奇，多数人是在几十年之后，才最终躺在里面安息。这个村子位于广西南宁西北大约 250 公里，周边属巴马瑶族自治县，这里居民特别长寿。在全县 23.8 万人中，百岁或年逾百岁老人有 74 位，年逾九十老人有 237 位。据说，这是全世界长寿老人人均密度最高地区。

（2）乐观、勤劳是巴马长寿老人另一个突出特点。在平安村平寒屯，有一位 106 岁老人名叫黄妈能，耳聪目明，见人边走边说，不时发出阵阵爽朗笑声。巴马境内山多地少，即使年过 90 老人，在山路上依然健步如飞，爬起山来比年轻人都要快，身体看上去显得健壮，虎虎生气，外表根本看不出任何一点衰老迹象。

（3）广西江滨医院对巴马长寿老人进行血压、血糖、血脂、体重等方面调查，想深入了解这些因素与长寿之间关系。结果发现，长寿老人的食物以粗粮和新鲜蔬菜为主，肉、蛋、奶摄入量都很少，许多百岁老人至今保持不吃饱习惯。这种食物摄入结果，虽使他们身体并不强壮，却保持他们血糖、血脂状况良好，大大降低心脑血管疾病和糖尿病发生率。乐观、勤劳，不吃饱的习惯，加上良好自然环境，是巴马老人健康长寿的秘诀和条件。

【问 12.53】山东百岁老人健康长寿有哪些秘诀？

据山东省老龄办资料分析：山东现有百岁老人 2500 多名。乳山 57.4 万人中，百岁以上寿星有 67 位，即每 10 万人中就拥有寿星 11.6 位。不仅高于每 10 万人中拥有 3 位寿星的中国标准。而且也高于联合国规定每 10 万人中拥有 7.5 位寿星的标准。因此，中国初级卫生保健基金会，授予乳山市"长寿之乡"称号。还有资料称：世界上婚龄最长的老人在乳山，中国最长寿双胞胎"吉尼斯纪录"在乳山。

这些百岁老人大都有一些共同长寿之道。百岁老人长寿秘诀可归纳为如下十点：

一是心胸开朗，待人宽厚，性情温和，知足常乐；

二是饮食以五谷杂粮为主，不偏食，不暴饮，不暴食；

三是无不良习惯，少喝酒，不吸烟，适量饮茶；

四是一生热爱劳动，勤快好动；

五是生活起居有规律，坚持早睡早起；

六是家庭和睦，与子孙关系融洽，受到晚辈敬重和无微不至照顾；

七是邻里团结，乐善好施，深受人们尊重和爱戴；

八是居住环境好，无污染，空气新鲜，饮水洁净；

九是一生中没有患过大疾病，有病能及时得到治疗；

十是家族有长寿史，并且本人出生胎次，与长寿有着正相关，即胎次越靠前，长寿优势越明显。

【问 12.54】北京百岁老人健康长寿有哪些秘诀？

1. 有一天，记者访问北京 103 岁老人毕德本。他当着记者面站起来，放声高唱："淮南王他把令传下，分做三班去见他，分明是他先把虎威诈，不由得我等笑哈哈"。毕德本似乎为证实他唱京剧实力，这位 103 岁北京老人，清清嗓子提提气，大大方方来了一段马派代表作《淮河营》。如果单听声音，人们很难相信，这样洪亮唱腔是出自一位百岁老人之口。毕德本小女儿毕幼珠对记者说："去年我爸爸还被市老龄委，评为北京市健康老人，当时评了 1 万名，他是其中之一"。

2. 北京市老龄工作委员会，是北京老龄工作政府机构。据该机构一次统计显示，截止到 2003 年年底，北京共有 60 岁以上老人 180 多万，约占总人口 14%，百岁以上老人 257 位，其中年岁最高是 3 位 110 岁老人。北京市朝阳区百岁老人最多，共有 57 位。北京市老龄问题研究中心王树新，对这 57 位百岁老人调查研究后发现，这些老人在很多方面很相似。比如：生活有规律，经常锻炼身体，饮食有节制，心胸开阔，性格温顺，家庭和睦等。王树新认为，除遗传优势之外，这些因素就是北京百岁老人健康长寿秘诀。

3. 北京市老龄协会副会长陈谊认为，针对百岁老人一些健康长寿"秘诀"，虽然不必刻意地照搬照学，但几乎可以成为所有人养生之道。无论是处于什么样年龄段，如果能够坚持锻炼身体，保持心情愉快，注意饮食和生活规律，都会从中受益，快乐百岁。

【问 12.55】上海百岁老人有哪些健康长寿秘诀？

（1）上海市老年学学会，综合调查百岁老人长寿经验，发布 10 条长寿秘诀：心胸开朗，品行善良，热爱劳动，坚持自己事情自己做，坚持合适体育锻炼，基本不挑食，不吸烟、少饮酒，按时睡觉、起床，家庭和睦、子女孝顺、社会关爱、政府扶助。

（2）有资料称：在百岁老人长寿的秘诀中，遗传基因占15%，社会因素占10%，医疗条件改善占8%，气候条件占7%，其余60%因素取决于老人自己。

（3）相关部门统计显示，2005年末上海60岁以上户籍老人数已突破266万，占总户籍人口的19.6%，而百岁老人的数量已达到600名。专家介绍，不少老人家里并不富裕，居住条件也不好，但自身良好生活习惯、小辈们孝心、政府关心，却让老人身处斗室照样身心愉悦。

【问12.56】新疆百岁老人有哪些健康长寿经验？

我国新疆是国际自然医学会，确认世界五大长寿地区之一。新疆面积有160万平方公里，占全国面积1/6，而人口只有1308万，占全国总人口1/80。据1982年第三次全国人口普查表明，全国有百岁和百岁以上的老人3851名，而新疆占了865名，约占全国总数的22.46%。从新疆的百岁老人地区分布看，南疆多于北疆，农牧区多于城市；从民族构成看，少数民族占绝大多数；从性别构成看，男性比女性多。根据新疆百岁老人有关资料，其长寿经验可归纳为如下几点：

（1）精神乐观：新疆百岁老人，精神普遍乐观。共同特点是：①性情温和，待人宽厚，睦邻相处，很少与邻居闹纠纷；②心平气和，不生气，不动怒，不喜欢与人发生冲突，有人一生从不与人争吵；③性格开朗，爱说爱笑，很少忧虑。有些百岁老人，青壮年时就喜欢唱歌、跳舞，到现在仍喜欢听音乐。

（2）营养均衡：新疆百岁老人饮食情况，由于地区不同、民族不同而有所不同。一般靠山吃山，靠水吃水，收什么就吃什么。农业区以粮为主，肉食、奶茶和蔬菜瓜果为辅；牧区以肉食奶茶为主，以粮为辅，很少吃蔬菜和瓜果。新疆少数民族食品，结构比较单一，但却有着丰富营养。百岁老人都能做到饮食适量，既不偏食，也不狂吃暴饮。

（3）生活规律：新疆百岁老人，大都保持着一种简朴、稳定和有规律的生活方式。早起早睡、讲卫生、注意劳逸结合，起居、劳动、休息都保持着一定节奏。由于宗教信仰原因，在858名少数民族百岁老人中，除个别人吸烟外，其他人从不饮酒、吸烟。

（4）体力劳动：新疆百岁老人中，终生从事体力劳动者占98.05%。普遍从青少年起，就参加体力劳动，老年以后仍然坚持运动。如经常散步、做家务劳动，所以在百岁之后，大多数人身体仍然健康，生活可以自理。

（5）自然环境：新疆有着辽阔而美丽的田园、山林和牧场，雅净环境、清新空气，没有工业污染，也没有城市噪音，这就为健康长寿创造了良好条件。

从新疆百岁老人分布情况看，居住农村、山区和牧区829人，占百岁老人总数95.84%；居住城市36人，占百岁老人总数的4.16%，其中1/3还是晚年从农牧区迁居城市的。

（6）遗传因素：据统计，在新疆865名百岁老人中，父亲或母亲是长寿老人共29人，占全区百岁老人总数3.35%，还有66名百岁老人子女，现在都在60岁以上。这说明长寿与遗传有一定关系。

三、世界各国百岁老人健康长寿共同特点

科学家宣称："如果人们按照这些简单健康法则去生活，每个健康人活到100岁概率，将会大大提高。"这个结论，无疑会增强快乐百岁执著追求者信心。

【问12.57】外国百岁老人健康长寿有哪些共同特点？

1. 意大利：萨迪尼亚人饮食习惯，符合现代健康标准。他们传统主食是一种薄薄面包。科学家发现，经常食用这种面包，可以减少患心脏病危险。萨迪尼亚人，喜欢喝自己酿制的红葡萄酒，但酒量并不大，每天只喝一杯。葡萄酒同样具有预防心脏病功效。萨迪尼亚人尤其喜欢吃豆类，他们吃水果、蔬菜，全部由自己种植，绝对称得上是"绿色食品"。

2. 日本：研究人员认为，日本冲绳老年人因祸得福，自己种菜，吃的是"绿色食品"。种菜活动本身，对他们身体来说，也是一种很好锻炼，和那些整天坐在沙发上，看电视的老人相比，他们更不容易患病。

日本冲绳称为"寿星王国"当之无愧。日本人格外长寿，他们平均年龄达到81.6岁。在冲绳，男性平均寿命是78岁，女性平均寿命则高达86岁。这里寿星比其他地区寿星，身体状况更佳，"自理寿命"更长。据统计，冲绳人患心脏病比例，只有美国人五分之一；患乳腺癌和前列腺癌比例，只有美国人四分之一；患老年痴呆症比例，只有美国人三分之一。

3. 美国：研究人员发现：美国洛马林达人之所以长寿，拥有宗教信仰是个不容忽视的因素。当地人也说，精神寄托和身体健康，是一对"孪生兄弟"，谁也离不开谁。洛马林达居民，以水果和蔬菜为主要食物，尤其喜欢食用豆类、豆奶和西红柿，这些食物大大降低他们患某些癌症机会。此外，每天吃全麦面包、喝5杯水，每周吃4份坚果，降低他们患心脏病风险。研究发现，不吃肉也使这里人不易患心脏病。

【问12.58】中国百岁老人健康长寿有哪些共同特点？

1. 心胸开朗，笑口常开：百岁寿星绝大多数心态良好。善良、热情、开朗、乐观、豁达。表现为知足常乐，自得其乐，助人为乐，这是百岁寿星长寿秘诀。

2. 顺应自然，按时作息：早睡早起，日出而作，日落而息，几乎是百岁寿星最大共同特点。晚上8—9时，是百岁寿星休息时间；清晨5—6时，寿星们就会起床，开始一天劳作。在用餐时间上，百岁老人也很有规律。如每天早餐7时半，午餐12时，晚餐6时半。是百岁寿星一日三餐固定时间。

3. 绿色食物，清淡为主：百岁寿星在饮食上，多以清淡为主，加以适量肉类，一般都"吃到七八成饱"。基本没有特别要求。他们除了主粮之外，都以豆类、薯类、玉米、水果为主，动物食品吃得很少，比较符合健康饮食原则。他们吃粮、蔬菜、瓜果，多是自己种植，均属绿色食物，没有化肥污染。

4. 勤劳节俭，热爱运动：有一个古老谚语："没有一个长寿者是懒汉"。农村乡间百岁寿星，他们自食其力，十分勤劳，长年在田里耕作；城市里百岁寿星，他们讲究健康生活方式，勤于动脑，热爱运动，有些中老年人善做家务劳动，这些都是百岁寿星秘诀。

5. 气候适宜，空气清新：百岁寿星生活自然环境，多数地处山谷、森林、海滨，气候适宜，空气清新，大气中氧含量与负离子浓度很高，没有任何大气污染，水中矿物质含量丰富，这是百岁寿星健康长寿天然条件。

附录1：常用英汉医学名词、术语缩写索引

常用英汉医学名词、术语缩写索引

英文缩写	中 文	英文缩写	中 文
AAC	钙拮抗剂	AFP	血清甲胎蛋白测定
ACEI	血管紧张转化酶抑制剂	AS	动脉粥样硬化
AMI	急性心肌梗塞	ADM	阿霉素
bid	2次/天	BUSULFAN	白消安
BLM	博来霉素	cm	厘米
CHD	冠心病	CAHD	冠状动脉硬化性心脏病
CTX	环磷酰胺	CRP	反应蛋白测定
CH50	血清总补体活性测定	CIq	血清补体 iq
C3	血清补体 C3 测定	C4	血清补体 C4 测定
CRP	C-反应蛋白	CEA	血清癌胚抗原测定
CA19-9	糖类抗原 19-9 测定	CA50	糖类抗原 50 测定
CA72	糖类抗原 72 测定	CA125	糖类抗原 125 测定
CA15-3	糖类抗原 5-3 测定	CYFRA21-1	细胞角子素片断 19 测定
CEA	血清癌胚抗原	d	天
DNR	柔红霉素	DDFAO	鹰眼
DHEA	去氢表雄酮	EEG	脑电波
FTORAFUR	呋喃氟尿嘧啶	GSH-pk	谷胱甘肽过氧化物酶

英文缩写	中文	英文缩写	中文
HDL-C	高密度脂蛋白胆固醇	IFT	免疫功能训练
IgG	免疫球蛋白 G	IgA	免疫球蛋白 A 测定
IgM	免疫球蛋白 m 测定	IFN	干扰素
Kpa	千帕	Kg	千克
KT	运动疗法	LDL-C	低密度脂蛋白胆固醇
LVEF	左心射血分数	L-ASP	冬酰胺酶
LDL	有害胆固醇	mg	毫克
mg/dl	毫克/分升	mmHg	毫米汞柱
ml	毫升	mmol/L	毫摩尔/升
MMC	丝裂霉素	MeGAG	丙米胺
MTM	光辉霉素	MTX	甲胺喋呤
NSE	神经元特异烯醇化酶	NREM	慢动眼睡眠
NFES	神经功能电刺激	NK	自然杀伤细胞
OT	作业疗法	PT	物理疗法
PSA	前列腺特异性抗原	P53-AB	肿瘤基因 P53 自身抗体
PID	原发性免疫缺陷病	PSG	多导睡眠仪
PAM	苯丙氨酸氮芥	PROCAM	危险定量评估
PM	颗粒物	qd	1 次/天
Q-TD	离散度	REM	快波睡眠
REM	运动睡眠时相	SBP	收缩压
SWS	慢波睡眠	SFT	睡眠功能训练
SID	继发性免疫缺陷病	SCC	鳞癌相关抗原测定
ST	语言治疗	SDNN	心动周期标准差
TPS	组织多肽特异性抗原	THIO TEPA	噻替派
tid	3 次/天	TG	甘油三酯
TC	血中胆固醇	UAP	不稳定性心绞痛
VLB	长春碱	VLP	心室晚电位

英文缩写	中　文	英文缩写	中　文
VLDL-C	极低密度脂蛋白胆固醇	VCR	长春新碱
WBH	全身热疗	WATCH-PATREM	腕带式睡眠检测仪
WPW	心电预激综合征	WHO	世界卫生组织
5-FU	氟尿嘧啶	6-MP	6-疏基嘌呤
6-TC	硫鸟嘌呤		

附录2：空气质量分级

1. 空气质量分级（1）

空气质量（Ⅰ级）：指数 <50，说明空气质量良好，适宜进行各种户外运动。

空气质量（Ⅱ级）：指数 >50，但 <100，空气质量一般，适宜进行户外运动。

空气质量（Ⅲ级）：指数 >100，但 <200：（101—150，为三级轻微污染；151—200，为三级轻度污染。）易感人群症状会轻度加剧，健康人群出现刺激症状，心脏病和呼吸系统疾病患者应减少体力消耗和户外运动。

空气质量（Ⅳ级）：指数 >200，但 <300，空气质量较差，为中度污染。心脏和肺病患者症状显著加剧，运动耐受力降低，健康人群中普遍出现症状，老年人和心脏病、肺病患者应留在室内，并减少体力活动。

空气质量（Ⅴ级）：指数 >300，空气质量为重度污染，健康人群运动耐受力降低有明显症状，老年人和病人应留在室内，避免体力消耗，一般人群应避免户外运动。

2. 空气质量分级（2）

PM2.5 与 PM10

（1）PM 为英文 particulate matter 缩写，中文译为颗粒物。科学家用 PM2.5 表示每立方米空气中这种颗粒的含量，这个值越高，就代表空气污染越严重。

（2）PM2.5 是指大气中直径小于或等于 2.5 微米的颗粒物，也称为可入肺颗粒物。它的直径还不到人的头发丝粗细的 1/20。虽然 PM2.5 只是地球大气成分中含量很少的组分，但它对空气质量和能见度等有重要的影响。与较粗的大气颗粒物相比，PM2.5 粒径小，富含大量的有毒、有害物质且在大气中的停留时间长、输送距离远，因而对人体健康和大气环境质量的影响更大。

（3）PM10，指直径大于 2.5 微米、等于或小于 10 微米，可以进入呼吸系统的颗粒物。总悬浮颗粒物，也称为 PM100，即直径小于或等于 100 微米。

附录3：A 级健康评估问卷表

致 A 级健康评估问卷填表者：

您好！首先我们衷心祝贺您参加 A 级健康评估问卷！

此项健康评估问卷是现代医学的前沿领域，它是建立在医学科学的基础上，并参考美国密西根大学健康研究管理中心有关资料，根据您填写表中影响健康的因素，进行量化、数字化处理，对您身体健康状况做出科学评估。这项评估将提示您的生活方式、生活质量是否符合健康要求？如何进行调整？其目的在于增强防病意识，减少潜在危险疾病，保持健康体魄，使您终身受益。因此，务必请您认真填写此表。

您填写的健康评估问卷将由我们中心专门人员进行计算机处理，有关您的健康信息和评估报告建档保存，对外完全保密。

谢谢您的合作！

2012 年 5 月 28 日修订版

北京××医院亚健康医疗研究中心

A级健康评估问卷

编号：_____

姓名：_____ 性别：____ 年龄：____ 籍贯：____ 民族：____ 血型：____
工作单位：_____ 职务、职称：_____

请您填写：此表答案有两种：一种是供您选择，对者在方框内打勾，如 ☑。错者打"×"；另一种填写是在方框内填入数字，如 ①②。

测算项目	影响因素	影响方式	
01	身体状况 1.1—1.8	1.1 身高（赤脚）：□ m □□ cm	
		1.2 体重（赤脚）：□□ kg	
		1.3 在你一生大部分时间里，体重增减没有超过2kg	□
		1.4 体重比正常体重少 5—8kg	□
		1.5 体重比正常体重少 11—13kg	□
		1.6 体重比正常少 14kg 以上	□
		1.7 体重比正常多 □□ kg	
		1.8 体形（骨架结构）：大□；中□；小□	
02	饮食 2.9—2.14	2.9 每天至少吃一顿包括所有基本营养素的饭菜	□
		2.10 每天吃一粒多种维生素或水果	□
		2.11 每天不吃一顿高纤维食品	□
		2.12 每天不吃早点，或不按时吃2-3顿饭，吃则过饱	□
		2.13 每天食用豆、奶制品	□
		2.14 经常吃：油脂（黄油、动物油）□；腌肉□；腌菜□；白糖□	

附录3：A级健康评估问卷表 健康长寿秘诀

测算项目	影响因素	影响方式	
03	烟 3.15-3.20	3.15 吸烟每天超过两包	☐
		3.16 吸烟每天超过 1—2 包	☐
		3.17 吸烟每天超过 0.5—1 包	☐
		3.18 吸烟每天不足半包	☐
		3.19 如您戒烟，请填写多少年	☐☐
		3.20 本人不吸烟，但与吸烟人一起生活	☐
04	酒 4.21-4.23	4.21 喝适量的酒（一至三杯果子酒或一两白酒）	☐
		4.22 是否喝醉酒，多少时间醉一次	☐☐☐
		4.23 30 岁以前常喝酒	☐
05	睡眠 5.24-5.26	5.24 每天睡眠几小时	☐
		5.25 睡眠质量：熟睡☐ 不易入睡☐ 易醒☐ 多梦☐	
		5.26 睡眠经常少于 5 小时或多于 9 小时	☐
06	运动 6.27-6.29	6.27 每周至少三次坚持体育锻炼，每次半小时以上	☐
		6.28 每天工作之余散步 1 小时，或作轻微体力活动	☐
		6.29 不进行任何体育活动	☐
07	工作 7.30-7.37	7.30 热爱自己的工作	☐
		7.31 从事体力劳动	☐
		7.32 体力劳动很少	☐
		7.33 有丰富的脑力活动生活，如进行创造性活动等	☐
		7.34 超过 60 岁还适当工作	☐
		7.35 超过 65 岁还适当工作	☐
		7.36 经常操劳过度	☐
		7.37 工作疲疲塌塌，无上进心	☐
08	精神 8.38-8.42	8.38 心情愉快、乐观，对自己的生活基本满意	☐
		8.39 老年期感到快乐、幸福，生活中有许多乐趣	☐
		8.40 经常心烦和情绪低落	☐
		8.41 经常精神紧张、忧郁、刻板、教条	☐
		8.42 工作之余，精神仍常处于紧张状态，或常感问心有愧	☐

测算项目	影响因素	影响方式	
09	性格 9.43-9.45	9.43 性情文雅、随和、理智	□
		9.44 喜欢交友，并且有两个以上亲密知心朋友	□
		9.45 性情急燥、爱生气、争强好胜	□
10	环境 10.46-10.48	10.46 在污染环境中工作	□
		10.47 在市区内生活	□
		10.48 室内空气流通，温度经常保持在 20℃ 以下	□
11	血压及胆固醇 11.49-11.52	11.49 血压经常 130/90 毫米汞柱	□
		11.50 血压经常 140/95 毫米汞柱	□
		11.51 血压经常 160/100 毫米汞柱	□
		11.52 总胆固醇超过正常（2.9—6.0mmol/L）	□
12	遗传 12.53-12.59	12.53 父母、祖父或外祖母中活到 80 岁以上的，有几人？	□□人
		12.54 50 岁以前死于心脏病的有几人？	□□人
		12.55 50—60 岁之间死于心脏病，有几人？	□□人
		12.56 患糖尿病、甲状腺病、癌症，有几种病例？	□□
		12.57 兄弟姐妹中有 50 岁以前死于心脏病、糖尿病和溃疡病有几人？	□□人
		12.58 50—60 岁之间死亡者有几人？	□□人
		12.59 女性在近亲中 50 岁以前死于乳腺癌的有几人？	□□人
13	婚姻 13.60-13.65	13.61 男子婚后分居或离婚（丧偶）后独居	□
		13.62 分居、离婚或鳏居的男人是否与家庭其他成员同居	□
		13.63 女子婚后分居或离婚（丧偶）后独居寡居	□
		13.64 男子单身未婚（35 岁统计）有几年？	□□
		13.65 女子单身未婚（35 岁统计）有几年？	□□
14	生育 14.66-14.68	14.66 母亲生育几个子女？□；你是第几胎出生？□	□
		14.67 你出生的时候，母亲的年龄小于 18 岁？	□
		14.68 你是独生子女吗？	□

测算项目	影响因素	影响方式	
15	药物 15.69-15.70	15.69 长期服用降压药□；激素□；精神放松药物□；	□
		15.70 长期服用保健品：维生素□钙剂□铁剂□藻类□蜂胶□乳酸菌□卵磷脂□植物纤维□深海鱼油□	

16 既往病史 16.71—16.81

16.71 心脏病	有□	没有□	不清楚□
16.72 高血压	有□	没有□	不清楚□
16.73 中风	有□	没有□	不清楚□
16.74 糖尿病	有□	没有□	不清楚□
16.75 癌症	有□	没有□	不清楚□
16.76 慢支、肺气肿、哮喘	有□	没有□	不清楚□
16.77 便秘	有□	没有□	不清楚□
16.78 肝炎	有□	没有□	不清楚□
16.79 腰背疼	有□	没有□	不清楚□
16.80 关节炎	有□	没有□	不清楚□
16.81 过敏症	有□	没有□	不清楚□

17. 您最后一次是什么时间做过下列预防性检查？

17.82 B 超	1 年之内□	1—2 年□	从没有□
17.83 心电图	1 年之内□	1—2 年□	从没有□
17.84 结肠透视	1 年之内□	1—2 年□	从没有□
17.85 直肠检查	1 年之内□	1—2 年□	从没有□
17.86 X、CT 脑肺部检查	1 年之内□	1—2 年□	从没有□
17.87 TTM	1 年之内□	1—2 年□	从没有□
17.88 细胞成像	1 年之内□	1—2 年□	从没有□
17.89 量子共振	1 年之内□	1—2 年□	从没有□
17.90 血液流变	1 年之内□	1—2 年□	从没有□
17.91 超声多普勒	1 年之内□	1—2 年□	从没有□
17.92 综合体能	1 年之内□	1—2 年□	从没有□

18. 您怎样评估自己健康状况？请在下面方框内打勾"√"。

好□　　较好□　　差□　　较差□

注意事项：

（1）请核对一下，您是否回答了上述所有问题。

（2）请在下面填上您的身份证号码和健康评估号码。这两个号码，是将来查找您健康资料的最佳途径。

（3）如果您希望我们中心的医学顾问、健康秘书和您交谈，请电话联系。

（4）请把您的姓名、地址、电子信箱详细写在下面，以便与你及时取得联系。

您的身份证号码：□□□□□□□□□□□□□□□□□□

健康评估号码：□□□□□□

工作电话：□□□—□□□□□□□□

家庭电话：□□□—□□□□□□□□

家庭住址：

邮政编码：□□□□□□

手机号码：□□□□□□□□□□□

E-mail：

评估医师：_____

___年___月___日

制表说明：

此 A 级健康评估问卷，由中国康复研究中心、中国人民大学健康管理学院、首都医科大学康复医学院乔志恒教授提供，为了充分调动社会资源、组织协作研究，欢迎各地相关保健医疗机构参与协作研究，有意者请与乔志恒教授直接联系。电话：13718534041。

（乔志恒）

附录4：常用抗高血压药物

表1 利尿降压药

药名	作用机制	剂量（mg/d）口服次数	副作用
噻嗪类利尿剂双氢克尿噻（Hydrochlorothiazide） 氯噻酮（Chlortalidone）	抑制肾皮质稀释段亨利氏袢升支氯及钠钠的重吸收，排钠利尿。血容量减少，心排出量下降，周围阻力减低。	12.5—25 qd po 12.5—25 qd po	血 K^+ ↓、 血 Ca^{2+} ↑ 血胆固醇、糖 ↑ 血 K^+ ↓、 血 Ca^{2+} ↑ 血胆固醇、糖 ↑
肾小管袢利尿剂速尿（Furose mide）	阻滞亨利氏袢升支厚壁部对氯及钠的重吸收，排钠利尿。	20—40 qd po 20—80 iv	血 K^+ ↓
潴钾利尿剂安体舒通（spironolactone） 氨苯喋啶（Tria mterene） 氨氯吡咪（Amiloride）	干扰 Na^+-K^+ 交换，潴钾排钠利尿。 阻滞远端小肾管 Na^+-K^+ 交换，潴钾排钠利尿，但无醛固酮拮抗作用。 阻滞远端肾小管氢离子分泌及 Na^+-K^+ 交换，潴钾排钠利尿，对醛固酮无作用。	25—100 qd 5—10 qd po	育 血 K^+ ↑ 血 K^+ ↑
其他 吲哒帕胺	具有钙拮抗作用，可抑制血管平滑细胞的内向钙离子流，降低血管收缩性及血管阻力。	2.5—5.0 qd po	血 K^+ ↓

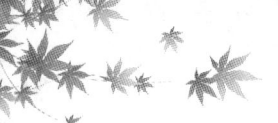

表2 常用 α，β-受体阻滞剂

药名	别名	口服剂量(mg/日)	适应症	副作用
α-受体阻滞剂				
酚妥拉明（Rigitine）		5—10 iv	嗜铬细胞瘤及可乐宁突然引起的高血压危象	体位性低血压
哌唑嗪（pragosin）		2—30 Bid, tid	轻中度高血压	老年慎用
特拉唑嗪（Terazosin）		1—20 qd	轻中度高血压	老年慎用
多沙唑嗪（Doxazosin）		1—16 qd	轻中度高血压	老年慎用
β-受体阻滞剂				支气管哮喘，心功能抑制
阿替洛尔（Atenolol）	氨酰心安	12.5—50 qd, Bid		
倍他洛尔（Betaxolol）	卡比伦	5.0—20 qd		
比索洛尔（Bisoprolol）	康可	2.5—10 qd		
美托洛尔（Metaprolol）	倍它乐克	50—100 qd		
普萘洛尔（propranolol）	心得安	30—90 Bid, tid		
α、β 受体阻滞剂				体位性低血压、支气管哮喘
拉贝洛尔（Labetalol）	柳胺苄心定	200—600 Bid 100—150 iv	各种程度高血压，静注用于严重高血压及高血压急症	
阿罗洛尔（Arotinolol）		10—20 qd, Bid	各种程度高血压，静注用于严重高血压及高血压急症	

表3 常用血管扩张剂

药名	剂量	适应症	禁忌症
肼苯哒嗪（Hgdralazine）	50—200 mg Bid	中至重度高血压	红斑狼疮、严重冠心病
恩得拉嗪	5—100 mg qd	中至重度高血压	心动过速
长压定（Minoxidi）	25—40 mg/d	严重高血压	同上
硝普钠（Sodium Nitroprusside）	15—400 μg/min 静滴	高血压急症	冠心病、心绞痛、心衰
低压唑	150—300mg 静滴	高血压急症	糖尿病

表4 常用血管紧张转化抑制剂

药名	别名	剂量（mg/d）	副作用
卡托普利（Captopril）	开搏通	25—150 tid，Bid	常见：咳嗽 少见：血管水肿、高血K^+，面色
苯那普利（Benazepril）	洛汀新	5—40 pd，Bid	潮红、味觉丧失、白细胞减少
依那普利（Enalapril）	悦宁定	5—40 Bid	
福辛普利（Fosinopril）	蒙诺	10—40 qd，Bid	
西拉普利（Cilazapril）	抑平舒	2.5—5 qd	
培哚普利（Perindopril）	雅施达	4—8 qd	
地拉普利（Delapril）		15—60 Bid	

表5 常用钙拮抗剂

药名	别名	剂量（mg/d）	副作用
地尔硫卓（缓释片）（Diltiazem）		90—360 tid	传导障碍，抑制收缩功能，齿龈肥厚
维拉帕米（缓释片）		90—180 tid	恶心，头晕
氨氯地平（Amlidipine）	络活喜	2.5—10 qd	
非洛地平（Felodipine）	波依定	2.5—20 qd	
尼卡地平（Nicardipine）		60—90 Bid	
硝苯地平（缓释片）（Nifedipine）		15—30 tid	
尼群地平（Nitrendipine）		20—60 Bid，tid	
尼索地平（Nisoldipine）		20—60 qd	
拉西地平（Lacidipine）		4—6 qd	

表6 血管紧张素Ⅱ受体拮抗剂

药名	别名	剂量（mg/d）	副作用
洛沙坦（Losartan）	科素亚	50—100 qd	血管水肿（少见），高血K^+
缬沙坦（Valsartan）	代文	80—160 qd	
依比沙坦（Erbbesartan）		150—300 qd	

参考文献

[1] 杨仕俊：长寿奥秘，中央编译出版社，2008。

[2] 孟宪纡：长寿的奥秘，中国医药科技出版社，1996。

[3] 郝建华：探索长寿的奥秘，人民卫生出版社，1982。

[4] 梁克康：怎样活到100岁 - 百名百岁老人长寿奥秘，气象出版社，2006。

[5] 刘国柱：世界抗衰老经典，北京，北京科技出版社，2002。

[6] 王建威：老年营养与抗衰老 上海科学技术文献出版社出版：2000。

[7] 周玉兰：抗衰老必读，北京，中国妇女出版社出版，2006。

[8] 白家祥，郭仓主编：老年与抗衰老医学，北京，学苑出版社出版，1989。

[9] 高亮、高德著，人体信息控制系统生理学，内蒙古人民出版社，1997。

[10] 李乃民主编，中国传统医学外治疗法全书，北京：学苑出版社，1997。

[11] 清.吴师机，理瀹骈文，北京：人民卫生出版社，1984。

[12] 易法建等编著，心理医生，重庆：重庆大学出版社，[1996]

[13] 孙学川 宋开源主编，应用时间生物学，四川大学出版社，[1995]

[14] 张清华、罗伟凡，长寿养生歌诀谚语，中国社会出版社，[2005]

[15] 田清涞、田枫编著，衰老与抗衰学，中国社会出版社，[2009]

[16] 王剀锵著，补氧不生病，湖南人民出版社，[2009]

[17] [日] 米井嘉一著，邱璐译：老化与寿命，世界图书出版公司出版，2007。

[18] 沈克琦主编，自然科学基础 第三册 生物学，北京：高等教育出版社，1998。

[19] 乔志恒主编，《亚健康状态评估与康复》，化学工业出版社。生物医药出版分社，2007。

[20] 乔志恒主编《理疗学》，高等医学院校康复治疗学专业教材，华夏出版社，2005年。

[21] 乔志恒、范维铭主编，《物理治疗学全书》，科学技术文献出版社，2001年。

[22] 乔志恒主编《新编物理治疗学》，华夏出版社，1994年。

[23] 乔志恒主编《家庭·保健·康复》，科学技术文献出版社，1996年。

[24] 陈华新、朱学真，自然医学在疗养中的地位和应用，中国疗养学，1997；6(4)：8。

[25] 徐彭、韩立民：医学功能学科实验指导 中国协和医科大学出版社，2007。

[26] 包兴才主编：内科疾病诊疗标准及处理要点，北京，北京医科大学、中国协和医科大学联合出版社出版，1993。

[27] 刘纪清、李国兰编著，实用运动处方，哈尔滨：黑龙江科学技术出版社，1993。

[28] 夏炎兴编著，抗衰老知识集锦，上海科学技术文献出版社，1993。

[29] 韩济生等编著，中枢神经介质概论，北京：科学出版社，1980。

[30] 宋在兴主编，亚健康—人体潜伏的危机，上海中医药大学出版社，2000。

[31] 于智敏主编，走出亚健康，北京：人民卫生出版社，2003。

[32] 许又新、吕秋云主编，现代心理治疗手册，北京：北京医科大学、中国协和医科大学联合出版社，1997。

[33] 钱铭怡编者，心理咨询与心理治疗，北京：北京大学出版社，1994。

[34] 易法建等编著，心理医生，重庆：重庆大学出版社，1996。

[35] 王龙兴主编：卫生经济学的理论与实践，上海交通大学出版社，1998。

[36] 高恩显，现代疗养学，北京：人民军医出版社，1988。

[37] 管敏政编著，医学科学学导论，浙江科学技术出版社，1988。

[38] 卓大宏，中国康复医学，北京：华夏出版社，2003年10月第2版。

[39] 薛效勤，疗养学，长春：吉林科学技术出版社，1987。

[40] 珀著，邱魏、张敏译：延缓衰老——延缓和逆转衰老进程的基本策略，北京，新华出版社出版，2001，第2版。

[41] [美] 布拉德利·威尔克斯著，孙若亮译：最长寿人群的生活方式，北京，新华出版社出版，2004，第1版。

[42] [德] 赫尔曼·盖森著，郦红、那滨译：免疫训练——增强和协调身体抵抗力，北京，新华出版社，2001，第1版。

[43] [美] 简·卡珀著，郭彩霞译：神奇的心脏——预防和抵抗心脏疾患的饮食疗法，北京，新华出版社，2002，第1版。

[44] [美] 简·卡珀著，王大鲲、刘玉涛、李再波译：神奇的食物——百种疾病的食物疗法，北京，新华出版社，2001，第1版。

[45] [英] 艾德茨考斯基著、李永灿译，深睡眠，北方文艺出版社，[2010]

[46] [美] 简·卡珀著，刘玉涛等译，神奇的食物 百种疾病的食物疗法，新华出版社，[2001]

[47] [德] 赫尔曼·盖森著，免疫训练——增强和协调身体抵抗力，新华出版社，[2000]

[48] Sachidanandam, R. et al. A map of human genome sequence variation containing 1.42 million single nucleotide polymorphisms. Nature, 2001（409）：928-933.

[49] Lynch, H. T. & de la Chapelle, A. Genomic medicine: hereditary colorectal cancer. N.Engl. J.Med., 2003（348）: 919-932.

[50] Hudson, K. L., Rothenberg, K, K. H., Andrews, L. B., Kahn, M. J. E. & Collins, F. S. Genetic discrimination and health-insurance - An urgent need for reform. Science, 1995（270）: 391-393

[51] Rothenberg, K. et al. Genetic information and the workplace: Legislative approaches and policy challenges. Science, 1997（275）: 1755-1757

[52] WHO：Macroeconomics and Health：Investing in Health for Economics Development 2001 1th edition

[53] Rogen M. Nelson, et al. Clinical electrotherapy. 3rd edition. Appleton & Lange Norwalk,1991.

[54] W. A. Nix and G. Vrbavá: Electrical stimulation and Neuromuscular Disorders. Berlin, Heidelberg. Springer-Verlag, 1986.

[55] Francis S. Collins，Eric D. Green，Alan E. Guttmacher，Mark S. Guyer. A Vision for the Future of Genomics Research. Nature，2003，422：835-847

[56] US Department of Health and Human Services, US DOE. Understanding Our Genetic Inheritance. The US Human Genome Project: The First Five Years. NIH Publication No. 90-1590（National Institutes of Health, Bethesda, MD, 1990

[57] Collins, F. S. et al. New goals for the US Human Genome Project: 1998-2003.Science, 1998（282）: 682-689.

[58] Guttmacher, A. E.& Collins, F. S. Genomic medicine - A primer. N.Engl. J.Med., 2002（347）: 1512-1520

[59] Sidow, A. Sequence first. Ask questions later. Cell, 2002（111）: 13-16

[60] Reich, D. E. & Lander, E. S. On the allelic spectrum of human disease. Trends Genet., 2001（17）: 502-510.

[61] Drews, J. & Ryser, S. The role of innovation in drug development. Nature Biotechnol., 1997（15）: 1318-1319

[62] Selkoe, D. J. Alzheimer's disease: genes, proteins, and therapy. Physiol. Rev., 2001(81): 741-66.